Akupunktur in der Schwangerschaft und bei der Geburt

Kapitel 16: „Klassische Akupunktur nach den
Fünf Elementen bei Wochenbettdepressionen"
wurde beigetragen von Gerad Kite Adv Lic Ac

Zur besseren Lesbarkeit und ohne Diskriminierungsabsicht
werden die Begriffe „Therapeut", „Akupunkteur" u. Ä. verwendet,
womit stets weibliche und männliche Personen gemeint sind.

Akupunktur in der Schwangerschaft und bei der Geburt

Zita West SRN SCM LIC AC
Hebamme und Akupunktur-Therapeutin, Banbury, UK

Geleitwort von
Giovanni Maciocia CAc (Nanjing)
Akupunktur- und Arzneimittel-Therapeut, UK;
Gastprofessor an der Nanjing University of Traditional Chinese Medicine, Nanjing, Volksrepublik China

Übersetzung von
Isolde Seidel

Verlag für Ganzheitliche Medizin Dr. Erich Wühr GmbH
Kötzting/Bayer. Wald

Bibliografische Information Der Deutschen Bibliothek

Die Deutsche Bibliothek verzeichnet diese Publikation in der Deutschen Nationalbibliografie; detaillierte bibliografische Daten sind im Internet über <http://dnb.ddb.de> abrufbar.

Haftung: Sämtliche Angaben in diesem Buch sind nach bestem wissenschaftlichen Können der Autorin gemacht. Eine Gewähr übernehmen der Verlag und die Autorin nicht, insbesondere die Behandlung betreffend.

Es bleibt in der alleinigen Verantwortung des Lesers, diese Angaben einer eigenen Prüfung zu unterziehen. Wenn er die Methoden, die in diesem Buch beschrieben sind, an Patienten anwenden will, so tut er dies auf eigene Verantwortung und Haftung.

ISBN 3-927344-59-1

© 2005 Verlag für Ganzheitliche Medizin Dr. Erich Wühr GmbH
D-93444 Kötzting/Bayer. Wald

© der englischen Ausgabe *Acupuncture in Pregnancy and Childbirth*:
Harcourt Publishers Limited/Elsevier Science Limited, 2001

The right of Zita West to be identified as author of this work has been asserted by her in accordance with the Copyright, Designs and Patents Act 1988

Alle Rechte, auch die des auszugsweisen Nachdrucks, der fotomechanischen Wiedergabe (einschließlich Mikrokopie) sowie die Auswertung und Aufbereitung durch Datenbanken oder ähnliche Einrichtungen und die teilweise oder vollständige Darstellung in digitalen On- und Offlinemedien (z. B. CD-ROM, Internet) vorbehalten.

Produktion: Satz & Grafik Ritter, Frühlingstraße 25, D-92711 Parkstein

Inhaltsverzeichnis

Geleitwort		IX
Vorwort		XIII
Danksagungen		XV
Kapitel 1:	**Ein gesundes Baby planen**	1
	Die chinesische Sichtweise zur Familienplanung	1
	Akupunkturbehandlung, die die Konzeption unterstützt	4
	Der Menstruationszyklus	5
	Zyklusbegleitende Akupunkturbehandlung	7
	Natürliche Familienplanung	8
	Die Bedeutung der Ernährung während der Schwangerschaft	9
	Negative Einflüsse auf die pränatale Gesundheit	16
	Sport und Bewegung	22
	Zusammenfassung	22
Kapitel 2:	**Schwangerschaft**	25
	Physiologische Veränderungen während der Schwangerschaft	26
	Veränderungen des Embryo/Fetus	28
	Die Geburt in der östlichen Philosophie	32
	In der Schwangerschaft verbotene Punkte	35
	Allgemeine Empfehlungen für die Akupunktur in der Schwangerschaft	37
	Unangenehme Nebenwirkungen der Akupunktur	39
	Was man beim Akupunktieren von Schwangeren beachten muss	40
	Zusammenfassung	41
Kapitel 3:	**Ernährung in der Schwangerschaft**	43
	Der sich entwickelnde Embryo/Fetus	43
	Eine ausgewogene Ernährung kann immer noch unzureichend sein	44

	Die optimale Ernährung in der Schwangerschaft aus westlicher Sicht	45
	Eine ausgewogene Ernährung aus chinesischer Sicht	47
	Die monatlichen Veränderungen des Embryos/Fetus	48
	Zu meidende Nahrungsmittel	59
	Gesundheitsrisiken	59
	Zusammenfassung	59
Kapitel 4:	**Schwangerenvorsorge kurz erklärt**	61
	Den Geburtstermin errechnen	64
	Vorsorgeuntersuchungen	64
	Fehlbildungen des Kindes entdecken	71
	Pränatale Infektionen der Mutter	77
	Stärkung des Immunsystems und Aufbau einer Immunität	81
	Zusammenfassung	82
Kapitel 5:	**Erstes Trimenon: 1. bis 12. Woche**	85
	Anatomie und Physiologie	85
	Morgendliche Übelkeit	85
	Akupunktur in der Frühschwangerschaft	91
	Andere Behandlungsmöglichkeiten	101
	Ernährung	101
	Allgemeine Ratschläge	104
	Zusammenfassung	104
Kapitel 6:	**Zweites Trimenon: 13. bis 28. Woche**	107
	Anatomie und Physiologie	107
	Leichtere Beschwerden im zweiten Trimenon	108
	Ernährung während des zweiten Trimenon	120
	Zusammenfassung	121
Kapitel 7:	**Drittes Trimenon: 28. bis 40. Woche**	123
	Anatomie und Physiologie	124
	Häufige Beschwerden im dritten Trimenon	126
	Ernährung im dritten Trimenon	142
	Zusammenfassung	142
Kapitel 8:	**Risikoschwangerschaften**	145
	Zwillings- und Mehrlingsschwangerschaften	145
	Blutungen in der Schwangerschaft	146

Blutdruckerkrankungen während der Schwangerschaft 151
Nierenerkrankungen in der Schwangerschaft. 152
Diabetes. 53
Gallenstau in der Schwangerschaft 153
Totgeburt. 154
Zusammenfassung. 154

Kapitel 9: Lageanomalien. 157
Beckenendlage/Steißlage 158
Querlage und häufige Lageänderung 165
Gesichtslage 166
Stirnlage. 167
Querlage und Schultereinkeilung mit Armvorfall 167
Die Rolle des Akupunkteurs. 167
Geburtshilfliche Notfälle und operative Maßnahmen
   kurz erklärt 168
Wehenbelastungstest 172
Zusammenfassung. 173

Kapitel 10: Geburtsvorbereitung. 175
Das Einsetzen der Wehen erkennen. 175
Geburtshilfliche Maßnahmen 176
Wehenvorbereitung mit Akupunktur. 183
Ernährung für die Geburtsvorbereitung. 188
Andere Empfehlungen. 189
Zusammenfassung. 190

Kapitel 11: Wehenbeginn 191
Anatomie und Physiologie 191
Geburtshilfliche Maßnahmen 199
Akupunkturbehandlung während der Wehen. 206
Zusammenfassung. 209

Kapitel 12: Eröffnungsphase. 211
Merkmale der Eröffnungsphase 214
Maßnahmen in der Eröffnungsphase 216
Akupunkturbehandlung während der Eröffnungsphase 221
Die schmerzstillende Wirkung der Gebärbadewanne. 235
Ernährung während der Wehen 236
Zusammenfassung. 237

Kapitel 13: Austreibungsphase ... 239

Charakteristika der Austreibungsphase ... 239
Maßnahmen während der Austreibungsphase ... 243
Akupunktur in der Austreibungsphase ... 245
Akupunktur zur Verstärkung der Wehen ... 246
Mögliche Probleme ... 246
Ernährung ... 249
Zusammenfassung ... 250

Kapitel 14: Nachgeburtsperiode ... 251

Merkmale der Nachgeburtsperiode ... 251
Maßnahmen in der Nachgeburtsperiode ... 252
Akupunkturbehandlung in der Nachgeburtsperiode ... 256
Mögliche Probleme ... 257
Ernährung ... 258
Zusammenfassung ... 259

Kapitel 15: Wochenbett ... 261

Physiologische Veränderungen während der ersten zehn Tage ... 261
Maßnahmen nach der Geburt ... 265
Die Rolle des Akupunkteurs ... 269
Akupunkturbehandlung nach der Geburt ... 269
Betreuung der Frauen mit Kaiserschnitt ... 278
Allgemeine Empfehlungen für die Genesung im Wochenbett ... 280
Zusammenfassung ... 281

Kapitel 16: Klassische Akupunktur nach den Fünf Elementen bei Wochenbettdepressionen ... 283

Die Theorie der Fünf Elemente ... 284
Diagnose der wirklichen Ursache ... 287
Ein Beispiel: Wochenbettdepression ... 288
Behandlung ... 290
Zusammenfassung ... 290

Anhang ... 293

Index ... 295

Geleitwort

von Giovanni Maciocia

Wie alle Bereiche der Chinesischen Medizin haben auch die traditionelle Gynäkologie und die Geburtshilfe eine lange Geschichte. Die frühesten Aufzeichnungen gynäkologischer Schriften gehen auf die Shang-Dynastie zurück (1500–1000 v. Chr.). Man fand Knochen und Schildkrötenpanzer mit Aufzeichnungen zu Geburtsproblemen. Die Schrift „Buch von Bergen und Meeren" aus der Periode der Kämpfenden Staaten (476–221 v. Chr.) beschreibt Heilpflanzen zur Behandlung von Unfruchtbarkeit. „Des Gelben Kaisers Klassiker des Inneren" (*Huang Di Nei Jing Su Wen*) erwähnt häufig die weibliche Physiologie, Anatomie und die Diagnose und Behandlung gynäkologischer Probleme.

Überall in der alten chinesischen Medizinliteratur finden sich zahlreiche Verweise auf die Geburtshilfe. Der berühmte Arzt Zhang Zhong Jing erwähnt in seinem Werk „Über Kälte-verursachte Schäden" (*Shang Han Lun*) ein früheres Buch mit dem Titel „Eine Abfolge von Kräutern für die Geburtshilfe" (*Tai Lu Yao Lu*). Das beweist, dass es bereits vor der Han-Dynastie Bücher gab, die sich ausschließlich mit Geburtshilfe beschäftigten; jedoch ist keines davon erhalten. „Eine Abfolge von Kräutern für die Geburtshilfe" ist die früheste Aufzeichnung über Geburtshilfe in der chinesischen Medizin. „Diskussion von Rezepturen aus Goldtruhe und Jadekasten" (*Jin Gui Yao Lue Fang Lun*) des gleichen Verfassers widmet den Themen Schwangerschaft und postpartale Erkrankungen zwei Kapitel.

Das Werk „Klassiker vom Puls" (*Mai Jing*, 280) von Wang Shu-He, einem berühmten Arzt der Jin-Dynastie, beschreibt in Band 9 Bilder und Differenzierung verschiedener Pulse bei Frauenerkrankungen. In diesem Band bespricht der Autor einige Bilder von Pulsen, die in der Schwangerschaft und bei den Wehen vorkommen. Er sagt beispielsweise: „Die Niere regiert den Uterus; sein Zustand spiegelt sich in der proximalen Pulstaststelle. Wenn der Puls in dieser Position bei Druck nicht weicht, weist das auf eine Schwangerschaft hin." In einem anderen Abschnitt äußert er sich so: „Ein oberflächlicher Puls zusammen mit Schmerzen im Abdomen, die in der Mitte des unteren Rückens wahrgenommen werden, weisen auf unmittelbar bevorstehende Wehen hin." In seinem Buch beschreibt er auch auf verschiedene Krankheitsprognosen hinweisende Pulsqualitäten: vor einem Abortus imminens, normale und abnorme Pulse im Postpartalstadium und bei Frauen mit abdominalen Verhärtungen.

„Tausendfach wertvolle Rezeptvorschriften" (*Qian Jin Yao Fang*, 652) von Sun Si-Miao aus der Tang-Dynastie behandelt die Gynäkologie und Geburtshilfe in drei Bänden. Dieser Autor machte die interessante Beobachtung, dass die Nabelschnur nie mit einem Metallmesser durchtrennt werden sollte: aus heutiger Sicht war das eine wichtige Empfehlung, denn ein verschmutztes Metallinstrument kann leicht eine Tetanusinfektion hervorrufen.

Das Buch „Schatz der Geburtshilfe" (*Jing Xiao Chan Bao*), das während der Tang-Dynastie verfasst wurde, ist das älteste erhaltene Buch, das ausschließlich der Geburtshilfe gewidmet ist. Es umfasst zwölf Kapitel zu Schwangerschaftserkrankungen, vier Kapitel handeln von Wehenstörungen und 25 von postpartalen Störungen. Unter den Schwangerschaftserkrankungen werden morgendliche Übelkeit, Blutungen, Abortus imminens, Miktionsstörungen und Ödeme behandelt. Die Kapitel zu den Wehenstörungen bieten Rezepturen zur Anregung der Wehen, bei Totgeburt, protrahierter Geburt und Plazentaretention. Von den postpartalen Erkrankungen werden beispielsweise Tetanus, Wochenbettinfektionen, Schmerzen im Abdomen, anhaltende Blutungen, Harnretention, ungenügender Milchfluss und Mastitis beschrieben.

Zhu Dan Xi (1281–1358) betont: „Das Yang ist oft in Fülle, das Yin oft in Leere", deshalb propagierte er als eines der wichtigsten Behandlungsprinzipien das Yin zu nähren. Bei Störungen vor der Geburt riet er beispielsweise Hitze auszuleiten und das Blut-Xue zu nähren. Er erwähnt auch Huang Qin (*Radix Scutellariae baicalensis*) und Bai Zhu (*Rhizoma Atractylodis macrocephalae*) als wichtige Kräuter, um eine Fehlgeburt zu verhindern.

Die Ärzte der Ming-Dynastie (1368–1644) festigten und integrierten die Theorien der vier großen Medizinschulen. Während der Ming-Dynastie wurden viele bedeutende Gynäkologiebücher geschrieben, beispielsweise „Standarddiagnose und -behandlung von Frauenkrankheiten" (*Zheng Zhi Zhun Sheng – Nu Ke*, 1602) von Wang Ken Tang, das die Erfahrungen der Ärzte früherer Generationen bei der Behandlung gynäkologischer Erkrankungen zusammenfasst; es enthält auch einen umfangreichen Abschnitt über die Geburtshilfe. „Das vollständige Buch von Jing Yue" (*Jing Yue Quan Shu*, 1624) von Zhang Jing Yue enthält ein ausführliches Kapitel über Gynäkologie und Geburtshilfe; hierin behandelt es die Probleme in der Schwangerschaft und bei der Geburt neben anderen gynäkologischen Erkrankungen.

Im Gynäkologieband von „Goldener Spiegel der Medizin" (*Yi Zong Jin Jian*) bespricht der Verfasser Wu Qian Wehenstörungen und ihre Behandlung sowie postpartale Erkrankungen, darunter auch die Wochenbettdepression. „Abhandlung über die Geburtshilfe" (*Da Sheng Bian*) konzentriert sich auf Erkrankungen während der Schwangerschaft, die natürliche und die erschwerte Geburt sowie postpartale Erkrankungen.

Während der späten Qing-Dynastie wurde die Westliche Medizin in China eingeführt und in die Chinesische Medizin integriert. Hauptsächlich zwei Ärzte befürworteten die Integration der Chinesischen in die Westliche Medizin, nämlich Tang Zong-Hai (1862–1918) und Zhang Xi-Chun (1860–1933). Diese beiden schrieben zwar keine speziellen Gynäkologiebücher, gehen aber in ihren Werken auf gynäkologische und geburtshilfliche Probleme ein. Zhang Xi-Chun formulierte in seinem Buch „Aufzeichnungen über die Kombination von Westlicher und Chinesischer Medizin" (*Yi Xue Zhong Zhong Can Xi Lu* von 1918) zum Beispiel verschiedene wichtige Rezepturen wie das Dekokt zum Regulieren des Durchdringungsgefäßes (*Li chong tang*), das Dekokt zum Befestigen des Durchdringungsgefäßes (*Gu chong tang*) und die Langlebigkeitspille für den Fetus (*Shou tai wan*, um eine Fehlgeburt zu verhindern).

Seit 1949 wird eine Kombination aus Westlicher und Chinesischer Medizin betont; daraus entstanden viele innovative Behandlungsansätze in der Geburtshilfe. Extrauterinschwangerschaften werden beispielsweise oft mit Akupunktur und chinesischen Arzneimitteln behandelt und nicht operiert; akupunktiert wird bei Beckenendlage, Wochenbettdepressionen werden mit chinesischen Arzneimitteln behandelt.

Früher gehörte die Erziehung des Fetus zur Geburtshilfe. Denn man ging davon aus, dass verschiedene Gewohnheiten der Mutter (darunter die Ernährung, Arbeit, Sexualleben und der emotionale Zustand) die sich bildende Konstitution des Fetus beeinflussen konnten. Diese Ansicht wird freilich von der modernen Forschung bestätigt, die belegt, dass verschiedene Alltagsgewohnheiten wie Ernährung, Rauchen, Alkoholgenuss und so weiter die Konstitution des Kindes tief greifend beeinflussen. Von der alten chinesischen Sichtweise zur Erziehung des Fetus unterscheidet sich die moderne Sichtweise hauptsächlich darin, dass sich der westliche Ansatz vor allem auf die Faktoren konzentriert, die dem Embryo und Fetus schaden können; die chinesischen Gynäkologen hingegen glaubten, dass die werdende Mutter ihr Kind auch positiv beeinflussen kann, indem sie auf ihre Ernährung, ihr Umfeld und auf ihr Gefühlsleben achtet.

Besonders Dr. Xu Zi Cai (493–572) gibt detaillierte Anweisungen, wie die werdende Mutter den Embryo und Fetus Monat für Monat ernähren soll. Im ersten Schwangerschaftsmonat empfahl er, nahrhafte und leicht verdauliche, gekochte Speisen zu essen. In diesem Zeitraum ist vor allem Gerste vorteilhaft, die den Embryo normal wachsen lässt. Im zweiten Schwangerschaftsmonat soll die Frau keine pikanten, scharfen und trocknenden Speisen essen, ferner sollte sie sexuelle Aktivität und schwere körperliche Arbeit meiden. Körperform und Geschlecht des Embryos können sich noch während des dritten Monats aufgrund von äußeren Einflüssen (auf die Mutter) ändern. Im vierten Monat sollte die Frau Reis, Fisch oder Wildgans essen; diese Speisen stärken Qi und Blut-Xue des Fetus, fördern seine Augen und Ohren und lösen Blockaden in seinen Leitbahnen. Im fünften Monat rät er der Mutter, lang zu schlafen, häufig zu baden und ihre Kleider zu wechseln, sich von Fremden fernzuhalten, genügend Kleidung zu tragen und sich in der Sonne aufzuhalten. Sie soll Weizen, Rindfleisch und Lamm essen. Während des sechsten Monats erhält der Fetus von der Mutter erstmals Lungen-Qi, das seine Sehnen bildet. Die Frau sollte leichte Übungen machen und sich nicht die ganze Zeit im Haus aufhalten. Im siebten Monat sollte die werdende Mutter ausreichend Übungen machen, um die Zirkulation von Blut[-Xue] und Qi zu fördern, indem sie ihre Gelenke beugt und streckt. Sie sollte kalte Speisen meiden und stattdessen Reis essen, der die Knochen und Zähne des Fetus stärkt. Im achten Schwangerschaftsmonat sollte die Mutter emotionale Störungen meiden und ruhig atmen, um ihr Qi zu bewahren, das macht die Haut des Fetus feucht und glänzend. Im neunten Monat sollte die Mutter süße Nahrungsmittel essen, lockere Kleidung tragen und nicht in einer feuchten Umgebung wohnen. Im zehnten Monat soll die Mutter ihr Qi im Unteren *Dan Tian* drei *cun* unter dem Nabel sammeln, um das Wachstum der Gelenke und die geistigen Fähigkeiten des Kindes zu fördern.

Das Wissen aus der Chinesischen Medizin, das in den Westen gelangt, wird immer spezieller. Bis vor kurzem wurden nur Bücher über die allgemeine Theorie der Chinesischen Medizin geschrieben; heutzutage werden Fachbücher über Pädiatrie, Gynäkologie, Ernährungslehre und so weiter verfasst. Zita Wests Buch ist das erste, das sich speziell mit der Geburtshilfe befasst und es ist mir ein Vergnügen, dieses Buch einem westlichen Leserkreis vorzustellen.

Frau West ist Hebamme und Akupunktur-Therapeutin mit 15jähriger Erfahrung, deshalb ist sie prädestiniert, über Geburtshilfe zu schreiben. Ihr Buch ist eine klare, kohärente und praktische Anleitung für Akupunkteure, die Schwangere betreuen. Sie bespricht in ihrem Buch ausführlich, wie Schwangere vor, während und nach der Geburt akupunktiert werden können, und bietet so den gründlichsten und detailliertesten Leitfaden für Akupunktur bei der Geburt, der je auf Englisch verfasst worden ist. Die ausführlichen Kapitel zu Wehen und Wehenstörungen vermitteln dem Akupunkteur volles Vertrauen, Schwangere während der Wehen mit Akupunktur zu unterstützen.

Doch dieses Buch geht noch darüber hinaus: es kombiniert die Akupunkturbehandlung mit westlichen Ansichten und Behandlungsmethoden; dieses Wissen ist in diesem Bereich absolut notwendig. Frau West gibt den Müttern Ernährungsempfehlungen vor und während der Schwangerschaft. Diese Empfehlungen zusammen mit den Ratschlägen nach der Chinesischen Ernährungslehre ist eine wahrhaft neue Form der alten chinesischen Erziehung des Fetus. Ihre Anleitung, welche Nadeltechniken bei Schwangeren zu empfehlen sind, sind einfühlsam, vernünftig und sehr hilfreich.

Frau West schließt ihr Buch mit einer sehr interessanten Besprechung der Wochenbettdepression aus der Sicht der Fünf Elemente Lehre, die Gerad Kite beisteuert. Dieser Beitrag erweitert die traditionelle chinesische Sichtweise zur Geburtshilfe um eine neue Dimension und ist deshalb für viele Akupunkteure sehr interessant.

Zusammenfassend kann ich dieses Buch sehr empfehlen, denn es ist ein wichtiges Lehrbuch für alle, die nicht nur daran interessiert sind, werdende Mütter zu behandeln, sondern auch daran, Frauen auf Schwangerschaft und Geburt vorzubereiten.

Vorwort

Meine langjährige Erfahrung als Hebamme und Akupunkteur-Therapeutin hat mir gezeigt, dass die überwiegende Zahl der Beschwerden während der Schwangerschaft mit Akupunktur erfolgreich behandelt werden kann; doch viele Beschwerden gelten allgemein als „ganz normal", weil sie sich mit konventionellen Methoden nur schlecht lindern lassen. Verständlicherweise nehmen Schwangere nur in äußersten Notfällen, wenn sie keine andere Wahl haben, Medikamente. Viele würden sich über sichere Alternativen freuen.

Erstmals kam ich mit der Akupunktur nach der Geburt meines zweiten Kindes in Kontakt, als ich unter einer Wochenbettdepression litt. Die Behandlung war ausgesprochen erfolgreich und inspirierte mich, mich gründlicher mit dem Thema zu beschäftigen; vier Jahre später machte ich am College of Traditional Chinese Medicine in Leamington Spa meinen Abschluss. Da ich bereits viele Jahre als Hebamme gearbeitet hatte und selbst zwei Kinder habe, kann ich die Abneigung Schwangerer verstehen, gegen ihre Beschwerden pharmazeutische Mittel einzunehmen. Eine Akupunkturbehandlung in Verbindung mit konventioneller Westlicher Medizin schien mir die ideale Lösung zu sein.

1993 eröffnete ich im Krankenhaus von Warwick eine Abteilung für Akupunktur, in der ich im Rahmen des öffentlichen Gesundheitswesens (National Health Service) Schwangere behandelte (in Großbritannien gibt es nur in zwei öffentlichen Krankenhäusern solche Abteilungen). Die Abteilung akupunktiert Frauen von der sechsten Schwangerschaftswoche bis sechs Wochen nach der Geburt. Die Frauen werden von ihrem Hausarzt, einer freiberuflichen Hebamme oder der Krankenhaushebamme überwiesen oder kommen von sich aus.

Da ich zwischen 40 und 60 Frauen pro Woche behandle, habe ich eine so umfassende Erfahrung, die ich in einer Privatpraxis nur im Laufe eines ganzen Lebens hätte sammeln können. Als ich mit der Akupunktur begann, entnahm ich viele Akupunkturpunkte aus Lehrbüchern und aus alten Rezepturen. Meine Erfahrung und das Feedback der Patientinnen haben mein Wissen enorm erweitert. Von den Akupunkturpunkten, die ich jetzt verwende, weiß ich aus Erfahrung, dass sie wirken, obwohl die Beweise dafür hauptsächlich empirisch sind.

Mit zunehmender Praxis und Erfahrung konnte ich hoffnungsfroh beobachten, wie die Akupunktur innerhalb der Ärzteschaft nach und nach Anerkennung findet. Ebenso erfreulich ist, dass die Schwangeren selbst mehr über ihren Zustand und über die Bandbreite möglicher komplementärer Behandlungsformen wissen. Das ist zum großen Teil ein Verdienst der zahlreichen Zeitschriften zum Thema Schwangerschaft, die auf dem Markt sind.

Als ich zu unterrichten begann und mein Wissen mit anderen teilte, merkte ich, dass viele Akupunktur-Therapeuten, besonders die, die erst vor kurzem ihre Ausbildung abgeschlossen haben, bei der Behandlung Schwangerer nervös sind, weil sie die Schwangerschaft nicht genau verstehen und Angst haben, dem Baby zu schaden. Dieses Buch will einige der Wissenslücken füllen. Es ist ein eher praktischer als theoretischer Leitfaden und vermittelt, was sich im Körper der Frau während einer Schwangerschaft abspielt und wie sich das Baby entwickelt. Es beschreibt die Vorsorge innerhalb des britischen Gesundheitswesens, geht darauf ein, welche Rolle die verschiedenen Berufsgruppen bei dieser Vorsorge spielen und es bespricht die verwendeten medizinischen Fachbegriffe und mögliche Gefahrenzeichen. Auch habe ich ein Kapitel über Ernährung mit aufgenommen, was für eine ganzheitliche Herangehensweise an das Thema Schwangerschaft natürlich von entscheidender Bedeutung ist.

Ich hoffe, dieses Buch wird das Vertrauen der Behandler bei der Arbeit mit Schwangeren stärken und eine möglichst intensive Zusammenarbeit mit anderen Gesundheitsexperten ermöglichen. Wenn ich mich irgendwann mit meiner Erfahrung als Hebamme unwohl fühle hinsichtlich des Gesundheitszustandes einer Patientin, zögere ich nicht, ein Konzil oder einen Krankenhausarzt hinzuzuziehen, der die Patientin mit konventionellen Methoden betreut. Dadurch wird das Vorsorgesystem sicher und auf mögliche Komplikationen kann viel früher reagiert werden als das sonst der Fall wäre; letztlich stellt dies die beste mögliche Fürsorge für die Patientin dar.

Akupunktur bei Schwangeren muss noch wesentlich gründlicher erforscht werden, doch ich hoffe, dass irgendwann einmal jede Entbindungsstation im Lande eine eigene Akupunkturabteilung haben wird. Bis es so weit ist, wird dieses Buch dem Leser hoffentlich ein wertvolles Nachschlagewerk sein, das ausreichend Kenntnisse vermittelt, damit er zuversichtlich praktizieren und auf konventionell arbeitende Fachleute zugehen und mit ihnen arbeiten kann.

Banbury 2000   Zita West

Zita Wests Schwangerschaftsprodukte sind natürliche Produkte, die Frauen während der Schwangerschaft und bei der Geburt unterstützen. Die Produkte wurden alle in Zusammenarbeit mit anderen Hebammen entwickelt. Es handelt sich um Vitamin- und Mineralstoff-Präparate für die Zeit vor der Konzeption und die verschiedenen Stadien der Schwangerschaft, Duftöle und das V-Tens-Gerät.

Die Produkte sind über Versand zu beziehen. Weitere Informationen erhalten Sie auf ihrer Homepage http://www.zitawest.com oder unter der Telefonnummer 0044 (0) 870 1668 899.

Danksagungen

Folgenden Personen will ich danken: Sharon Baylis und meinem Mann Robert für ihre harte Arbeit und ihre unschätzbaren Beiträge – ohne sie hätte ich das Buch nicht geschrieben; meinen Lehrern Professor J. R. Worseley, Angela Hicks, Allegra Wint und Nikki Bilton; Sarah Budd dafür, dass sie mir half, im Krankenhaus in Warwick die Akupunkturabteilung aufzubauen; John Hughes, Hugh Begg, Robert Jackson, Carla Olah und Mike Pearson, Fachärzte am Krankenhaus in Warwick, dafür, dass sie mir helfen, Akupunktur über das öffentliche Gesundheitswesen anzubieten; Nancy Hempstead, Chris Sidgwick, Annette Gough und Susan Ensor für ihre Hilfe und Unterstützung; Gerad Kite für seinen wertvollen Beitrag (Kapitel 16); Gordon Getesby für seine Hilfe zum Verständnis der Elektroakupunktur; allen meinen Patientinnen, den Ärzten und Hebammen, die mich im Laufe der Jahre unterstützt haben.

KAPITEL 1 Ein gesundes Baby planen

Gesunde Eltern bekommen gesunde Babys. Und gesunde Babys haben im Allgemeinen recht gute Chancen, zu gesunden Kindern und gesunden Erwachsenen heranzuwachsen. Alle Eltern hoffen, dass ihre Kinder „normal" sind, „stramm" und kräftig, nicht kränklich oder schwach.

Professor David Barker, Leiter der Abteilung für Umweltepidemiologie beim Medical Research Council (das ist eine britische Organisation zur Förderung der medizinischen Forschung), hat untersucht, wie sich die Ernährung der Mutter vor der Empfängnis und während der Schwangerschaft auf die Gesundheit der Kinder im späteren Leben auswirkt. Schon bald zog er folgende Schlüsse: „Es sieht ganz so aus, als wäre ein guter Start der Schlüssel für gute lebenslange Gesundheit." Optimale Gesundheit beider Elternteile vor der Empfängnis sicherzustellen (als auch der Mutter während der Schwangerschaft) trägt viel zum gesunden Wachstum des Kindes bei und verringert das Fehlbildungsrisiko.

In diesem Kapitel erfahren Sie, wie zukünftige Eltern die Gesundheit ihres ungeborenen Kindes beeinflussen können, indem sie vor der Empfängnis ihren eigenen Gesundheitszustand verbessern. Untersucht werden einfache Maßnahmen, mit denen sich Toxine, Allergien, Umweltschadstoffe und alle anderen schädlichen Einflüsse aus dem Körper entfernen lassen. Besprochen werden sollen natürliche Methoden der Familienplanung und die entscheidende Bedeutung der Ernährung vor der Empfängnis und während der Schwangerschaft. Dieses Kapitel stellt die Empfängnis aus der Sicht der Traditionellen Chinesischen Medizin (TCM) dar und behandelt die Akupunkturpunkte ausführlich, die vor der Empfängnis und in den jeweiligen Phasen des Menstruationszyklus verwendet werden können. Außerdem stellt es Übungen vor, die eine Empfängnis begünstigen.

Die chinesische Sichtweise zur Familienplanung

Das östliche Denken hat immer betont, dass eine Frau während der Menses und nach der Geburt besonders umsichtig mit sich umgehen sollte. Sie soll schwere körperliche Arbeit meiden und sich nicht Nässe und Kälte im Übermaß aussetzen. Die Fürsorge bezieht sich nicht nur auf körperliche Maßnahmen, sondern auch auf ihre Ernährung und ihren emotionalen Zustand:

- *Grübeln* behindert den Qi-Fluss
- *Ärger* fördert einer Leber-Qi-Stase (siehe Ungleichgewichte in der Leber-Gan im nächsten Abschnitt)
- *Angst* lässt das Qi sinken, was zu Aborten führen kann
- *Freude* kann zu einer unregelmäßigen Menstruation führen.

(Wie sich Emotionen in der Schwangerschaft auswirken wird in Kap. 5, S. 90 ausführlicher besprochen.)

Die alten Chinesen waren davon überzeugt, dass der Uterus während der Menstruation, in der Schwangerschaft und nach der Geburt anfällig für Kälte, Nässe und Hitze ist. Deshalb sollten sich Frauen an bestimmte Empfehlungen halten: Sie sollten während der Periode keinen Alkohol trinken, sonst kann das Blut-Xue „rücksichtslos" werden. Sex während der Periode kann zu einer Stauung von Qi und Blut führen und ist deshalb zu meiden. Während der Menstruation soll der Uterus nicht Nässe oder Kälte ausgesetzt werden; deshalb sollten Frauen in dieser Zeit nicht schwimmen und darauf achten, ihren Körper und ihr Haar nach dem Baden gründlich abzutrocknen. Anstrengende körperliche Tätigkeit während der Menstruation kann das Milz-Qi zerstreuen und ist deshalb zu meiden.

Die alten Chinesen gingen davon aus, dass das Nieren-Qi im Alter von 7 Jahren zu erblühen beginnt. Die Menstruation setzt ungefähr mit 14 ein und tritt bis zum Alter von 50 in monatlichen Abständen auf.

Damit die Menses jeden Monat regelmäßig ist, müssen das Durchdringungs- und das Konzeptionsgefäß normal funktionieren. Denn im „Meer des Blutes", dem „chongmai" oder Durchdringungsgefäß, treffen sich das Qi und das Blut-Xue der zwölf Leitbahnen. Es entspringt im Uterus, tritt im Perineum an die Körperoberfläche und verläuft in der Körpermitte hinauf zum Hals. Dort trifft es auf das Konzeptionsgefäß und umkreist die Lippen. „Renmai" oder das Konzeptionsgefäß wird als das Meer aller Yin-Leitbahnen angesehen; es ist zuständig für den Uterus und den Fetus. Es entspringt ebenfalls im Uterus und tritt im Perineum an die Körperoberfläche und verläuft dann auf der Körpermittellinie nach oben und verbindet sich an den Punkten KG 2, KG 3 und KG 4 mit den drei Yin-Leitbahnen des Fußes (Leber-, Milz- und Nieren-Leitbahn). Es verläuft weiter nach oben zum Unterkiefer, dort dringt es in den Körper ein und umläuft die Lippen; ein Ast verläuft zu den Augen.

„Dumai" oder das Lenkergefäß entspringt ebenfalls im Uterus und tritt im Perineum an die Oberfläche. Es steigt posterior an der Mittellinie nach oben und verbindet sich im Punkt LG 14 mit allen Yang-Leitbahnen. Es verläuft weiter aufwärts zum Scheitel und zieht entlang der Mittellinie weiter zu den Lippen und zum Mund. Sein Endpunkt ist am Gaumen bei Punkt LG 28, dort verbindet es sich mit dem Konzeptionsgefäß.

Im Konzeptions- und Lenkergefäß kreist das Qi ununterbrochen; dadurch besteht ein Gleichgewicht zwischen Yin und Yang und die Menstruation setzt regelmäßig ein.

Der Zusammenhang zwischen den drei Leitbahnen und den inneren Organen-Zang in Verbindung mit der Menstruation ist in Abbildung 1.1 dargestellt. Die Leber-Gan speichert das Blut und versorgt den Uterus. Sowohl starke wie schwache Blutungen können auf einen Leber-Blut-Mangel hinweisen und dadurch zu Fertilitätsproblemen führen. Eine normale Menses und eine gute Fruchtbarkeit hängen auch vom Zustand des Herz-Xin und der Niere-Shen ab. Liegt im Herz-Xin ein Blut-Mangel vor, gelangt das Herz-Qi nicht in den Uterus.

Frauen, die Probleme haben schwanger zu werden, Frauen mit IVF (in vitro Fertilisation)-Schwangerschaften oder Frauen mit habituellen Aborten haben irgendeine Form von Nieren-Schwäche. Damit eine Empfängnis stattfindet, muss das Lenkergefäß, das „Tor des Lebens", stark sein, damit sich Essenz-Jing und Blut-Xue bilden.

Die verschiedenen Organe-Zang und Fu haben im Zusammenhang mit Blut-Xue, dem Uterus und Qi folgende Aufgaben:

Abbildung 1.1

Die inneren Organe und die Menstruation. (Abdruck mit freundlicher Genehmigung aus Maciocia 2000, S. 17)

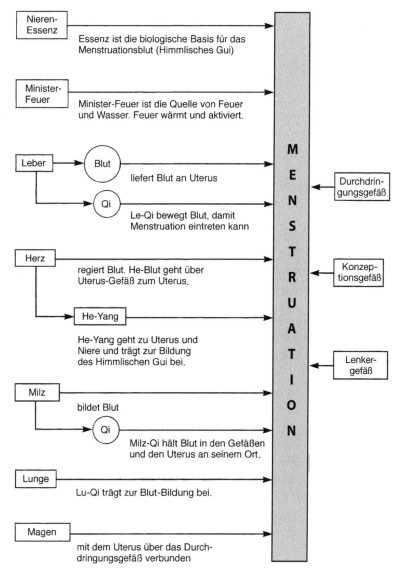

- *Niere-Shen* – speichert die Essenz-Jing und beeinflusst die Fortpflanzung
- *Leber-Gan* – hängt eng zusammen mit dem Blut
- *Milz-Pi* – bildet das Blut
- *Herz-Xin* – regiert das Blut
- *Lunge-Fei* – regiert das Qi
- *Magen-Wei* – ist mit dem Uterus über das Durchdringungsgefäß verbunden.

Das ist in Abbildung 1.2 dargestellt.

Abbildung 1.2

Uterus und innere Organe (Abdruck mit freundlicher Genehmigung aus Maciocia 2000, S. 10)

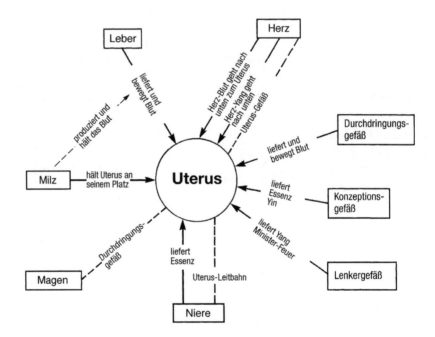

Akupunkturbehandlung, die die Konzeption unterstützt

Frauen, die zur Behandlung kommen und eine Schwangerschaft planen, sollten mindestens drei Monate bevor sie empfangen wollen die Ratschläge zur Familienplanung beherzigen.

Ich behandle Frauen gern einmal wöchentlich zyklusbegleitend. Anfangs ist es wichtig, in erster Linie mögliche Imbalancen der Patientin zu beseitigen. Eine Frau, die zu Beginn einer Schwangerschaft bereits chronische Ungleichgewichte hat, fühlt sich während der Schwangerschaft mit größerer Wahrscheinlichkeit unwohl; das wiederum kann zu bestimmten Beschwerden führen. Ich konzentriere mich auf alle Imbalancen und verwende dafür die spezifischen Akupunkturpunkte.

Ungleichgewichte der Leber-Gan

Eine unregelmäßige Menstruation und prämenstruelle Spannungen gehen oft auf ein Ungleichgewicht der Leber-Gan zurück. Frauen mit prämenstruellen Symptomen leiden zu Beginn einer Schwangerschaft häufig unter Übelkeit oder erbrechen Galle. Die Leber-Gan ist zuständig für den glatten Qi-Fluss, deshalb ist es ausgesprochen wichtig, diese Symptome zu behandeln.

Leber-Qi-Stase

Ich kenne nur sehr wenige Frauen, die nicht unter irgendeiner Form von prämenstruellem Syndrom leiden. Die Leber-Gan spielt für die Menstruation eine wichtige Rolle, besonders bei PMS, und eine Leber-Qi-Stase kommt ausgesprochen häufig vor; sie führt zu Spannungsgefühlen in der Brust, Reizbarkeit, Depression und Abdominalschmerz. Bleibt sie unbehandelt, kann sie sich zu Leber-Hitze oder Leber-Feuer entwickeln.

Leber-Blut-Mangel

Die Leber-Gan speichert das Blut-Xue und versorgt den Uterus damit. Eine Frau, die eine sehr starke Regelblutung hat oder bei der Geburt sehr viel Blut verliert, entwickelt wahrscheinlich einen Leber-Blut-Mangel. Dadurch kann das Leber-Yang aufsteigen, was wiederum perimenstruell zu pochenden Kopfschmerzen führen kann.

Niere-Shen

Frauen, die bereits mehrere Aborte hatten, zeigen sehr oft eine Nieren-Schwäche. Häufig auftretende Symptome wie perimenstruelle Rückenschmerzen sind ein Hinweis dafür; dann ist es wichtig, die Niere-Shen zu stärken.

Frauen, die schon häufiger IVF-Behandlungen hatten, haben sehr oft einen Nieren-Yin-Mangel und müssen ihre Niere-Shen kräftigen. Auch Bluthochdruck kann auf einen Nieren-Yin-Mangel zurückgehen.

Schwangerschaftsödeme können auf einen Nieren-Yang-Mangel hinweisen.

Magen-Wei

Erbrechen während der Schwangerschaft kann von einem Magen-Qi-Mangel herrühren, weil dann der Magen zu wenig Energie hat.

Der Menstruationszyklus

Bei jeder Regelblutung verliert eine Frau ungefähr 100 ml Blut. Der Blutfluss schwankt je nach Alter, Konstitution, Lebensgewohnheiten, mentalem Zustand und möglichen eingenommenen Medikamenten. Jeder Menstruationszyklus dauert drei bis fünf Tage, bei manchen Frauen allerdings auch sieben Tage. Das Menstruationsblut ist zu Beginn der Menses normalerweise hellrot, in der Mitte der Blutung dunkelrot und gegen Ende eher rosa. Normalerweise enthält das Blut keine Klumpen.

Fragen zum Zyklus der Frau sind von entscheidender Bedeutung, denn so lässt sich feststellen, wo Ungleichgewichte bestehen und wie sie schon vor der Empfängnis am besten auszugleichen sind.

- *Ein zu kurzer Zyklus* geht auf eine Milz-Qi-Schwäche oder auf Hitze im Blut-Xue zurück.
- *Ein zu langer Zyklus*, in dem die Blutung nur alle 40 bis 50 Tage auftritt, kann an einem Blut-Mangel liegen, an Kälte im Uterus, einem Nieren-Yang-Mangel oder einer Qi-Stase.
- *Zu unregelmäßigen Blutungen* kann es aufgrund von Leber-Qi-Stase, Nieren-Yang- oder Nieren-Yin-Mangel kommen.
- *Starke Blutungen* können auf einen Qi-Mangel, Hitze im Blut-Xue oder eine Blut-Stase hinweisen.
- *Schmerzen* vor, während oder nach der Periode sind bedeutsam und hängen von der Lokalisation ab:
  - Schmerzen in der Mitte des Bauches und im Unterbauch kann Blut-Stase bedeuten
  - Schmerz auf beiden Seiten des Abdomens ist Hinweis auf eine Qi-Stase
  - Schmerzen in den Brüsten sind Anzeichen einer Leber-Qi-Stase
  - Schmerzen im unteren Rücken können eine Nieren-Schwäche kennzeichnen.

Faktoren, die die Menstruation beeinflussen

Blut-Xue spielt bei Frauen eine ganz entscheidende Rolle – Menstruation, Schwangerschaft, Wehen und Stillen hängen alle mit dem Blut-Xue zusammen. Das Qi kontrolliert das Blut-Xue, lässt es zirkulieren und reguliert es. Blut-Xue wiederum nährt das Qi. Pathogene Faktoren wie Kälte, Nässe oder Feuchtigkeit und Hitze können Disharmonien verursachen.

- *Kälte* beeinträchtigt den Qi-Fluss und führt zu Blut-Stase. Das wiederum kann zu einem verlängerten Menstruationszyklus, zu Dys- und Amenorrhö führen.
- *Nässe* befällt das Durchdringungs- und das Konzeptionsgefäß und kann zu schwacher Regelblutung, zu Dys- und Amenorrhö führen.
- *Hitze* beschleunigt das Blut-Xue und verursacht starke Blutungen.

Folgende emotionale Faktoren können ebenfalls eine wichtige Rolle spielen:

- *Sorge* behindert den Qi-Fluss, lässt das Blut-Xue stagnieren, auch das Durchdringungs- und das Konzeptionsgefäß erfüllen ihre Funktion nicht ausreichend. Als Menstruationsstörungen können sich ein verspäteter Zyklus oder eine schwache Blutung entwickeln.
- *Ärger* kann zu Leber-Qi-Stagnation führen (siehe oben: Disharmoniemuster der Leber).
- *Angst* lässt das Qi absinken, was zu Aborten führen kann (siehe Kap. 5, S. 90).
- *Freude* kann Unregelmäßigkeiten im Zyklus hervorrufen.

Zyklusbegleitende Akupunkturbehandlung

Die vier Phasen des Menstruationszyklus nach Sicht der TCM sind in Abbildung 1.3 dargestellt.

Abbildung 1.3

Die vier Phasen des Menstruationszyklus (Abdruck mit freundlicher Genehmigung aus Maciocia 2000, S. 12)

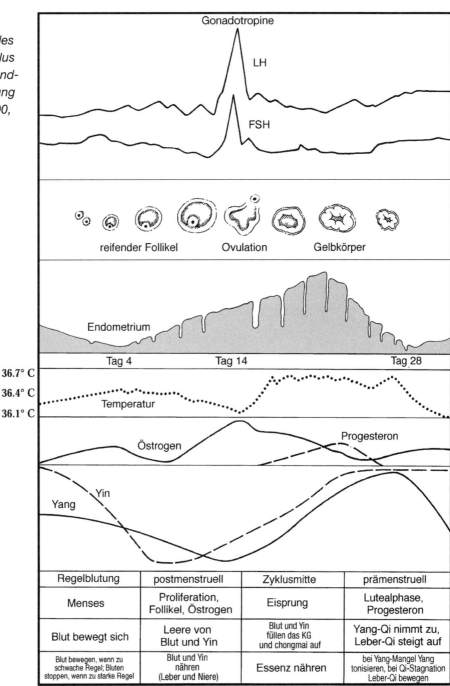

Postmenstruelle Phase – 5. bis 11. Tag

Nach der Menstruation hat sich das Durchdringungsgefäß geleert und muss deshalb wieder Blut-Xue bilden. Blut-Xue und Yin sind aufgebraucht, das Durchdringungsgefäß und das Lenkergefäß sind leer. Deshalb muss Blut-Xue tonisiert werden, um das Qi und das Yin zu nähren.

Punkte für die Akupunturbehandlung

Folgende Punkte sind empfehlenswert:

- KG 4, um die Niere-Shen zu stärken und das Durchdringungs- und das Konzeptionsgefäß zu regulieren
- LG 4, um die Niere-Shen zu tonisieren
- Bl 20 und 21, um das Blut-Xue zu tonisieren
- Bl 23, um die Niere-Shen zu stärken
- Mi 6, um das Blut-Xue zu nähren.

Zyklusmitte/Ovulation – 11. bis 15. Tag

In diesem Zeitraum findet der Wechsel vom Yin zum Yang statt, deshalb muss man die Ovulation und den glatten Qi-Fluss unterstützen.

Punkte für die Akupunkturbehandlung

Folgende Punkte sind empfehlenswert:

- KG 3 nährt das Qi und reguliert das Durchdringungs- und Konzeptionsgefäß
- Ni 15 fördert die Zirkulation des Blut-Xue und reguliert die Periode
- Mi 6 reguliert die Funktion der Milz-Pi.

Phase nach dem Eisprung/prämenstruelle Phase – 15. bis 28. Tag

In diesem Zeitraum nimmt das Yang zu. Falls eine Frau mehr Anzeichen des prämenstruellen Syndroms zeigt, behandeln Sie noch mehr Leber-Punkte.

Natürliche Familienplanung

Der weibliche Zyklus

Mit dem Wissen um den weiblichen Zyklus kann ein Paar zur Zeit des Eisprungs Sex haben; dann kann das Sperma das ausgestoßene Ei viel leichter befruchten.

Der natürliche weibliche Zyklus von Eisprung und Menstruation variiert zwischen 23 und 35 Tagen; in diesem Zyklus kann das Ei nur einige Tage befruchtet werden. Unmittelbar vor der Ovulation verändert sich das Zervixsekret; es wird klebrig und spinnbar, um das Spermium zu nähren und zu schützen. Mit ein wenig Anleitung können die meisten Frauen diese Veränderung und damit den Zeitpunkt des Eisprungs leicht feststellen.

Spermien leben unter optimalen Bedingungen bis zu fünf Tage, deshalb bietet häufiger Geschlechtsverkehr während der fruchtbaren Tage die besten Chancen für eine Empfängnis. Ebenso ist es die natürlichste Art der Empfängnisverhütung und ohne Nebenwirkungen, während der fruchtbaren Tage keinen Geschlechtsverkehr zu haben (oder ein Diaphragma oder ein Kondom zu benutzen).

Schädliche Methoden der Empfängnisverhütung

Die Antibabypille senkt nicht nur den Zinkspiegel, indem sie die Kupferkonzentration erhöht (ebenso wie die „Spirale"), sondern sie führt auch zu Vitamin B-Mangel: nämlich an Vitamin B6 und B12, Folsäure und Vitamin C. Die Pille schwächt das Immunsystem, was Lebensmittelallergien begünstigt, und sie beeinflusst die Leberfunktion, sodass Enzyme, die die Entgiftung des Körpers unterstützen sollten, in ihrer Funktion beeinträchtigt sind. Andere Nebenwirkungen sind unter anderem Migräne, Zervixkarzinom und Depressionen.

Babys, deren Mütter zur Zeit der Empfängnis die Pille genommen haben, haben ein größeres Fehlbildungsrisiko und selbst nach dem Absetzen der Pille ist das Risiko einer Fehlgeburt noch erhöht.

Die Pille verhindert eine Empfängnis, indem sie das Hormonsystem des Körpers verändert. Doch auch nach dem Absetzen braucht der Körper Zeit, sich auf die neue Situation einzustellen und bestimmte Hormone wieder zu produzieren. Deshalb ist man gut beraten, die Pille mindestens drei bis sechs Monate vor einer geplanten Empfängnis abzusetzen und die Nährstoffvorräte wieder aufzufüllen.

Die Bedeutung der Ernährung während der Schwangerschaft

„Der Mensch ist, was er isst", ist zwar ein Klischee, aber es stimmt. Die Gesundheit unserer Nachkommen hängt davon ab, was wir sowohl vor ihrer Empfängnis als auch in ihren ersten neun Lebensmonaten zu uns nehmen.

Die ideale Ernährung für die verschiedenen Phasen der Schwangerschaft wird in Kapitel 3 ausführlich vorgestellt. Doch, wie wir bereits aus diesem Kapitel wissen, muss eine vernünftige Ernährung schon vor der Schwangerschaft beginnen.

Tabelle 1.1
Wirkung von Nährstoffen auf Mutter und Kind

	Mutter	Baby	Vorkommen
Vitamine			
Vitamin A	Laktation, plazentare Stoffaustauschmembrane, Hormone	Rote Blutzellen, Wachstum des Kindes, Entwicklung des Sehapparates, Haare, Haut und Schleimhäute	Milch, Butter, fetter Fisch, gelbes und dunkelgrünes Obst und Gemüse, Leber, Eier
Vitamin B-Komplex	Laktation, Fett- und Kohlenhydrate-Metabolismus	Nervenfunktion, Herzentwicklung, Schutz vor Gaumenspalte	Vollkorngetreide, Nüsse und Samen, Blattgemüse
Folsäure	Erythrozyten, Knochenmark, Produktion von Antikörpern	Gesundes Knochenmark, hilft bei der Bildung der Wirbelsäule, Zellteilung	Weizenkeime, Nüsse und Samen, Milch, Vollkorngetreide, dunkelgrünes Blattgemüse
Vitamin C	Bindegewebe, hilft, das Baby vor Viren zu schützen, fördert die Resorption von Eisen, fördert die Genesung nach der Geburt	Transportiert Sauerstoff in alle Zellen, baut einen starken Schutz vor Infektionen auf, unterstützt die Bildung gesunder Zähne, Blutgefäße	Melonen, Zitrusfrüchte, schwarze Johannisbeeren, Erdbeeren, Karotten, Erbsen, Spinat, Brokkoli, Tomaten, grüner Paprika
Vitamin D	Gut für die Zähne, Resorption von Kalzium und Phosphor	Fördert das Festwerden der Knochen, Entwicklung des Schädels	Sonnenlicht auf der Haut, fetter Fisch, Eier aus Freilandhaltung, Biofleisch
Vitamin E	Wundheilung nach der Geburt, schützt vor Schwangerschaftsstreifen und Anämie, hilft gegen Krampfadern	Schützt vor Gelbsucht, Bildung der Blutzellen, Entwicklung des Herzens	Weizenkeime, Nüsse, Avocados, grünes Blattgemüse, Eier
Vitamin F (Essenzielle Fettsäuren)	Für die Resorption von Vitaminen, für gesunde Haut	Notwendig für das Wachstum, Entwicklung der Nieren und des Gehirns, der Sexual- und Nebennierenhormone	Fetter Fisch, Nüsse, grünes Blattgemüse

Mutter	Baby	Vorkommen
Vitamin K		
Gute Blutgerinnung	Schützt vor Blutungen	Blumenkohl, Eier, grünes Blattgemüse
Mineralstoffe		
Kalzium		
Gesunde Zähne und Knochen, Gerinnungsmechanismus, Nerven und Muskeln	Bildung gesunder Zähne und Knochen	Carob (ein Kakaoersatz aus den Kernen der Johannisbrot-Früchte, Anm.d. Ü.), Paranüsse, grüne Gemüse, Käse, Milch, Schellfisch
Chrom		
Reguliert den Blutzuckerspiegel	Reguliert den Blutzuckerspiegel	Weizenkeime, Honig, Trauben, Rosinen
Kupfer		
Starke Knochen, Nervensystem, Eisenresorption	fördert die Entwicklung des Gehirns, des Bindegewebes und der Nerven	Fleisch, Hülsenfrüchte, Datteln, Nüsse, Rosinen, Meeresfrüchte
Eisen		
Rote Blutzellen, Atemfunktion, schützt vor Mattigkeit	Blutzellen, Knochenwachstum	Petersilie, Eier, Fleisch, Mandeln, Aprikosen, grünes Blattgemüse
Magnesium		
Energie, Muskeln, besonders Wehenkontraktionen	Entwicklung des Herzens, Nervensystems und Skeletts	Cashewnüsse, Paranüsse, grünes Blattgemüse, Vollwertgetreide, Meeresfrüchte
Mangan		
Enzyme, Fettstoffwechsel	Knochen und Knorpel	Blattgemüse, Zwiebel, grüne Bohnen, Bananen, Äpfel, Vollwertgetreide, Nüsse
Kalium		
Flüssigkeitshaushalt des Körpers, reguliert den Säure-Base-Haushalt	Flüssigkeitshaushalt des Körpers, reguliert den Säure-Base-Haushalt	Mageres Fleisch, Vollwertgetreide, Gemüse, Trockenobst, Sonnenblumenkerne, Samen

Optimale Ernährung

Sich ändernde Ernährungsgewohnheiten und eine veränderte Lebensmittelherstellung haben die Art und die Qualität der Lebensmittel heute stark beeinflusst. Herbizide, Pestizide, chemische Zusätze und Konservierungsstoffe, industrielle Verarbeitung, Vitaminentzug und die allgemeine Umweltverschmutzung beeinflussen alle zusammen den Nährwert der Lebensmittel, die wir heute verzehren. Allzu oft enthalten heutzutage Nahrungsmittel einfach nicht mehr alles, was wir brauchen, um völlig gesund zu sein – deshalb sind Nahrungsergänzungen notwendig.

Die von der Regierung empfohlenen Tagesmengen (die Zahlen auf Getreide und anderen Packungen) sollen Menschen vor Vitaminmangel schützen, doch diese Zahlen geben nur das absolute Minimum an, das eine schwere Unterversorgung verhindern soll.

Die optimale Versorgung mit Nährstoffen ist von Mensch zu Mensch verschieden und zielt auf eine Verbesserung der Gesundheit ab.

Die neuere Forschung weist nach, dass eine Frau während der ersten sechs Schwangerschaftsmonate nur 50 Kalorien zusätzlich am Tag braucht – weniger als einen zusätzlichen Apfel. Nicht die Menge, die eine Frau zu sich nimmt, sondern die Qualität der Nahrungsmittel gibt den Ausschlag. Das Wichtigste, was Eltern für ihr ungeborenes Kind tun können, ist vor und nach der Empfängnis auf eine ausgewogene Ernährung und die richtige Versorgung mit Vitaminen und Mineralstoffen zu achten. In Tabelle 1.1 sind die verschiedenen Nährstoffe aufgeführt und die Wirkung, die sie auf die Mutter und das Baby haben, sowie die Nahrungsmittel, in denen sie vorkommen.

Infertilität

Durchschnittlich brauchen die meisten Paare ungefähr sechs Monate für eine Empfängnis. Doch Zahlen belegen (Karma 1987), dass jedes vierte Paar unter irgendeiner Form von Unfruchtbarkeit leidet. Mit anderen Worten, es kann länger dauern, bis es zur Empfängnis kommt; 18 Monate sind nicht ungewöhnlich. Manchen Paaren gelingt es nie; sie müssen einen Versuch mit IVF machen, einen Samenspender finden oder ein Kind adoptieren.

Doch selbst jahrelange Empfängnisunfähigkeit, selbst wenn man es monate- oder jahrelang probiert hat, bedeutet nicht automatisch völlige Unfruchtbarkeit. Ob und wann eine Frau schwanger wird, hängt von einer Reihe von physischen und psychischen Faktoren ab. Der Ernährungszustand *beider* Partner ist höchstwahrscheinlich ein entscheidender Faktor.

Wenn Paare Schwierigkeiten mit der Empfängnis haben, liegt es bei ungefähr zwei Drittel der Fälle an der Frau (Hall 1998), in einem Drittel der Fälle am Mann. Doch eine Studie von Friends of the Earth in der *Times* (1988) lässt vermuten, dass bis zu 80 % aller Geburtsschäden von abnormen Spermien herrühren. Deshalb ist es für Männer ebenso wichtig wie für Frauen, vor der Empfängnis den Ernährungszustand zu verbessern.

Fruchtbarkeit des Mannes

Folgende Nährstoffe fördern erwiesenermaßen die Fertilität des Mannes:

- *Vitamin C* – eine Supplementierung kann sowohl die Anzahl als auch die Beweglichkeit der Spermien erhöhen und das Risiko abnormer Spermien verringern. Vitamin C ist besonders für Menschen wichtig, die nicht gerade üppige Mengen an frischem Obst und Gemüse zu sich nehmen. Der Körper kann Vitamin C nicht speichern, deshalb ist eine Überdosierung kein Problem, der Körper scheidet die überschüssige Menge einfach aus. Sehr große Mengen Vitamin C jedoch können gelegentlich zu Diarrhö führen; daher sollte die Menge so dosiert werden, dass sie gut vertragen wird.
- *Vitamin E* – ein Vitamin-E-Mangel kann das Hodengewebe schädigen. Daher ist eine Supplementierung notwendig; zudem ist es schwierig, ausreichende Mengen über die Nahrung allein aufzunehmen. Eine zusätzliche Einnahme kann jedoch eine Sterilität nicht beheben.
- *Zink* – kommt in der Außenschicht und dem Schwanz des Spermiums vor und ist entscheidend für die Gesundheit der Spermien. Ein Mangel kann zu verspäteter sexueller Reife führen, zu unterentwickelten Sexualorganen, Impotenz und Unfruchtbarkeit. Zink kommt im Allgemeinen in den männlichen Sexualdrüsen in hoher Konzentration vor, doch wenn die Nahrung nicht genug Zink enthält, geht die Konzentration rapide zurück. Auch kommt es bei jeder Ejakulation zu einem Zinkverlust. Ein aktives Sexualleben und eine zinkarme Ernährung stellt für Männer eine Gefahr dar.
- *Mangan* – Untersuchungen haben ergeben, dass Mangan wichtig ist für eine hohe Spermienzahl.
- *Kalium* – erhöht erwiesenermaßen die Beweglichkeit der Spermien.
- Das Spurenelement *Selen* und die Aminosäuren *Arginin* und *Lysin* begünstigen ebenfalls die Fruchtbarkeit des Mannes.

Als Faustregel lässt sich festhalten: eine insgesamt optimale Ernährung ist zuträglicher als einzelne Nahrungsergänzungsstoffe einzunehmen; doch immer dann, wenn die angemessene Menge nicht durch die richtigen Nahrungsmittel garantiert ist, ist eine Supplementierung ratsam.

Fruchtbarkeit der Frau

Bei der überwiegenden Mehrzahl der Frauen, die an ungeklärter Unfruchtbarkeit und bekannten körperlichen Problemen wie verklebten Eileitern oder Amenorrhö leiden, wurde ein Nährstoffmangel diagnostiziert.

Folgende Formen von Nährstoffmangel kommen häufig vor:
- *Kupfer* – ein hoher Kupferspiegel im Körper ist oft auf die Einnahme oraler Kontrazeptiva oder auf die Spirale zurückzuführen. Die Kupferkonzentration steigt während der Schwangerschaft natürlicherweise an; wenn also bei der Empfängnis der Kupferspiegel bereits hoch ist, kann es zu einer erhöhten Konzentration kommen. Erhöhte Mengen an Kupfer können auf den Embryo toxisch wirken, zu Geburtsschäden und postpartaler Depression führen.
- *Zink* – ein Zinkmangel ist vor allem bei einem erhöhten Kupferspiegel häufig festzustellen, was die Anfälligkeit für alle möglichen Infektionen erhöht. Die Zinkkonzentration wieder ins Gleichgewicht zu bringen ist oft ein entscheidender Schritt dabei, die Ovulation und die Menstruation wieder in Gang zu setzen.
- *Magnesium* und/oder *Mangan* – ein Mangel hiervon hängt auch mit einem hohen Kupferspiegel zusammen.
- Ein Mangel an *Selen* spielt ebenfalls eine Rolle.

Mögliche Ursachen von Infertilität

Allergien oder Infektionen bei einem Partner können die Fertilität beeinflussen, selbst wenn sie wegen fehlender Symptome unerkannt sind. Verklebte Eileiter können beispielsweise von einer nicht diagnostizierten Allergie oder von Zinkmangel/erhöhtem Kupfer herrühren; diese können das Sekret ändern und zu einer Infektanfälligkeit der Eileiter führen. Den Speiseplan zu ändern und sich gesünder zu ernähren kann das Problem ganz automatisch lösen.

Außerdem kann es im Bereich der weiblichen Genitalschleimhäute zu Abstoßungsreaktionen gegenüber dem Sperma des Partners kommen; oft ist eine nicht diagnostizierte Infektion oder eine erhöhte Konzentration eines toxisch wirkenden Metalls oder beides der Grund dafür. In beiden Fällen könnte der weibliche Körper versuchen, defekte Spermien zu zerstören.

Mit der Ernährung Schäden am Kind verhindern

Zwar ist es wichtig, sich während der Schwangerschaft gesund zu ernähren, doch genauso wichtig, wenn nicht noch wichtiger ist es, mit der optimalen Zufuhr von Nährstoffen *vor* der Empfängnis zu beginnen. Das verbessert nicht nur die Fertilität und gewährleistet normale, gesunde Spermien und Eizellen, eine optimale Nährstoffversorgung kann auch in den entscheidenden ersten paar Wochen nach der Konzeption Geburtsschäden verhindern – noch bevor viele Frauen ihre Schwangerschaft feststellen. Gerade in den ersten sechs Wochen ist der Embryo am stärksten gefährdet. Eine mangelhafte Ernährung kann die Zellteilung verlangsamen und das Geburtsgewicht negativ beeinflussen.

Allergien

Lebensmittelallergien sind erstaunlich häufig, obwohl manifeste Symptome bei manchen Menschen nur leicht ausgeprägt oder maskiert sein können. Allergien hängen mit einer Reihe von Krankheiten zusammen, zum Beispiel mit Asthma, Ekzemen, Heuschnupfen, Migräne, Epilepsie, Hyperaktivität, Gewalttätigkeit und Depressionen, die eventuell medikamentös behandelt werden müssen.

Für künftige Eltern gibt es gute Gründe, sich auf Allergien hin untersuchen und sie behandeln zu lassen.

- Viele Lebensmittelallergien sind das Ergebnis unausgewogener Ernährung, besonders eines Zinkmangels. Jede Allergie beeinträchtigt die Gesundheit und kann die Resorption lebensnotwendiger Nährstoffe behindern.
- Allergien bei einem Elternteil können an die Kinder weitergegeben werden und deren Entwicklung beeinträchtigen.
- Allergien können zu vermehrter Schleimbildung führen, was wiederum die Eileiter verstopfen und die Konzeption verhindern kann.
- Allergien können auch über die Muttermilch weitergegeben werden. Koliken bei Babys können von einer maskierten Kuhmilchallergie der Mutter herrühren.

Mangelerscheinungen

Mit einer Reihe lebenswichtiger Mineralstoffe lassen sich unter anderem folgende Fehlbildungen verhindern:

Mangan: Untersuchungen haben ergeben, dass Mütter, die Kinder mit kongenitalen Fehlbildungen auf die Welt brachten, äußerst geringe Manganwerte hatten, ebenso die Kinder (Saner u. a. 1985).

Mangan kommt besonders vor in Nüssen, grünem Blattgemüse, Erbsen, Rüben, Eidotter und Vollwertgetreide.

Zink: Zinkmangel geht mit genetischen Schäden und einem niedrigen Geburtsgewicht, Totgeburten, männlicher Unfruchtbarkeit, Komplikationen bei der Geburt und schlechter Gewichtszunahme bei Neugeborenen einher. Zink ist wahrscheinlich die wichtigste Nahrungsergänzung, die man zur Vorbereitung einer Schwangerschaft einnehmen sollte (Caldwell & Donald 1969, Crawford & Connor 1975, Pfeiffer 1978); 15 bis 20 mg pro Tag sind empfehlenswert.

Mit ausreichenden Vitamin-B6-Vorräten und durch den Verzehr von Orangen kann der Körper Zink besser resorbieren (Zitronensäure erhöht die Resorption). Zu viel Eisen oder Kupfer hingegen verringern die Zinkvorräte.

Zink kommt besonders vor in Fleisch, Fisch, Schellfisch, Austern, Sesamsamen, Sonnenblumenkernen, Kürbiskernen, Mandeln und anderen Nüssen, Weizen- und Haferkeimen, Sprossen, Ingwer, Obst, Blattgemüse und Brunnenkresse.

Besser beginnt man mit einer Supplementierung von Zink vor der Empfängnis, doch es ist nie zu spät.

Folsäure: Folsäuremangel hängt mit Defekten zusammen wie Spina bifida, einer Erkrankung, bei der sich das Rückenmark nicht richtig entwickelt. Mütter, die vor der Konzeption und in den ersten drei Monaten der Schwangerschaft Folsäure und Vitamin B12 supplementieren, haben ein geringeres Risiko, Kinder mit Neuralrohrdefekten auf die Welt zu bringen. Eine Untersuchung an 23.000 Frauen ergab, dass diejenigen, die in den ersten sechs Schwangerschaftswochen Nahrungsergänzungen zu sich nahmen, 75 % seltener Kinder mit Neuralrohrdefekten gebaren, als die, die keine Nährstoffe zusätzlich einnahmen (DOH 1992).

Folsäure in Lebensmitteln wird durch Sonnenlicht, Hitze und eine saure Umgebung zerstört, auch die Einnahme von Antibiotika führt zu Folsäuremangel. Die Supplementierung von 400 μg pro Tag wird von der Zeit vor der Konzeption bis zum Ende des ersten Schwangerschaftsdrittels empfohlen (DOH 1992, Smithells u. a. 1980). (Diese Supplemente können sich Frauen verschreiben lassen, doch wenn sie die Mittel nicht erstattet bekommen, ist es vielleicht billiger, sie im Supermarkt oder in der Drogerie zu kaufen.)

Besonders häufig kommt Folsäure vor in grünem Blattgemüse, Bierhefe, Vollkorngetreide, Weizenkeimen, Milch, Lachs, Wurzelgemüse und Nüssen.

Negative Einflüsse auf die pränatale Gesundheit

Stress

Die einfache Tatsache, dass viele Babys im Urlaub gezeugt werden, lässt vermuten, dass Stress die Fruchtbarkeit stark beeinträchtigt.

Rauchen

Heutzutage ist allgemein anerkannt, dass eine Frau, die während der Schwangerschaft raucht, die Gesundheit ihres ungeborenen Kindes aufs Spiel setzt (Himmerlberger u. a. 1978). Der Bericht des Royal College of Physicians zum Thema Gesundheit oder Rauchen (Simpson 1957) kommt zu folgendem Schluss: „Frauen, die rauchen, sind häufiger unfruchtbar oder brauchen länger, um schwanger zu werden als nicht rauchende Frauen. Bei Raucherinnen, die schwanger werden, ist das Risiko von Spontanaborten (Himmerlberger u. a. 1978), von Blutungen während der Schwangerschaft und die Gefahr, verschiedene Plazenta-Anomalien zu entwickeln, leicht erhöht." Überdies reduziert Rauchen das Geburtsgewicht, beeinflusst die mentale Entwicklung des Kindes und erhöht das Krebsrisiko für Mutter und Kind. Raucherinnen bringen häufiger Kinder mit niedrigem Geburtsgewicht auf die Welt, denn das Rauchen beeinträchtigt die Versorgung des Embryos und Fetus mit Sauerstoff und Nahrung, verlangsamt sein Wachstum und schädigt möglicherweise seine DNS. Eventuell kann das Kind unter diesen Auswirkungen sein ganzes Leben lang leiden, ebenso wie unter einer herabgesetzten Widerstandsfähigkeit gegenüber Infektionen, eingeschränkter Intelligenz, schlechterer Konzentrationsfähigkeit, hyperaktivem Verhalten und einer erhöhten Anfälligkeit für Störungen des Nervensystems, des Atemtrakts, der Harnblase, der Nieren und der Haut.

Wie sich das Rauchen des Vaters vor der Empfängnis auf das Kind auswirkt, ist recht unklar. Rauchen jedoch beide Partner, ist das Risiko höher, ein Baby mit geringem Geburtsgewicht auf die Welt zu bringen, als wenn nur die Mutter raucht; zudem sterben untergewichtige Neugeborene häufiger.

Alkoholkonsum

Alkohol spielt bei Bluthochdruck eine entscheidende Rolle. Er beeinträchtigt die Resorption von Vitamin B6, Eisen und Zink. Er schädigt die Spermien, beeinflusst die Fertilität und erhöht das Risiko von Geburtsschäden und Fehlgeburten.

Alkohol wirkt sich im Frühstadium einer Schwangerschaft wahrscheinlich am gravierendsten aus, weil dann die Zellteilung am höchsten ist. Deshalb empfiehlt es sich für Frauen, von dem Zeitpunkt der geplanten Konzeption an Alkohol zu meiden und nicht zu warten, bis die Schwangerschaft gesichert ist. Die ersten 20 Wochen gelten als die entscheidenden, doch erwiesenermaßen ist ein völliger Verzicht auf Alkohol in der Zeit vor der Empfängnis und während der Schwangerschaft vorzuziehen.

Forscher an der Columbia University haben festgestellt, dass bei Frauen, die rauchen und Alkohol trinken, das Risiko eines Aborts viermal so hoch ist wie bei nicht rauchenden Frauen (Plant 1987). Nichtraucherinnen, die Alkohol trinken, haben immer noch ein zweieinhalbfach erhöhtes Risiko im Vergleich zu Frauen, die keinen Alkohol trinken. Selbst ab und zu ein alkoholisches Getränk zu sich zu nehmen erhöht das Risiko einer Fehlgeburt.

Alkoholembryopathie (das sind die Auswirkungen, unter denen die Babys aufgrund des mütterlichen Alkoholkonsums leiden) kann sich unter anderem äußern als geringes Geburtsgewicht, leichte Gesichtsdeformation, Herzgeräusche, Ohrprobleme, angeborene Hüftluxation und Hyperaktivität (May & Himbaugh 1983). Selbst Kinder von Müttern, die in der Schwangerschaft nur bei „gesellschaftlich akzeptierten Anlässen" tranken, können sich, so stellte man fest, verbal schlechter ausdrücken und hatten

Verständnisschwierigkeiten. Deshalb ist jeglicher Alkohol vor der Empfängnis und während der Schwangerschaft zu meiden.

Bewiesen ist zudem, dass Spontanaborte, Frühgeburten und Totgeburten häufiger auftreten, wenn der Vater viel Kaffee trinkt (mehr als eine oder zwei Tassen pro Tag) (Wichit u. a. 1985).

Drogen

Drogen können klassifiziert werden als Substanzen, die die Biochemie des Körpers negativ beeinflussen. Der Mythos, die Plazenta fungiere als 100 %-ige Barriere, die verhindert, dass die Toxine von der Mutter zum Kind gelangen, wurde mit einem Schlag durch die Tragödie von Thalidomide (Contergan) zerstört. Weniger bekannt ist die Tatsache, dass die Einnahme von zwei oder mehr Substanzen zusammen (wie Kaffee und Schlafmittel, Alkohol und Marihuana, Zigaretten und Kaffee) den Embryo gefährden kann.

Mit am schädlichsten wirken sich alle Drogen auf den Ernährungszustand des Benutzers aus, unabhängig davon, ob es sich um verordnete Medikamente (bei einer Erkrankung), selbstverordnete (wie Aspirin), gesellschaftlich akzeptierte (wie Kaffee, Alkohol, Tabak) oder illegale bzw. Partydrogen (wie Marihuana, Kokain oder Heroin) handelt. Einige äußerst wichtige Nährstoffe, Vitamine und Mineralstoffe werden nur noch schlecht resorbiert, andere werden ausgeschieden. Das wirkt sich doppelt aus. Obwohl eine optimale Ernährung die potenzielle Gefahr vieler Drogen verringert, führt der Drogenkonsum zu Mangelerscheinungen; die Mangelerscheinung wiederum verringert die Toleranz des Körpers der Droge gegenüber.

Das alles gilt für beide Partner und ist in der Phase vor der Konzeption äußerst bedeutsam. Jegliche Mangelerscheinung kann zu Anomalien oder einer herabgesetzten Mobilität der Spermien führen; das wiederum kann Infertilität, Spontanaborte oder Fehlgeburten verursachen.

Toxisch wirkende Chemikalien, Metalle und Mineralstoffe

Wir alle nehmen jährlich ungefähr 5 Kilo Konservierungs- und Zusatzstoffe zu uns, atmen 1 Gramm Schwermetalle ein und haben 4 ½ Liter Pestizide und Herbizide auf unserem Obst und Gemüse. Die Umweltverschmutzung ist heute weiter verbreitet als je zuvor.

Die schädliche Wirkung über die Nahrungsaufnahme und die Einatmung selbst geringer Mengen toxischer Chemikalien, Metalle und Mineralstoffe kann zu einer breiten Palette von Krankheiten führen, zum Beispiel zu Erkrankungen des Herz-Kreislauf-Systems, Nieren- und Stoffwechselerkrankungen, einer Dysfunktion des Immunsystems, Lethargie, Depressionen, Krebs, rezidivierenden Infektionen, Verhaltensauffälligkeiten,

Lernschwierigkeiten und Entwicklungsstörungen. Einige besondere Auswirkungen seien ausführlicher besprochen:

Blei

Dem Blei kann man fast nicht entkommen; wir nehmen es auf über die Autoabgase in der Luft und über Wasser aus bleihaltigen Leitungen.

Hohe Konzentrationen reduzieren die Anzahl der Spermien und ihre Mobilität und erhöhen die Zahl abnormer Spermien. Bei Frauen kann Blei die Eizellen schädigen, Aborte auslösen, die Zahl angeborener Fehlbildungen und Totgeburten und die Neugeborenensterblichkeit erhöhen. Zwischen dem Bleigehalt in der Plazenta und dem Geburtsgewicht des Kindes besteht ein direkter Zusammenhang. Kinder, die im Mutterleib hohen Bleikonzentrationen ausgesetzt waren, leiden in ihrer gesamten Kindheit unter Entwicklungs-, Verhaltens- und Lernproblemen, so hat man festgestellt. Es scheint als können niedrige Konzentrationen, die für Erwachsene als sicher gelten, beim Embryo und Fetus nicht als sicher gelten.

Der Ernährungszustand beeinflusst die Bleiresorption des Körpers. Eine kalzium-, zink-, eisen- und manganarme Ernährung – also Mineralstoffe, an denen Schwangere häufig Mangel leiden – können die Aufnahme von Blei sogar noch erhöhen und so seine toxische Wirkung verschlimmern. Eine optimale Ernährung (vor allem die Supplementierung von Vitamin C) entfernt Blei erwiesenermaßen aus dem Körper.

Kadmium

Kadmium wird über das Rauchen von Zigaretten und den Verzehr von konservierten Lebensmitteln aufgenommen; auch wird es in der Verarbeitungsindustrie häufig verwendet. Untersuchungen bringen Kadmium mit Albuminurie, geringem Geburtsgewicht und einem kleinen Kopfumfang in Verbindung, möglicherweise auch mit Toxikämie.

Kadmium lagert sich besonders in Personen mit einem Mangel an Vitamin C, D, B6, Zink, Kupfer, Mangan, Selen und Kalzium an. Mit Zink lässt sich die schädliche Wirkung von Kadmium besonders gut verringern.

Quecksilber

Quecksilber gelangt über Pestizide, Fungizide, Fisch, industrielle Verarbeitung und Zahnfüllungen in den Körper. Männer, die Quecksilberdämpfen ausgesetzt sind, klagen über einen Verlust der Libido und Impotenz; kommt der Körper mit Quecksilber in Berührung, können eine ganze Reihe von psychischen und physischen Störungen auftreten. Die Katastrophe im japanischen Minimata in den 1950er-Jahren führte dazu, dass zahlreiche behinderte Kinder auf die Welt kamen, nachdem ihre Mütter Fisch verzehrt hatten, der mit Quecksilber aus einer ortsansässigen Fabrik verseucht war.

Die Gefahr von quecksilberhaltigen Zahnfüllungen ist sehr gering; dennoch ist es klug, während der Schwangerschaft Zahnbehandlungen zu meiden, bei denen quecksilberhaltige Füllungen gelegt oder entfernt werden.

Aluminium

Aluminium gelangt in den Körper z. B. über Kochtöpfe, Wasserkessel, Teekannen, Antazida, das sind Säurehemmer, Deodorants, Lebensmittelzusatzstoffe, Tee und Lebensmittel in Aluminiumfolie.

Aluminium wird gut resorbiert. Weil es sich so leicht mit anderen Substanzen verbindet, zerstört es viele Vitamine und führt zu einem langfristigen, allmählichen Verlust an Mineralstoffen. Bei Säuglingen wird Aluminium mit Nierenproblemen, Verhaltensstörungen und Autismus in Verbindung gebracht.

Kupfer

Kupfer wird über Wasserleitungen, Kochtöpfe, Schmuck, Münzen, die Antibabypille und Intrauterinpessare aus Kupfer aufgenommen.

Der Kupferspiegel im Körper steigt während der Schwangerschaft und unmittelbar nach der Geburt natürlicherweise an, deshalb können Frauen leicht Werte erreichen, die den Körper belasten. Das könnte ein Grund für zahlreiche Früh- oder Fehlgeburten sein. Erhöhte Kupferwerte können auch zu postpartalen Depressionen führen; üblicherweise gehen sie mit Zink- und Manganmangel einher, die beide bekanntermaßen Geburtsschäden verursachen können. Zink in Kombination mit Vitamin C kann helfen, Kupfer zu entgiften (Pfeiffer 1978).

Wie Sie sich selbst durch die entsprechende Ernährung schützen können

Eine gute Ernährung ist zweifellos die sicherste Art, den Körper zu entgiften. Falls die Toxinwerte gefährlich hoch sind, reicht vielleicht eine Supplementierung allein nicht aus. Eine Mineralanalyse der Haare kann den jeweiligen Wert im Körper messen. Doch im Allgemeinen schützt eine sorgfältig ausgewogene Ernährung, die durch die folgenden wesentlichen Vitamine und Mineralstoffe ergänzt wird, sanft vor Vergiftung, ohne Nebenwirkungen hervorzurufen (Colgan 1982, Lodge Rees 1981, Pfeiffer 1978):

- Zink reduziert die Blei- und Kadmiumwerte
- Kalzium scheidet Blei aus, verhindert seine Resorption und wirkt gegen Kadmium und Aluminium
- Selen wirkt Quecksilber, Arsen und Kadmium entgegen
- Phosphor wirkt als Antagonist zu Blei

- Vitamin A hilft, Enzyme zu aktivieren, die die Entgiftung unterstützen
- Vitamin B1 und der Vitamin-B-Komplex schützen vor Schäden durch Blei
- Magnesium und Vitamin B6 wirken Aluminium entgegen
- Vitamin C hilft, die Blei-, Kupfer-, Kadmium- und Arsenkonzentration zu verringern
- Vitamin D unterstützt den Kalzium-Stoffwechsel
- Vitamin E kann Blei abbauen
- Erbsen, Linsen und Bohnen sind gute Entgifter, genau wie Knoblauch, Zwiebeln und Eier, die schwefelhaltige Aminosäuren enthalten
- Pektin entgiftet und reduziert die Resorption (Essen Sie Äpfel, Bananen, Birnen, Zitrusfrüchte und Karotten!)
- Meeresalgen (aus nicht verschmutzten Gewässern) binden Blei und unterstützen seine Ausscheidung.

Wie Sie sich noch vor Vergiftung und Umweltverschmutzung schützen können

Neben einer guten Ernährung und Supplementierung hier noch einige allgemeine Maßnahmen, wie Sie sich weniger Umweltverschmutzung aussetzen:

- Waschen Sie alles Obst und Gemüse und entfernen Sie die äußeren Blätter des Gemüses. Kaufen Sie möglichst oft biologisch angebaute Produkte.
- Meiden Sie Kupfer- oder Aluminiumtöpfe und verpacken Sie Lebensmittel nicht in Alufolie.
- Meiden Sie Konserven, besonders unbeschichtete.
- Verwenden Sie einen Wasserfilter oder trinken Sie abgefülltes Quellwasser; trinken Sie nie heißes Wasser aus der Leitung.
- Waschen Sie vor dem Essen Ihre Hände.
- Meiden Sie starken Straßenverkehr und schließen Sie in Tunnels die Fenster.
- Lehnen Sie quecksilberhaltige Zahnfüllungen ab.
- Meiden Sie Deodorants und Antiperspirants, deren Inhaltsstoffe nicht aufgeführt sind.
- Meiden Sie Antazida, die Aluminiumsalze enthalten.
- Natürliches Sonnenlicht (im Gegensatz zu künstlichem Licht) wirkt auf vielerlei Art wohltuend; unter anderem eliminiert es toxische Metalle aus dem Körper und es unterstützt den Stoffwechsel gesundheitsfördernder Mineralstoffe.
- Schränken Sie die Verwendung von chemischen Reinigungsmitteln und von Pestiziden im Garten ein.
- Halten Sie sich nicht in der Nähe von Mikrowellenherden auf, während diese in Betrieb sind.

- Essen Sie so weit wie möglich natürliche, unverarbeitete Lebensmittel, die keine Konservierungsstoffe enthalten.

Sport und Bewegung

Frauen, die sich in der Schwangerschaft fit und gesund halten, werden sich mit geringerer Wahrscheinlichkeit unbehaglich fühlen, werden eine leichtere Geburt haben, sich schneller erholen, nach der Geburt rascher wieder ihre frühere Figur bekommen, und, was das Wichtigste ist, sie erhöhen ihre Chancen, ein gesundes Kind auf die Welt zu bringen.

Je fitter Frauen *vor* der Empfängnis sind, desto besser, denn es ist leichter, fit zu bleiben, als in der Schwangerschaft fit zu werden. Besonders Bewegung im Freien wirkt sich positiv auf Herz und Gefäßsystem aus, was dem Baby zugute kommt.

Zusammenfassung

- Nach Ansicht der TCM sollten Frauen vor der Konzeption Folgendes meiden: Überarbeitung, Kälte- und Nässe-Exposition, allzu intensive Emotionen (besonders Sorge, Ärger, Furcht und Freude), Alkohol, Sex und anstrengenden Sport.
- Probleme bei der Konzeption sind zurückzuführen auf: Leber-Qi-Stagnation, Leber-Blut-Mangel, Nieren-Yin- oder -Yang-Mangel oder Magen-Qi-Mangel.
- Folgende Faktoren wirken sich negativ auf die pränatale Gesundheit aus: Stress, Rauchen, der Konsum von Alkohol, Drogen, toxisch wirkende Chemikalien, Metalle und Mineralien, wie zum Beispiel Blei, Kadmium, Quecksilber, Aluminium und Kupfer.
- Bei der Familienplanung spielen folgende Vitamine und Mineralstoffe eine Rolle:
    - *männliche Fruchtbarkeit*: Vitamin C und E, Zink, Mangan und Kalium, Selen, Arginin und Lysin.
    - *Weibliche Fruchtbarkeit*: Kupfer-(Belastung), Zink, Magnesium, Mangan und Selen.
    - *Um Geburtsschäden zu verhindern*: Zink, Mangan und Folsäure, Untersuchung auf Allergien.
    - *Schutz vor toxischen Einflüssen*: Vitamine A, B (Komplex), C, D und E, Zink, Kalzium, Selen, Phosphor, Magnesium, Meeresalgen und Nahrungsmittel, die Ballaststoffe enthalten.
- Akupunkturpunkte in diesem Zeitpunkt sind unter anderem folgende:
    - *Postmenstruelle Phase*: KG 4, LG 4, Bl 20, Bl 21, Bl 23, Mi 6
    - *Ovulation* (11. bis 15. Tag): KG 3, Ni 15, Mi 6
    - *Postovulation, prämenstruelle Phase* (15. bis 28. Tag): Tonisieren Sie Leber-Yang, stellen Sie bei Leber-Qi-Stase den freien Fluss wieder her mit Punkten wie Le 3 in neutraler Nadelung.

Quellenangaben

Caldwell DF: Effects of protein nutrition and zinc nutrition on behaviour in the rat. Perinatal Factors Affecting Human Development; 1969, 185, S. 2–8

Colgan M: Your personal vitamin profile. Bloyar Briggs, London, 1982

Crawford IL, Connor JD: Zinc in hippocampal function, in: Journal of Orthomolecular Psychology (4)1, 1975, S. 39–52

DOH (Department of Health): Folic acid and the prevention of neural tube defects, report from the expert advisory group. DOH Health Publications Unit, Heywood, 1992

Goujard J, Kaminski M, Roumeneau-Rouquette C, Schwarz D: Maternal smoking, alcohol consumption and abruptio placentae, in: American Journal of Obstetrics and Gynaecology, 130(6), 1978, S. 738–739

Grant E: The Effects of Smoking in Pregnancy: Guidelines for Future Parents. Witley, Surrey, 1986, S. 77, 85–86, 100

Hall M: The Agony and the Ecstasy. Channel 4, 14. April 1988

Himmerlberger DU, Brown BWJr, Cohen EN: Cigarette Smoking during Pregnancy and the Occurrence of Spontaneous Abortion and Congenital Abnormality, in: American Journal of Epidemiology, 108(6), 1978, S. 470–479

Lodge Rees E: The Concept of Pre-conceptual Care, in: Journal of Environmental Studies, 17, 1981, S. 37–42

Maciocia G: Die Gynäkologie in der Praxis der Chinesischen Medizin. Verlag für Ganzheitliche Medizin Dr. Erich Wühr GmbH, Kötzting, 2000, S. 10, 12, 17. (Orig.: Obstetrics and Gynecology in Chinese Medicine. Churchill Livingstone, New York, 1998)

May P, Hymbaugh KJ: Epidemiology of Fetal Alcohol Syndrome, in: Social Biology, 30, 1983, S. 374–387

Pfeiffer C: Zinc and other Micronutrients. Institute of Optimum Nutrition, New Canaan, CT, 1978, S. 102

Plant M: Alcohol: Safety in Pregnancy? The Times, 4. Nov. 1987

Saner G, Dagoglu T, Ozden T: Hair Manganese Concentrations in Newborns and their Mothers, in: American Journal of Clinical Nutrition, 41, 1985, S. 1042–1044

Simpson WJ: Preliminary Report on Cigarette Smoking and the Incidence of Prematurity, in: American Journal of Obstetrics and Gynaecology, 73, 1957, S. 800, 815

Smithells RW: Further Experience of Vitamin Supplementation for Prevention of Neural Tube Defects, in: Lancet i, 1983, S. 1027–1031

Spivey Fox MR: Protective Effects of Ascorbic Acid against Toxicity of Heavy Metals. New York Academy of Sciences 258, 1975, S. 144

The Times: Anguish of the Sterile Husbands. 20. April 1998

University of Auckland Journal: Environmental Trace Elements and their Role in Disorders of Personality, Intellect, Behaviour and Learning Ability in Children. 22. – 26. Jan. 1979

Varma TR: Infertility, in: British Medical Journal, 294, 1987, S. 853, 887–890

Wichit, Srisuphan W, Bracken MB, Michael B: Caffeine Consumption During Pregnancy, in: Gynaecology and Obstetric Investigation, 19, 1985, S. 187–191

KAPITEL 2 Schwangerschaft

Während der Schwangerschaft werden Frauen wahrscheinlich noch häufiger natürliche Mittel, nicht-invasive Behandlungsmethoden und natürliche und pflanzliche Schmerzmittel suchen – Möglichkeiten, die ihrem Kind nicht schaden können. Vielleicht haben sie das nie vorher getan, doch wenn sich Frauen den Methoden der Komplementären Medizin zuwenden, gewinnen sie Wahlmöglichkeiten und Autonomie, die die Schulmedizin ihnen oft abspricht; dadurch haben sie wieder mehr Verantwortung für und Kontrolle über ihren Körper.

Schließlich ist eine Schwangerschaft ein natürliches physiologisches Ereignis im Leben und keine Erkrankung. Meiner Erfahrung nach wollen Frauen viel lieber ganzheitlich behandelt werden, als Persönlichkeit in ihrer Ganzheit und Individualität, nicht nur als Gebärmutter und eine Ansammlung von Symptomen. Sie schätzen die Chance, sich auf die Veränderungen in ihrem Inneren einzustimmen und in Harmonie mit ihren natürlichen Körperrhythmen zu kommen. Vielen Frauen ist eine Akupunkturbehandlung äußerst willkommen, die sich nie vorher über ihre Vorteile Gedanken gemacht haben mögen. Und die Vorteile für Schwangere sind zahlreich und beträchtlich.

Für den Akupunkteur ist es, besonders bei medizinischen Problemen, wichtig, eng mit der Hebamme oder dem Hausarzt der Frau zusammenzuarbeiten. Der Akupunkteur sollte die Frauen auffordern, der Hebamme und dem Hausarzt mitzuteilen, wogegen sie behandelt werden, denn die meisten Hebammen und Ärzte wissen nicht genau, bei wie vielen Schwangerschaftsbeschwerden Akupunktur helfen kann. (Hinweis d. Ü.: Die Betreuung Schwangerer ist in England anders geregelt als in Deutschland. In Großbritannien werden Frauen während der Schwangerschaft vom Hausarzt und der Hebamme betreut.)

Nach der chinesischen Sichtweise verändern sich das Durchdringungsgefäß und das Konzeptionsgefäß während der Schwangerschaft stark (Maciocia 2000). Da keine Monatsblutung stattfindet, sammeln sich Yin und Blut im Durchdringungs- und Konzeptionsgefäß, um Mutter und Kind zu nähren. Im ganzen Körper ist Yin in der Fülle, dabei sammelt sich das Yin unten im Körper, das Yang oben. In den ersten 12 Schwangerschaftswochen ist das Qi im Durchdringungsgefäß, das mit der Leber in Verbindung steht, in der Fülle.

Physiologische Veränderungen während der Schwangerschaft

Uterus

Westliche Sichtweise

Der Uterus (Gebärmutter) ist vor der Schwangerschaft ein kleines, birnenförmiges Organ, das an Größe und Gewicht zunimmt, um das wachsende Baby zu bergen und zu schützen.

Während der ersten 20 Schwangerschaftswochen wird die Gebärmuttermuskulatur durch Östrogene zum Wachstum angeregt, danach sorgt Progesteron dafür, dass sich die Muskeln entspannen und dehnen können. Zum Termin muss der Uterus in der Lage sein, das Baby auszutreiben. Damit die Kontraktionen stark genug sind, muss sich die Uterusmuskulatur verändern.

Nach 20 Wochen erhöht sich die zirkulierende Blutmenge drastisch; das Plasma nimmt um 50 %, die Erythrozytenzahl um 20 % zu. In der Schwangerschaft erhöht sich die uterine Durchblutung von 50 ml pro Minute (vor der Schwangerschaft) auf 600 bis 800 ml pro Minute bei der Entbindung. Dann erhält die Gebärmutter fast 20 % des gesamten Herzminutenvolumens (Sweet 1997).

Die Chinesische Sichtweise

Die Traditionelle Chinesische Medizin geht davon aus, dass alles aus dem Wechselspiel zwischen Yin und Yang entsteht. Zur Empfängnis kommt es, wenn die Spermien, Yang, und die Eizelle, Yin, zusammentreffen (Maciocia 2000). Nach den alten chinesischen Texten ist die beste Zeit für die Konzeption beim Hahnenschrei um 4 Uhr morgens, denn das ist die Zeit, wenn Yin und Yang im Gleichgewicht sind.

Der Uterus ist eines der sechs außerordentlichen Yang-Organe. Er ist auch bekannt als Schutzhülle des Yin und hängt eng mit folgenden drei Yin-Organen zusammen: Leber-Gan, Milz-Pi und Niere-Shen. Der Uterus nährt den Embryo/Fetus während der Schwangerschaft und steht mit den Nieren in Verbindung (über die Uterus-Leitbahn) und mit dem Herzen (über das Uterus-Gefäß). Der Zustand dieser beiden Organe ist außerordentlich wichtig. Der Embryo entwickelt sich aus dem Yin und dem Blut-Xue der Mutter.

Vagina

Die Vagina ist die Verbindung zwischen Gebärmutterhals und dem Außen. Sie bildet einen Teil des Geburtskanals, muss sich also während der Entbindung dehnen, um das Baby durchzulassen.

Brüste

Schon vor dem Ausbleiben der Periode nimmt die Frau vielleicht ein Kribbeln in den Brustwarzen wahr. Es wird von den Hormonen Östrogen und Progesteron ausgelöst, die die Brüste vergrößern, um sie so auf die Milchproduktion nach der Geburt vorzubereiten. Der Blutfluss verstärkt sich sehr bald nach der Empfängnis, wodurch die Venen unter der Haut zum Vorschein treten können. Die Brüste können empfindlich werden oder sich unangenehm anfühlen, weil sich die Milchgänge und Drüsen auf das Stillen vorbereiten. Die Brustwarzen treten stärker hervor und die Montgomerydrüsen werden durch die Veränderungen im Konzeptionsgefäß deutlicher sichtbar.

Haut

In der Schwangerschaft können die hormonellen Schwankungen, besonders des Hormons Melanotropin, ungleichmäßige Flecken (Chloasmata), das sind Pigmentierungen, auf der Haut und besonders im Gesicht hervorrufen. Deshalb ist es ratsam, sich vor grellem Sonnenlicht zu schützen. Brustwarzen, Warzenvorhof, Vulva, Damm und Analbereich werden beträchtlich dunkler. Auch entwickelt sich eine braune Linie, bekannt als Linea fusca, vom Nabel zur Schamgegend, die nach der Geburt allmählich wieder verblasst. Die Haut sondert aufgrund des erhöhten Stoffwechsels und der verstärkten Aktivität der Schweißdrüsen mehr Schweiß ab.

Herz und Lunge

Herz und Lunge sollten möglichst früh in der Schwangerschaft untersucht werden, um eine mögliche Tuberkulose auszuschließen.

Blut

Die Anzahl der Erythrozyten erhöht sich während der Schwangerschaft um 30 % (Sweet 1997). Die Überprüfung der Hämoglobinwerte (Hb) ist wichtig, um Eisenmangel zu verhindern. Das Mehr an Blut dient dazu, Mutter und Kind zu nähren.

Blutdruck

Blutdruck bezeichnet den Druck, den das fließende Blut gegen die Arterienwände ausübt. Die zwei Werte messen den systolischen Schlag (wenn sich das Herz kontrahiert) und den diastolischen Schlag (wenn sich das Herz entspannt). Eine Erhöhung des Blutdrucks während der Schwangerschaft kann auf eine EPH-Gestose hinweisen.

Harntrakt

Ungefähr von der 8. Woche an kann es zu häufigerem Wasserlassen kommen, weil der vergrößerte Uterus stärkeren Druck ausübt und die Blase stärker durchblutet wird. Bei den Vorsorgeuntersuchungen wird der Urin regelmäßig auf Proteine, Glukose und Ketone untersucht, die alle nicht vorhanden sein sollten. Proteine könnten eine Infektion anzeigen (was sehr häufig vorkommt in der Schwangerschaft) oder gelegentlich auch eine EPH-Gestose. Glukose ist ein Hinweis auf Diabetes, ebenso das Vorhandensein von Ketonkörpern, obwohl diese auch nur aus einem niedrigen Blutzuckerspiegel resultieren können.

Hormonelle Veränderungen

Hormone, die chemischen Botenstoffe des Körpers, sind für viele physiologische Veränderungen zuständig, die eine Frau während der Schwangerschaft durchläuft. Die mütterlichen, plazentaren und fetalen Hormone wirken in einem ausgeklügelten System zusammen.

Progesteron ist wohl das wichtigste Hormon, denn es bereitet das Endometrium darauf vor, das befruchtete Ei aufzunehmen, es bereitet die Brüste auf das Stillen vor und erhöht die Elastizität der Bänder und Muskeln als Vorbereitung auf die Geburt.

Oxytocin lässt die Uterusmuskulatur während der Wehen kontrahieren (siehe Kap. 11, S. 196).

Plazenta

Ab der 12. Woche ist die Plazenta vollständig entwickelt und produziert während der ganzen Schwangerschaft Progestosteron und Östrogen.

Über die Nabelschnur leitet sie den lebenswichtigen Sauerstoff und Nährstoffe aus dem Blut der Mutter an das Kind weiter und entfernt das Kohlendioxid und Abbauprodukte des Babys, die dann von der Leber und den Nieren der Mutter verstoffwechselt werden. Die Plazenta dient als Barriere gegen zahlreiche Infektionen, sie stellt eine Immunschranke dar, damit die Mutter das Baby nicht abstößt, ferner bekommt das Kind in seinen ersten drei Lebensmonaten eine passive Immunisierung über die mütterlichen Antikörper.

Veränderungen des Embryo/Fetus

Westliche Sichtweise

Die Entwicklung des Embryos von einem befruchteten Ei zu einem Baby in nur 40 Wochen ist phänomenal (Abb. 2.1).

Während der 1. bis 4. Woche treten folgende Veränderungen auf:

Abbildung 2.1

Der wachsende Fetus **A** *mit 8 Wochen;* **B** *mit 12 Wochen;* **C** *mit 20 Wochen;* **D** *mit 24 Wochen*

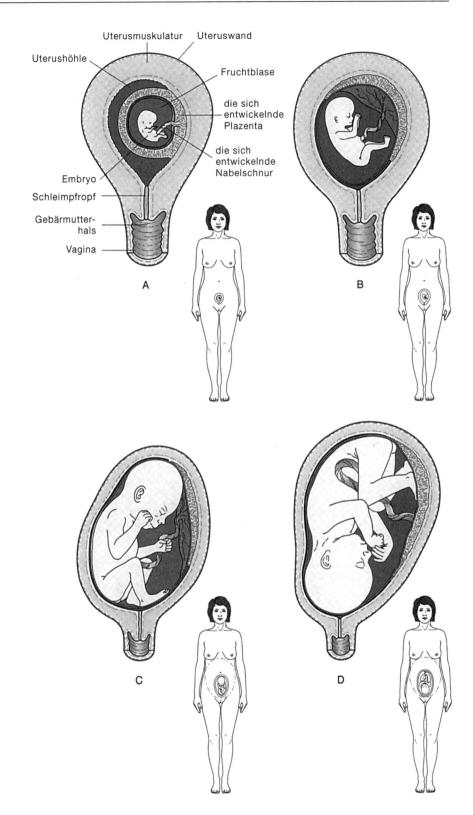

Abbildung 2.1 (Fortsetzung):

Der wachsende Fetus **E** *mit 30 Wochen;* **F** *mit 40 Wochen*

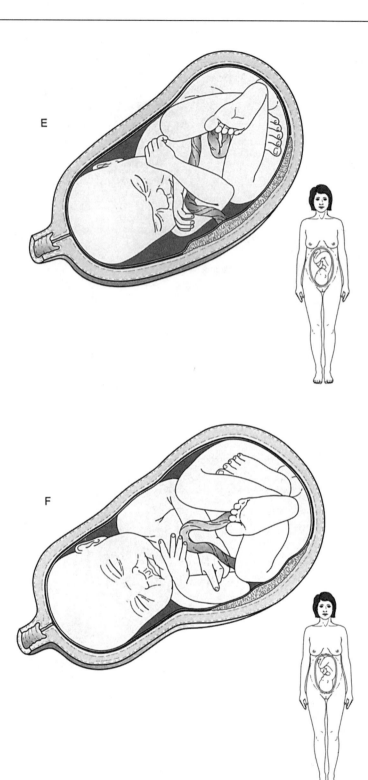

- die Zellen teilen sich sehr schnell und wachsen
- das Herz beginnt zu schlagen
- das zentrale Nervensystem beginnt sich zu entwickeln
- die Extremitätenknospen werden angelegt

Während der 4. bis 8. Woche kommt es zu folgenden Veränderungen (Abb. 2.1 A):

- alle wesentlichen Organe erscheinen in primitiver Form
- die Gesichtszüge beginnen sich zu formen
- die Genitalien bilden sich
- Bewegungen setzen ein.

Während der 8. bis 12. Woche (Abb. 2.1 B):

- beginnt der Blutkreislauf des Embryos zu arbeiten
- schließen sich die Augenlider
- kann der Embryo die ihn umgebende Flüssigkeit schlucken
- wird das Geschlecht des Kindes sichtbar
- beginnen die Nieren zu arbeiten und ab der 10. Woche scheidet der Embryo Urin aus.

Während der 12. bis 16. Woche:

- bedeckt Lanugo (Wollhaar) – ein dünnes Fell – die Haut des Babys
- entwickelt sich das Skelett sehr schnell
- schließen sich Nasenscheidewand und Gaumen
- sind die Milchzähne bereits angelegt
- schlägt das Herz des Fetus ungefähr 140 bis 150 Mal pro Minute, doppelt so schnell wie das der Mutter.

Während der 16. bis 20. Woche (Abb. 2.1 C):

- bildet sich die Vernix caseosa, Käseschmiere; das ist eine cremig-weiße Schutzschicht, die die Haut bedeckt
- werden die Fingernägel sichtbar
- spürt die Mutter, dass die Bewegungen des Kindes schneller werden
- atmen die Lungen die Amnionflüssigkeit ein und aus.

Während der 20. bis 24. Woche (Abb. 2.1 D):

- beginnen die Augenbrauen und Wimpern zu wachsen
- ist die Haut rot und runzelig
- funktionieren die meisten Körpersysteme vollständig
- bilden sich die Verbindungen zwischen Muskeln und Nerven und der Fetus reagiert auf Geräusche und Stimulation.

Während der 24. bis 28. Woche:

- öffnen sich die Augenlider erneut
- ist der Fetus lebensfähig (wenn er geboren würde).

Während der 28. bis 32. Woche:

- steigen bei Jungen die Hoden ab
- werden Fett- und Eisenvorräte angelegt
- bilden sich die Geschmacksknospen
- bildet sich das Körperhaar vom Gesicht zurück.

Während der 32. bis 36. Woche (Abb. 2.1 E):

- bildet sich das Körperhaar zurück
- können die Augen blinzeln und fokussieren
- nehmen die Fettspeicher zu und der Körper wird runder.

In der 40. Woche (Abb. 2.1 F):

- ist das Baby achtmal größer als mit drei Monaten und hat sein Gewicht um ungefähr das 600-Fache erhöht
- ist die Lanugo größtenteils zurückgebildet, obwohl manchmal im unteren Rückenbereich, vor den Ohren und auf der Stirn noch Reste zu sehen sind
- ragen die Fingernägel über die Fingerkuppen hinaus.

Die chinesische Sichtweise

Nach chinesischen Texten eines Gynäkologen aus der Qing-Dynastie, sein Name ist Chen Jia Yuan, entwickeln sich die verschiedenen Organe des Kindes jeweils in einem bestimmten Monat:

- in der 1. bis 4. Woche bildet sich die Leber-Gan
- in der 4. bis 8. Woche entsteht die Gallenblase-Dan
- in der 8. bis 12. Woche das Perikardium-Xinbao
- in der 12. bis 16. Woche der Dreifache Erwärmer-Sanjiao
- in der 16. bis 20. Woche die Milz-Pi
- in der 20. bis 24. Woche der Magen-Wei
- in der 24. bis 28. Woche die Lunge-Fei
- in der 28. bis 32. Woche der Dickdarm-Dachang
- in der 32. bis 36. Woche die Niere-Shen
- in der 36. bis 40. Woche die Blase-Pangguang

Als Faustregel gilt: Im jeweiligen Monat sind bei der Akupunktur Punkte auf der jeweiligen Leitbahn zu meiden.

Die Geburt in der östlichen Philosophie

Der Gelbe Kaiser (1963) sagt: „Nach der Vereinigung entsteht zuerst die Essenz-Jing. Dann bildet die Essenz-Jing Gehirn und Knochenmark. Die Knochen werden zum Stamm, die Gefäße werden Ying, die Muskeln werden stark. Das Fleisch wird eine Mauer, die Essenz-Jing ist fest und dann wachsen Haar und Körper."

Im Kapitel über die Familienplanung ist erklärt, warum es so wichtig ist, vor einer Schwangerschaft gesund zu werden, für eine regelmäßige Menses zu sorgen und mögliche Disharmonien auszugleichen. Meiner Erfahrung nach beeinflusst der körperliche und emotionale Zustand einer Frau vor der Schwangerschaft deren Ergebnis ganz enorm.

Die Chinesen sind davon überzeugt, dass das Kind davon profitiert, wenn eine Schwangere auf ihre Ernährung, ihre Umgebung und ihren emotionalen Zustand achtet. Traurigkeit und Kummer, so nimmt man an, erschöpfen das Herz-Xin und die Lunge-Fei, was zu Amenorrhö führt. Sorge bindet das Qi, Furcht schwächt die Niere-Shen. Ärger, Frustration und Groll sind oft bei Frauen zu beobachten, die auch unter morgendlicher Übelkeit und einer Gallenüberfunktion leiden. (Dieser Punkt wird ausführlicher in Kap. 5, S. 90 besprochen.)

Schwangere Frauen sollten nahrhafte und leicht verdauliche Mahlzeiten zu sich nehmen. Scharfe und stark gewürzte Speisen sollten sie meiden, ebenso übermäßig kalte Lebensmittel (wie Eis), die Kälte im Uterus hervorrufen können (siehe Kap. 3).

Besonders wichtig zu behandeln sind alle anhaltenden Ungleichgewichte wie Blut-Mangel, Yin-Mangel, ein Mangel in der Niere-Shen oder Qi-Stagnation.

Das Blut-Xue steuert die Physiologie der Frau. Die Westliche Medizin betrachtet Blut nur als eine Ansammlung von Zellen, ohne emotionalen Bezug, obwohl sie anerkennt, dass eine Frau, die unter Anämie leidet, nah am Wasser gebaut und niedergeschlagen sein kann. Hört die Menstruation aufgrund einer Schwangerschaft auf, kommt es im Durchdringungs- und im Konzeptionsgefäß zu Veränderungen. Reichlich Yin und Blut-Xue im Durchdringungs- und Konzeptionsgefäß ernähren das Kind. Doch Blut-Xue im Körper insgesamt ist in der Leere, Qi in Fülle. Deshalb ist vielen Schwangeren eher warm.

Niere-Shen

Die Essenz-Jing der Niere stammt von Mutter und Vater gleichermaßen, die Konstitution eines Menschen wird also auch von seinen Erbanlagen beeinflusst. Die Essenz-Jing ist in der Niere-Shen gespeichert, ist aber flüssig und zirkuliert im ganzen Körper. Die Nieren-Essenz steuert Wachstum, sexuelle Entwicklung, Reproduktion, Empfängnis und Schwangerschaft (siehe Kap. 14 über Nieren-Essenz und das Baby).

Während der Schwangerschaft können sowohl das Nieren-Qi als auch die Nieren-Essenz stark beansprucht werden, deshalb ist der Ausgangszustand der Nieren bedeutsam.

Eine Nieren-Schwäche verursacht die Probleme vieler Frauen und ist oft festzustellen bei älteren Frauen und Frauen mit:

- wiederholten Aborten

Abbildung 2.2

Verbotene Punkte in der Körperakupunktur

Schlüssel:
a Dickdarm-Dachang
b Lunge-Fei
c Milz-Pi
d Magen-Wei
e Niere-Shen
f Mittellinie
g Leber-Gan
h Gallenblase-Dan

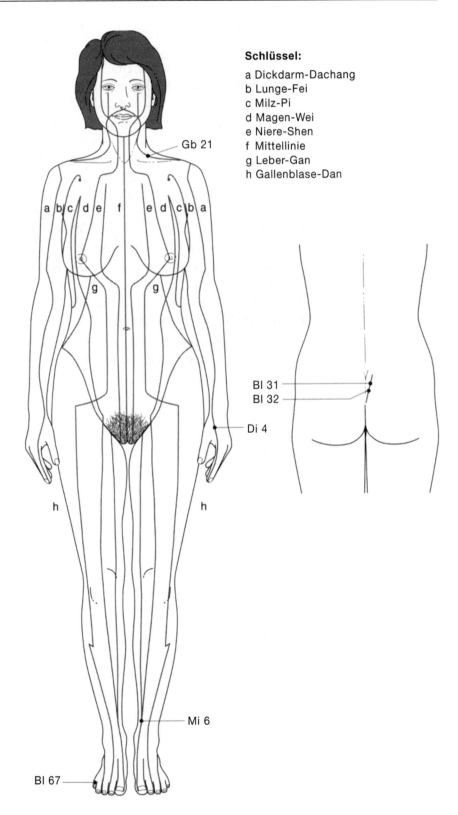

- IVF-Schwangerschaften (IVF schwächt die Niere-Shen)
- nur kurzen Pausen zwischen Schwangerschaften
- vorzeitigen Wehen
- Hypertension.

Indem man das Qi und das Yin und Yang der Niere-Shen stärkt, verbessert sich auch die Essenz-Jing. Faktoren, die die Essenz erschöpfen, sind unter anderem: Stress, Furcht, Ängstlichkeit und Unsicherheit, Überarbeitung und viele Kinder. Zu den Lebensmittel, die helfen Essenz-Jing aufzubauen, zählen vor allem Chorella (Blaualge), Spirulina, Gelee Royal, Docosahexaensäure (DHA), Fisch und Leber (denn diese Lebensmittel sind reich an DNS und RNS, die die Degeneration des Körpers verlangsamen).

Ein anderes weit verbreitetes Disharmonie-Muster ist der Leber-Blut-Mangel in Verbindung mit Leber-Qi-Stase. Anhaltende Leber-Qi-Stase führt zu Blut-Hitze, was wiederum Aborte begünstigt.

In der Schwangerschaft verbotene Punkte

Viel wird darüber diskutiert, welche Punkte in der Schwangerschaft akupunktiert werden dürfen. Einige Schulen vertreten die Auffassung, dass man während der ersten drei Schwangerschaftsmonate überhaupt nicht akupunktieren sollte, denn die Akupunktur kann eine Fehlgeburt auslösen. Diese Ansicht teile ich nicht und ich habe einige Male wunderbare Erfolge erzielt bei schwerer morgendlicher Übelkeit, die manche Frauen außerordentlich schwächt.

Auch Frauen, die schon mehrere Fehlgeburten hatten, können von der Akupunktur sehr profitieren, wenn die schwache Niere-Shen tonisiert wird. Das Gleiche gilt für Frauen mit IVF-Schwangerschaften, die meiner Erfahrung nach in den ersten drei Monaten oft schwer krank sind.

Andere Schulen warnen davor, zu bestimmten Zeiten der Schwangerschaft Punkte unterhalb des Knies zu akupunktieren. Als ich mit der Aku-

Abbildung 2.3

Lagerung einer Schwangeren auf der Liege

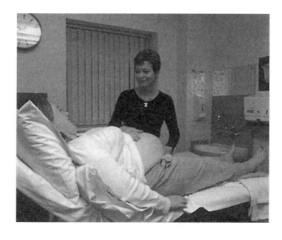

punktur zu arbeiten begann, gab es so viele widersprüchliche Ratschläge, dass ich es oft schwierig fand, herauszufinden, was ich tun konnte und was nicht. Ich hatte eine lange Liste von Punkten, die ich wiederholt nadelte, aber am Ende des Tages nagte auch immer die Angst an mir, ob ich wohl einen unbekannten Punkt genadelt hatte. Bald fühlte ich mich sehr eingeschränkt. Doch je mehr Erfahrungen ich sammelte, desto weniger Sorgen machte ich mir.

Die Hauptregeln sind folgende:

1. behandeln Sie den Körper respektvoll und handeln Sie immer umsichtig und überlegt
2. wenden Sie während der Schwangerschaft keine starke Nadelstimulation an, außer sie leiten die Geburt ein; dann ist sie notwendig.

Folgende Punkte sind während der gesamten Schwangerschaft zu meiden (Abb. 2.2):

- Di 4 und Mi 6 – diese Punkte werden mit einer starken Nadeltechnik verwendet, um die Geburt einzuleiten und sollten deshalb während der Schwangerschaft nicht benutzt werden. Auch sollten sie nicht genadelt werden, wenn eine Frau zur Behandlung kommt, bei der nicht eindeutig ist, ob sie schwanger ist oder nicht.
- Gb 21 – hat absenkende Wirkung und darf nicht vor der Austreibungsphase akupunktiert werden.
- Bl 31 und 32 – sie befinden sich im ersten und zweiten Foramen sacrale posterior, sind sehr gut zur Geburtseinleitung und nicht gerade Punkte, die man leicht versehentlich nadelt.
- Bl 67 – diesen Punkt würde ich während der Schwangerschaft nicht akupunktieren, sondern mit Moxa behandeln, um ein Baby in Beckenendlage zu drehen.
- *Punkte im Abdominalbereich* – ich akupunktierte keine Punkte des unteren Bauchraumes, außer die Patientin hat starke Schmerzen am Schambein.

Lagerung

Lassen Sie Frauen immer aufrecht und bequem sitzen und ihren Rücken anlehnen (Abb. 2.3). Je weiter die Schwangerschaft fortschreitet, desto bequemer kann es für sie sein, auf der Seite zu liegen. Durch den Druck des wachsenden Babys im Uterus können Schwangere leicht das Gefühl bekommen, ohnmächtig zu werden, wenn sie flach auf dem Rücken liegen, denn das Gewicht des Kindes drückt auf die Vena cava.

Allgemeine Empfehlungen für die Akupunktur in der Schwangerschaft

Nadeltechniken

Aufgrund eigener Erfahrung bin ich davon überzeugt, dass sich der Körper an die jeweils verwendete Nadeltechnik anpasst. Vor meiner TCM-Ausbildung am College of Integrated Medicine beschäftigte ich mich mit der Fünf-Elemente-Akupunktur, deshalb unterschieden sich meine Techniken vielleicht vom Vorgehen der Behandler mit einer klassischen TCM-Ausbildung. Zu Beginn meines Akupunkturstudiums stellte ich durch Beobachtung rasch fest, dass alle Behandler ihre eigene, persönliche Nadeltechnik entwickeln. Die folgenden Empfehlungen spiegeln meine persönlichen Vorlieben wider.

1. Bei der Behandlung schwangerer Frauen gehört es zu den wichtigsten Aufgaben, den derzeitigen Gesundheitszustand zu ermitteln. Es gilt also festzustellen, ob eine Frau schwach ist oder ein Mangel vorliegt, ob sie gereizt ist oder Angst vor Nadeln hat; danach entscheide ich, wie lange die Nadeln jeweils im Körper bleiben.
2. Während der Schwangerschaft sind sehr sanfte Techniken anzuwenden. Für die Tonisierung, so lernte ich, wird die Nadel eingestochen, das *De-Qi* ausgelöst, die Nadel gedreht und dann wieder entfernt. So lautet die Anleitung in vielen alten Schriften.
3. Bei Mangel-Zuständen tonisiere ich, indem ich die Nadeln 15 bis 20 Minuten wirken lasse.
4. Um in der Schwangerschaft eine Disharmonie zu beseitigen, wie beispielsweise eine Leber-Qi-Stase oder Hitze, verwenden Sie am besten eine einfache Technik: stechen Sie ein, lösen Sie das *De-Qi* aus, aber manipulieren Sie die Nadel überhaupt nicht.
5. Bei einem Fülle-Zustand sedieren Sie, indem Sie die Nadeln ruhen lassen.
6. Für bestimmte andere Behandlungen, wie zur Einleitung der Wehen, wende ich eine intensive Stimulation an (indem ich die Nadel tiefer einsteche und wieder ein Stück zurückziehe), statt zu tonisieren. Ziel ist in einem solchen Fall, wirklich Kontraktionen auszulösen.
7. Am Ende jeder Behandlung tonisiere ich die jeweils zugrunde liegende Schwäche; dafür steche ich die Nadel ein, löse das *De-Qi* aus, drehe die Nadel und entferne sie dann. Gewöhnlich akupunktiere ich Rücken-Shu-Punkte, wie Magen-Wei und Milz-Pi (Bl 20, 21) und Niere-Shen (Bl 23).

Meine bevorzugte Technik ist folgende: ich steche die Nadel ein, löse das *De-Qi* aus und lasse dann die Nadel ruhen – bei der ersten Behandlung in der Regel nicht länger als 15 Minuten –, um zu sehen, wie die Frau reagiert. Viele Frauen fühlen sich während der Schwangerschaft ohnehin empfindlich, deshalb können sie, wenn sie wegen der Nadeln nervös sind, leicht das Gefühl haben, ohnmächtig zu werden.

Um eine Infektionsgefahr auszuschließen, vermeide ich, in ödematöse Bereiche zu stechen.

Zahlreiche Behandlungen, die ich während Schwangerschaften durchführe, lindern die Symptome der Patientinnen und behandeln die zugrunde liegenden Beschwerden.

Hinweis: Einige Punkte, die man normalerweise bei nicht schwangeren Patientinnen mit ähnlichen Symptome akupunktieren würde (wie die Abdominalpunkte), kann man in der Schwangerschaft nicht verwenden.

Nachdem Sie die Krankengeschichte und frühere Schwangerschaften einer Frau ermittelt haben, haben Sie auch schon eine Vorstellung von ihren Mangel- und Fülle-Mustern und von ihrem körperlichen und emotionalen Zustand.

Schließlich gelten in der Schwangerschaft die gleichen Regeln wie bei allen anderen Beschwerden, ob es sich nun um einen Abortus imminens, Hautprobleme, Obstipation, Sodbrennen oder Magenverstimmung handelt, und die lauten:

- tonisieren Sie einen Mangel
- leiten Sie Hitze aus.

In der Schwangerschaft häufig vorkommende Mangel-Zustände

Mit hoher Wahrscheinlichkeit liegt ein Nieren-Mangel vor, doch versuchen Sie aus der individuellen Krankheitsgeschichte festzustellen, ob es sich überwiegend um einen Yin- oder einen Yang-Mangel handelt. Bei Frauen, die wiederholt Abgänge früh in der Schwangerschaft hatten, konzentriert sich die Behandlung darauf, das Nieren-Yin und -Yang zu stärken. Häufig leiden sie unter Rückenschmerzen und frieren leicht. Punkte wie Bl 23, Bl 20 und LG 4 können Sie mit Moxakegeln tonisieren. Leidet eine Frau unter Obstipation, setzen Sie Moxa ein und tonisieren Sie. Hat sie Knöchelschwellungen, die von einem Nieren-Yang-Mangel herrühren, behandeln Sie Bl 23 und LG 4 (Mingmen, Tor der Vitalität).

Wächst das Baby nicht im Mutterleib oder ist das Wachstum verzögert, liegt gewöhnlich eine kombinierte Milz- und Nieren-Schwäche vor. Ich stärke das Nieren-Yang über Bl 20, Bl 23 und Ma 36 und empfehle viel Ruhe. Besonders bei dynamischen und berufstätigen Frauen, die während der Schwangerschaft ihr Arbeitstempo nicht drosseln oder aufhören zu arbeiten, ist dieses Disharmoniemuster häufig; dann wundern sie sich, warum ihr Baby in der 34. Woche nicht wächst.

Das Nieren-Yin würde ich mit Ni 6 stärken, die Leber mit Le 8.

Wenn ich am Ende einer Behandlung das Blut-Xue nähren oder eine zugrunde liegende Disharmonie tonisieren will, tonisiere ich bestimmte Punkte, indem ich die Nadel einsteche und sie gleich wieder herausziehe.

Moxa

Moxa ist während der Schwangerschaft mit Vorsicht anzuwenden. Schwangeren ist ohnehin recht häufig warm, deshalb brauchen sie keine zusätzliche Wärme.

Moxa verwende ich:

- um ein Baby in Steißlage zu drehen
- bei Rückenschmerzen und Ischialgie, wenn große Teile des Rückens kalt sind
- bei Anämie oder Blut-Mangel, indem ich vor der Akupunktur kleine Moxakegel an Punkten wie Bl 17 verwende.

> **Fallbeispiel 2.1**
>
> Eine 40-Jährige klagte über einen unregelmäßigen Zyklus und Zwischenblutungen. Ihre Mutter war an Zervixkarzinom gestorben und sie selbst war überzeugt, auch daran erkrankt zu sein. Als ich fragte, ob eine Schwangerschaft möglich wäre, verneinte sie das kategorisch. Ich erklärte, dass ich dann einige Punkte nicht verwenden könnte und gab ihr die erste Behandlung. Zudem bestand ich auf einem Schwangerschaftstest vor weiteren Behandlungen. Darüber war sie nicht sonderlich erfreut. Das Testergebnis war positiv – die Blutungen kamen von einer Schwangerschaft. Sie brachte einen gesunden Jungen zur Welt.

Unangenehme Nebenwirkungen der Akupunktur

Ich habe sehr viele schwangere Frauen akupunktiert, doch nur in einigen wenigen Fällen haben Frauen negativ reagiert. Das war in der Regel bei der ersten Behandlung, als die Frauen Angst vor den Nadeln hatten. Ich glaube, wir Akupunkteure vergessen manchmal, wie viele Gedanken sich die meisten Menschen machen, bevor sie zur Behandlung kommen.

Einige wenige Male hatten Frauen das Gefühl, ohnmächtig zu werden und fühlten sich schwach und wackelig. Ich habe dann die Nadeln sofort entfernt, ihnen ein Glas Wasser gegeben und sie aufgefordert, sich ein paar Minuten hinzulegen. Beim nächsten Besuch ging es ihnen und dem Baby gut.

Einmal berichtete mir eine 33-jährige Schwangere, nach der Akupunkturbehandlung habe sie starke Kontraktionen gehabt. Auf meine Frage hin, was sie nach der Behandlung tat, erfuhr ich, dass sie mit dem Zug von Leamington nach London gefahren war, dort den ganzen Tag bei einem Auktionator auf den Füßen war und am Abend erst gegen 20 Uhr nach Hause gekommen war.

Eine andere Patientin litt in der frühen Schwangerschaft unter Bluthochdruck und Übelkeit. Ich behandelte den Punkt Pe 6. In dem Moment, als ich mit der Nadel einstach, begann sie, sich zu erbrechen. Auf meine Frage hin teilte sie mir mit, dass sie nicht gefrühstückt und ihre Blutdrucktabletten auf leeren Magen genommen hatte (sie war meine erste Patientin an diesem Tag). Sie kam nie mehr zur Behandlung.

Was man beim Akupunktieren von Schwangeren beachten muss

Wenn Sie eine Frau im gebärfähigen Alter zum ersten Mal akupunktieren, dürfen Sie nie davon ausgehen oder es als selbstverständlich ansehen – und dieser Punkt ist von elementarer Bedeutung –, dass die Frau nicht schwanger ist. Weit besser ist es, eine Schwangerschaft mit einzubeziehen und sich darüber Klarheit zu verschaffen. Eine Frau kann beispielsweise zur Behandlung kommen, weil sie Probleme hat, schwanger zu werden. Vielleicht ist ihre Menstruation unregelmäßig, bleibt aus oder sie hat Zwischenblutungen. *Sie kann durchaus schwanger sein, ohne es zu wissen.*

Zu Beginn der Behandlung versuche ich, die Termine ihrer letzten drei Blutungen zu ermitteln. Ich hebe immer hervor, dass einige Punkte vor einem bestimmten Schwangerschaftsmonat verboten sind und ich sie deshalb vermeiden will. Diese Angaben notiere ich in ihrer Akte.

Eine meiner Patientinnen ist ein gutes Beispiel dafür, warum dieses Vorgehen so wichtig ist (siehe Fallbeispiel 2.1).

Außerdem will ich betonen, wie notwendig eine enge Zusammenarbeit mit der Hebamme und/oder dem Hausarzt ist. Unerlässlich ist auch, die Krankengeschichte vor der Behandlung gründlich zu studieren, um von möglichen Erkrankungen wie Diabetes oder Herzerkrankungen zu wissen. Diese sollten zunächst mit westlichen Methoden behandelt werden. Sie können auf mögliche Verschlimmerungen achten.

Folgende Anzeichen sollten Sie besonders beachten:

1. bis 12. Woche

- *starke morgendliche Übelkeit mit Erbrechen bis zu 14-mal pro Tag* – das kann beim ersten Besuch behandelt werden, doch seien Sie sich bewusst, dass die Patientin vielleicht ins Krankenhaus überwiesen werden muss (siehe Kap. 5, Morgendliche Übelkeit)
- *starke Blutungen* – Sie können eine Behandlung durchführen, doch halten Sie die Patienten an, sofort ihren Arzt aufzusuchen
- *heftiger Abdominalschmerz* – könnte auf eine Eileiterschwangerschaft hinweisen, die Patientin sollte sich an ihren Arzt wenden
- *Harnwegsinfektion* – kommt in der Schwangerschaft durchaus häufig vor, die Patientin sollte sich an ihren Arzt wenden
- *Epilepsie* – schicken Sie die Patientin zu ihrem Hausarzt.

12. bis 28. Woche

- *Blutungen* – sollten Sie immer mit Vorsicht behandeln und die Patientin an den Hausarzt verweisen
- *Juckreiz, besonders am Bauch (Gallenstau in der Schwangerschaft)* – schicken Sie die Patientin zu ihrem Hausarzt.

28. bis 40. Woche

- *Stirnkopfschmerz und Lichtempfindlichkeit* – kann auf EPH-Gestose hinweisen
- *Knöchel- und Fußödeme* – können ein Hinweis auf EPH-Gestose sein und müssen mit Vorsicht behandelt werden.

Vertrauen Sie Ihrem Gefühl und scheuen Sie sich nicht, Ihre Unsicherheit über den weiteren Behandlungsverlauf zuzugeben. Ich habe dies häufig zugegeben und immer die Erfahrung gemacht, dass die Patientinnen mich mehr respektierten, wenn ich meine Unsicherheit zeigte.

Ein Beispiel dafür ist im Fallbeispiel 2.2 beschrieben. Die Moral von der Geschicht': Verlassen Sie sich auf Ihr Gefühl. Vertrauen Sie Ihrem Instinkt.

> **Fallbeispiel 2.2**
>
> Einmal kam eine Frau in ihrer 34. Schwangerschaftswoche mit einer Steißlage zu mir, damit ich ihr Baby mit einer Moxabehandlung drehe. Aus medizinischer Sicht gab es keine Kontraindikationen, doch aus irgendeinem Grund war mir nicht ganz wohl dabei, deshalb bat ich die Frau, in der nächsten Woche wieder zu kommen. Bei diesem Folgetermin bat ich einen Gynäkologen, sie zu untersuchen. Er bestätigte mir, dass es ihr gut gehe und das Baby eine Steißlage sei. Mir war immer noch nicht wohl bei dem Gedanken, sie mit Moxa zu behandeln, obwohl ich als einzige Erklärung mein Gefühl aus dem Bauch heraus anführen konnte. Die Patientin akzeptierte das und ging. Auf dem Weg zum Parkplatz setzten starke Blutungen ein, sie hatte eine Plazenta-Ablation (dabei löst sich die Plazenta vorzeitig vom Uterus). Ihr und dem Baby ging es gut. Doch hätte ich sie mit Moxa behandelt, hätte ich mich selbst nie überzeugen können, dass nicht die Behandlung diese Ablösung ausgelöst hätte.

Zusammenfassung

- Eine Schwangerschaft belastet das Qi und die Essenz-Jing der Niere-Shen, deshalb kommt es häufig zu einer Nieren-Schwäche.
- Vor allem folgende Faktoren erschöpfen die Essenz-Jing: Stress, Furcht, Angst und Unsicherheit, Überarbeitung und viele vorherige Geburten.
- Die Akupunkturbehandlung in der Schwangerschaft zielt darauf ab, das Qi und das Yin und das Yang der Niere, somit die Essenz-Jing zu stärken.

- Weit verbreitet ist auch ein Leber-Blut-Mangel in Verbindung mit einer Leber-Qi-Stase. Hitze im Blut-Xue aufgrund von Leber-Qi-Stase kann zu Aborten führen.
- Wer Schwangere akupunktiert, muss besonders auf negative Reaktionen achten und die verbotenen Punkte beachten (siehe Liste unten).
- Folgende Faktoren sollten Sie bei der Akupunktur im Gedächtnis behalten:
  - 1. bis 12. Woche: starke morgendliche Übelkeit, heftige Blutungen, starker Abdominalschmerz, Harnwegsinfektionen, Epilepsie
  - 12. bis 28. Woche: Blutungen, Juckreiz
  - 28. bis 40. Woche: Stirnkopfschmerz und Lichtempfindlichkeit, Knöchel- und Fußödeme.
- Häufig verwendete Akupunkturpunkte während der Schwangerschaft sind:
  - bei *Rückenschmerzen und Kälte:* Moxa auf Bl 20 und 23, LG 4
  - *Knöchelödeme*: Bl 23, LG 4
  - *Baby wächst nicht oder sein Wachstum ist verzögert:* Nieren-Yang stärken mit Bl 20 und 23 und Ma 36
  - *Nieren-Yin nähren:* Ni 6
  - *Leber-Gan tonisieren:* Le 8
  - *Moxa*, um eine Steißlage zu drehen, bei großen kalten Stellen am Rücken und bei Anämie oder Blut-Mangel (Bl 17).
- Punkte, die Sie während der Schwangerschaft meiden sollten: Di 4, Mi 6, Gb 21, Bl 31, 32 und 67 und Abdominalpunkte.

Weiterführende Literatur

- Gasgoigne S: Manual of Aconventional Medicine for Alternative Practitioners, Bd. 2, Jiansu Science and Technology, China
- Inner Classic of the Yellow Emperor (Nei Jing): Simple Questions, People's Press, Beijing 1963
- Kaptchuk T: Chinese Medicine: The Web that has no Weaver. London: Random House 1983
- Maciocia, G.: Die Gynäkologie in der Praxis der Chinesischen Medizin. Verlag für Ganzheitliche Medizin Dr. Erich Wühr GmbH, Kötzting, 2000; Orig.: Obstetrics and Gynecology in Chinese Medicine. New York: Churchill Livingstone 1998.
- Nanjing College of Traditional Chinese Medicine: Concise Traditional Gynaecology, in: Jiangsu Science and Technology, China, 1987
- Sweet B R (Hrsg.): Mayes' Midwifery. New York: Baillière Tindall 1997, 12. Aufl., S. 125
- Shou-Zhong Yang Liu Da-Wei: Fu Qi-Zhus Gynaecology. Blue Poppy Press, Boulder, CO, 1995

KAPITEL 3 Ernährung in der Schwangerschaft

Was eine Frau in der Schwangerschaft zu sich nimmt, wirkt sich nicht nur auf ihren eigenen Gesundheitszustand aus, sondern auch auf den ihres Babys (Barker 1998). Eine optimale Ernährung erhöht die Chance auf eine gesunde und komplikationslose Schwangerschaft beträchtlich. Noch wichtiger allerdings ist, dass die mütterliche Ernährung die Gesundheit des Kindes *sein ganzes Leben lang* maßgeblich beeinflusst, denn eine gesunde Ernährung minimiert das Risiko, an koronaren Herzkrankheiten, Apoplex, Bronchitis und Diabetes zu erkranken. Vor allem hängt die Größe und, noch bedeutsamer, möglicherweise sogar die Funktion des kindlichen Gehirns von der mütterlichen Ernährung während der Schwangerschaft ab.

Die richtigen Nährstoffe von der Empfängnis an und während der ersten fünf Lebensjahre sind der Schlüssel zu guter Gesundheit das ganze Leben lang (Barker 1992).

Der sich entwickelnde Embryo/Fetus

Für eine gesunde Entwicklung und gesundes Wachstum benötigt das Kind bestimmte Nährstoffe, deshalb ist eine ausgewogene Ernährung in der Schwangerschaft so unerlässlich.

Untersuchungen, die Professor David Barker mit seinem Team am Medical Research Council Environmental Epidemiology Unit in Southampton durchführten, ergaben, dass bestimmte Organe während der uterinen Phase und unmittelbar nach der Geburt Phasen rapiden Wachstums durchleben. Diese Phasen sind bestimmte kurze und entscheidende Zeiten, die als „Programmierung" bezeichnet werden. Jedes Organ hat seine eigene besondere Zeit. Die optimale Ernährung zum richtigen Zeitpunkt zu bekommen ist absolut unerlässlich. Professor Barker (1992) sagt: „Etwas unerwartet entdecken wir, dass die Ernährung in den ersten paar Wochen und Monaten des Lebens weit bedeutsamer ist als wir vermuteten. Es sieht so aus, als sei der richtige Start der Schlüssel für lebenslange Gesundheit. Was eine Frau in der Schwangerschaft zu sich nimmt, kann die Krankheiten bestimmen, an denen ihr Nachwuchs einmal stirbt."

Eine ausgewogene Ernährung kann immer noch unzureichend sein

Die Art und Qualität der Lebensmittel, die wir verzehren, hat sich in den letzten 50 Jahren enorm verändert. In den Regalen der Supermärkte ist heute zwar eine weit größere Auswahl an Nahrungsmittel zu finden, doch die Methoden der Lebensmittelproduktion und der Haltbarmachung bedeuten auch, dass nur sehr wenige Produkte aus der jeweiligen Umgebung stammen und dass viele um die halbe Welt transportiert werden.

Obst und Gemüse sind nur so gut wie die Erde, in der sie wachsen. Die Landwirtschaft stützt sich heute auf Kunstdünger und Pestizide, die dem Boden Nährstoffe entziehen, ohne sie zu ersetzen. Deshalb wachsen die Pflanzen zwar weiter, aber ohne ihren vollständigen Vitamin- und Mineralstoffgehalt. Dadurch entwickeln schließlich auch die Menschen Mangelerscheinungen.

Chemische Zusatz- und Konservierungsstoffe bedeuten, dass Nahrungsmittel zwar noch essbar aussehen, doch bereits Tage, ja sogar Wochen alt sein können. Eine frische Orange beispielsweise enthält ungefähr 115 mg Vitamin C oder auch überhaupt keines.

Übermäßige Haltbarmachung und Raffination entziehen den Nahrungsmitteln Vitamine und Mineralstoffe. Was an Inhaltsstoffen noch übrig ist, machen wir durch unsere Arten des Kochens zunichte: Erhitzen zerstört Nährstoffe, Vitamine und Enzyme; 20 bis 70 % des Nährstoffgehalts geht beim Kochen von Blattgemüse verloren.

Tipps, wie Sie möglichst viele Nährstoffe in Ihrer Ernährung erhalten können (aus Sicht der westlichen Ernährungslehre):

- essen Sie möglichst frische rohe, biologisch angebaute Lebensmittel; sie sind die erste Wahl
- meiden Sie verarbeitete und raffinierte Lebensmittel, die Zusatz- und synthetische Stoffe enthalten
- kochen Sie Lebensmittel so wenig wie möglich und so unzerkleinert wie möglich
- vermeiden Sie braten: Fette verändern, wenn sie zu stark erhitzt werden, ihre Struktur und werden zu Transfettsäuren, die der Gesundheit schaden können
- dämpfen Sie, statt zu kochen, und lassen Sie nichts zerkochen
- waschen und, falls nötig, schälen Sie Obst und Gemüse
- trinken Sie gefiltertes Wasser statt Leitungswasser
- bewahren Sie Lebensmittel kalt und dunkel auf, wie zum Beispiel im Kühlschrank
- essen Sie Biofleisch und Wild statt Mastfleisch, das Hormone und Antibiotika enthalten kann
- nehmen Sie Nahrungsergänzungen ein, um ein optimales Level an Nährstoffen zu gewährleisten.

Die optimale Ernährung in der Schwangerschaft aus westlicher Sicht

Im Idealfall sollte sich jeder ausgewogen ernähren und reichlich essenzielle Nährstoffe zu sich nehmen; für werdende Mütter gilt dies in noch stärkerem Maß, damit sie die Bedürfnisse des wachsenden Kindes erfüllen. Was für die meisten Menschen eine ausgewogene Ernährung sein mag, ist vielleicht für eine Schwangere nicht ausgewogen. Vitamine sorgen für normales Wachstum – massiver Vitaminmangel kann zu Fehlbildungen führen.

Der Körper der Mutter nutzt in der Schwangerschaft die Energie besser (Prentice u. a. 1989). In den rumpfnahen Bereichen der Oberschenkel und am Bauch speichert der Körper subkutan Fett, um Energiereserven für den Bedarf des Kindes in einer späteren Schwangerschaftsphase und die Stillzeit anzulegen. Dadurch stellt die Natur in Hungerzeiten das Überleben des Babys sicher (Shein, Susser & Saenger 1990). Doch der mütterliche Körper ist auch darauf eingerichtet, während der Schwangerschaft das Baby mit essenziellen Nährstoffen zu versorgen. Deshalb können sich bei unzureichender Ernährung die Gesundheit der Mutter und ihr Energieniveau leicht verschlechtern; das wiederum kann zahlreiche häufig auftretende Nebenwirkungen der Schwangerschaft verursachen, wie morgendliche Übelkeit, Bluthochdruck, Flatulenz und Erschöpfung.

Gefährdete Frauen

Bestimmte Gruppen von Schwangeren stellen vielleicht fest, dass ihre Ernährung besonders unzureichend ist und ihre Babys deshalb Gefahr laufen, zu früh auf die Welt zu kommen und zu wenig zu wiegen (Barker 1998). (Babys mit einem Geburtsgewicht von weniger als 3,13 kg haben, so stellte man fest, ein erhöhtes Risiko, später im Leben kardiovaskuläre Erkrankungen zu entwickeln.) Auch bestimmte Fehlbildungen und eine hohe perinatale Mortalität hängen mit einem schlechten Ernährungszustand zusammen.

Gefährdete Frauen sind beispielsweise Frauen, die:

- rauchen
- Alkohol trinken
- Drogen wie Marihuana, Heroin oder Kokain nehmen
- bereits eine Erkrankung haben, wie zum Beispiel Diabetes
- Lebensmittelallergien oder Malabsorptions-Syndrome haben
- Veganerinnen sind
- Zwillinge oder Mehrlinge auf die Welt gebracht haben
- bereits mehrere Schwangerschaften mit nur kurzen Abständen hatten
- als Teenager Mütter wurden
- erst kürzlich eingewandert sind, sie können Mangelerscheinungen haben.

Gesunde Ernährung

Eine gesunde Ernährung besteht aus Kohlenhydraten, Proteinen und Fetten. Sie alle werden in vielfältiger Form zugeführt; wichtig ist auch, sie in der richtigen Form zu sich zu nehmen, um eine ausreichende Versorgung mit Vitaminen und Mineralstoffen zu gewährleisten (DOM 1991).

Kohlenhydrate

Zu den Kohlenhydraten zählen Stärke, Zucker und Ballaststoffe. Sie sind die Hauptenergielieferanten. Am besten verzehrt man sie in einer Form, in der „nichts hinzugefügt und nichts weggenommen wurde". Denn das Verarbeiten raubt ihnen wichtige Nährstoffe und viele verdauungsfördernde Ballaststoffe.

> **Empfehlenswerte Nahrungsmittel:** Folgende Lebensmittel enthalten komplexe Kohlenhydrate: frisches Obst und Gemüse, Vollwertgetreide wie Vollkornbrot, brauner Reis und Vollkornnudeln.
>
> **Zu meidende Nahrungsmittel:** Folgende Lebensmittel enthalten einfache Kohlenhydrate: weißer Zucker, weißes Mehl, Weißbrot, weiße Nudeln und Süßigkeiten. Diese Lebensmittel liefern einfach nur „leere" Kalorien, ohne irgendeinen Nutzen.

Proteine

Proteine sind die Bausteine, aus denen der Körper Zellen, Enzyme, Muskeln, Organe, Gewebe und Haare aufbaut und repariert. Während der Schwangerschaft werden Proteine effizienter genutzt, sie dienen weniger als Energielieferant, sondern werden für den Bedarf des Babys gespeichert. Deshalb erhöht sich der empfohlene Verzehr während der Schwangerschaft nur geringfügig. Wichtig ist, dass die Proteine qualitativ hochwertig sind und dass der Körper über ausreichend Vitamin- und Mineralstoff-Vorräte verfügt, um die Proteine verarbeiten zu können.

> **Empfehlenswerte Nahrungsmittel:** Mageres frisches (möglichst Bio-)Fleisch, Geflügel, Innereien, Fisch, Milch, Eier und Käse. Äußerst hochwertiges Eiweiß nimmt man zu sich, wenn man vegetarische Eiweißlieferanten kombiniert; zum Beispiel Nüsse mit Hülsenfrüchten, Nüsse mit Samen oder Hülsenfrüchte mit Samen. Dadurch vermeidet man auch, zu viel Fett durch übermäßig viel rotes Fleisch zu sich zu nehmen.
>
> **Zu meidende Nahrungsmittel:** Wurstwaren und Fleisch mit hohem Fettgehalt, zum Beispiel Pastete, Wurst, Salami und Hamburger.

Fette

Fette liefern Energie und bauen Zellwände, doch es gibt gute und schlechte Fette. Essenzielle Fette, Linol und Linolsäure, kommen in den meisten Körperzellen und besonders im Gehirn vor. Sie spielen im Körper eine wichtige Rolle, sorgen für gesunde Arterien, sind an allergischen Reaktionen beteiligt und sind Bausteine der Sexualhormone.

> **Empfehlenswerte Nahrungsmittel:** Samen und Nüsse, Sonnenblumen-, Sesam- und Sojaöl, doch beim Erhitzen oxidieren sie (das heißt, sie werden ranzig), deshalb sollte man sie nicht zum Kochen verwenden. Wichtig ist, kalt-gepresste Öle zu kaufen und sie im Kühlschrank aufzubewahren. Fetter Fisch, wie Makrele und Tunfisch, sind nützliche Lieferanten von EPA und DHA.

Eine ausgewogene Ernährung aus chinesischer Sicht

Unterschiedliche Nahrungsmittel sind den verschiedenen Elementen zugeordnet und können Yin- oder Yang-Qualität haben (siehe Kasten 3.1). Im Westen stellen unterschiedliche Lebensmittel eine Möglichkeit dar, Vitamine und Mineralstoffe in der richtigen Kombination zu sich zu nehmen. Die Chinesische Medizin kennt fünf Geschmacksrichtungen: sauer, süß, bitter, scharf/stechend und salzig. Die fünf Geschmacksrichtungen sind den verschiedenen Elementen zugeordnet und sind so wichtig wie die Heilwirkung der unterschiedlichen Lebensmittel: sie tonisieren, sedieren, befeuchten, kühlen und zerstreuen. Bedeutsam ist auch, wo die Energie der Nahrungsmittel im Körper hingelenkt wird und wie Nahrungsmittel therapeutisch eingesetzt werden.

Bei gesunden Menschen sollten die fünf Geschmacksrichtungen ausgewogen sein, obwohl der süße Geschmack in der Regel leicht vorherrscht. Süße repräsentiert das Erdelement und damit den zentralen Aspekt des Körpers. Die meisten Kohlenhydrate gelten als süß.

Die Geschmacksrichtungen und ihr Einfluss auf die inneren Organe

Die anderen Geschmacksrichtungen haben folgenden Bezug zu den Körperorganen:

- der saure Geschmack tritt in Leber-Gan und Gallenblase-Dan ein
- der bittere Geschmack tritt in Herz-Xin und Dünndarm-Xiaochang ein
- der süße Geschmack tritt in Milz-Pi und Magen-Wei ein
- der scharfe Geschmack tritt in Lunge und Dickdarm ein
- der salzige Geschmack tritt in Niere und Blase ein.

Nahrungsmittel für Konzeption und Schwangerschaft

Die alten Chinesen behaupten, die Nahrungsmittel, die unsere Eltern vor unserer Konzeption aßen und die unsere Mütter während der Schwangerschaft zu sich nahmen, beeinflussen uns unser ganzes Leben lang. Ebenso wirkt sich unsere Ernährung auf die lebenslange Gesundheit unserer Kinder aus. Die westliche Forschung bestätigt mittlerweile diese Überzeugung (Barker 1988).

Kasten 3.1 Wirkung der Nahrungsmittel	
Yang	Yin
Wärmt	Kühlt
Süß oder scharf	Salzig, bitter oder sauer
Gibt Energie	Bildet Blut und Säfte
Lässt Energie nach oben steigen	Leitet Energie nach unten

Heißhunger auf bestimmte Nahrungsmittel (am häufigsten nach Süßem oder nach Salzigem) weisen in der Regel auf einen Nährstoffmangel hin. Mit anderen Worten, die Ernährung ist nicht genügend ausgewogen, ja ist vielleicht schon jahrelang aus dem Gleichgewicht. Dieser Zustand sollte vor der Konzeption und Schwangerschaft ausgeglichen werden.

Die chinesische Diätetik empfiehlt Schwangeren, sich nach ihrer Intuition zu ernähren und sich von dem leiten zu lassen, wonach der Körper verlangt. Vegetarierinnen fühlen sich häufig zu Milchprodukten, Eiern, Fisch und sogar Hähnchen hingezogen. Sie sollten möglichst viele verschiedene Nahrungsmittel zu sich nehmen, bittere Kräuter jedoch meiden.

Die monatlichen Veränderungen des Embryos/Fetus

Wenn wir die Veränderungen bei Kind und Mutter in jedem Trimenon betrachten, können wir leichter erkennen, welche Nahrungsmittel jeweils erforderlich sind.

Erstes Trimenon

Im ersten Trimenon werden alle Organe, Hände, Füße und Extremitäten gebildet. Es ist die Zeit unglaublich rascher Wachstumsschübe und in vielerlei Hinsicht die entscheidendste Phase der kindlichen Entwicklung. In diesem Abschnitt sind bestimmte Nährstoffe notwendig, obwohl wir immer im Gedächtnis behalten sollten, dass Nährstoffe nicht isoliert, sondern auf komplexe Art zusammenwirken. Bekommt der Körper die Nährstoffe in der richtigen Kombination, können bereits niedrigere Dosen ausreichen. Das ist auch der Grund dafür, warum Nahrungsergänzungen zwar eine wichtige Rolle für eine optimale Ernährung spielen, aber dennoch frische Vollwertkost nicht ersetzen, die Hunderte und Tausende gesundheitsfördernder Substanzen enthält, von denen wir einige wahrscheinlich noch gar nicht kennen.

Vitamin A

Für gesundes Wachstum des Embryos und besonders für die Entwicklung seiner Augen ist Vitamin A lebenswichtig. Es muss ausgewogen mit anderen Nährstoffen zusammenwirken, vor allem mit Zink, dem Vitamin B Komplex und den Vitaminen C, D und E. In tierischen Produkten kommt es in Form von Retinol vor, in Gemüsen in Form von β-Karotin, das der Körper mithilfe von Zink in Vitamin A umwandelt. (Langes, langsames Kochen von Gemüse zerstört β-Karotin jedoch.)

> **Empfehlenswerte Nahrungsmittel:** Vitamin A kommt besonders vor in Fischölen, Eidotter, Butter, Käse und Jogurt, Karotten, Spinat, rotem Paprika, Tomaten, Brokkoli, Äpfeln, Aprikosen und Mangos.

Vitamin B

Vitamin B sollte immer als B-Komplex eingenommen werden (das heißt in Verbindung mit anderen B-Vitaminen), denn ihre Funktionen hängen zusammen und die Einnahme von einem kann zu einem Mangel an einer anderen Form führen. Der Körper benötigt sie in der Schwangerschaft alle vermehrt; Vitamin-B-Mangel wird mit Fehlbildungen wie Gaumenspalte und verkürzten Extremitäten in Verbindung gebracht.

> **Empfehlenswerte Nahrungsmittel:** Vitamin B kommt besonders vor in Bierhefe, Melasse, Eidotter, Vollwertgetreide, Weizenkeimen, Reis, Hülsenfrüchten, grünem Gemüse, Bananen, Papayas, getrockneten Pfirsichen und Pflaumen.

Folsäure

Folsäure wurde in Kapitel 1 (S. 16) besprochen.

Vitamin C

Vitamin C stärkt das Immunsystem und die Widerstandsfähigkeit gegen Viren und Toxine. Der Körper braucht es, um gesundes Kollagen (das Bindegewebe des Körpers) zu bilden, es unterstützt die Resorption von Eisen und verhindert dadurch Anämie. Vitamin-C-Mangel wird mit Spontanaborten assoziiert.

> **Empfehlenswerte Nahrungsmittel:** Vitamin C kommt besonders vor in Zitrusfrüchten, schwarzen Johannisbeeren, Melonen, Ananas, Bananen, Himbeeren, Äpfeln, Birnen, Pflaumen, Tomaten, Kartoffeln, grünem Paprika, grünem Gemüse wie Rosenkohl, Grünkohl, Brokkoli, Petersilie, Alfalfa-Sprossen und Hagebutten.
>
> Der Körper kann Vitamin C nicht speichern.

Vitamin E

Vitamin E ist wichtig für die Entwicklung des Herzens, für Versorgung der Zellen mit Sauerstoff und zum Schutz der RNS und DNS vor Schäden, die Fehlbildungen beim Kind auslösen könnten. Mit Vitamin E können Fettsäuren und Selen besser verwertet werden.

> **Empfehlenswerte Nahrungsmittel:** Vitamin E kommt besonders vor in unraffinierten kalt-gepressten Ölen, Vollwertgetreide, Weizenkeimen, Nüssen, grünem Blattgemüse, Avocados, Melasse und Eiern.

Eisen

Das im Körper zirkulierende Blutvolumen nimmt während der Schwangerschaft zu, um die Plazenta ausreichend mit Sauerstoff zu versorgen. Der Körper benötigt Eisen für die Produktion von Hämoglobin, die Substanz in den Erythrozyten, die Sauerstoff transportiert. Eisenmangel kann zu Schwäche, übermäßiger Müdigkeit, Depressionen, Kopfschmerzen, Verwirrung und Gedächtnisverlust führen.

> **Empfehlenswerte Nahrungsmittel:** Eisen kommt besonders vor in Melasse, Vollwertgetreide, Weizenkeimen, magerem, roten Fleisch, Geflügel, Mandeln, Eidotter, Avocados, getrockneten Früchten wie Feigen, Korinthen und Aprikosen, grünem Blattgemüse wie Spinat und Brokkoli, Brunnenkresse und Petersilie.

Eine alleinige Eisen-Supplementierung ist nicht wirksam, da Eisen in Verbindung mit anderen Vitaminen und Mineralstoffen besser resorbiert wird. Besonders Vitamin C unterstützt die Eisenresorption; deshalb empfiehlt es sich beispielsweise, ein Glas Orangensaft mit einem Eidotter zu trinken.

Zink

Der Körper benötigt Zink einerseits, um Fehlbildungen beim Neugeborenen und ein niedriges Geburtsgewicht zu verhindern (siehe Kap. 1), und andererseits zur Zellteilung und für das Wachstum, um den Hormonspiegel aufrechtzuerhalten und für ein gesundes Immunsystem. Zinkmangel beeinträchtigt den Vitamin-A-Stoffwechsel und kann auch morgendliche Übelkeit verursachen (Pfeiffer 1978, Sven 1984) (siehe Kap. 5). Die beste Nahrungsquelle für Zink sind Fleisch und Geflügel, deshalb leiden Vegetarier mit einer gewissen Wahrscheinlichkeit unter Zinkmangel.

> **Empfehlenswerte Nahrungsmittel:** Zink kommt besonders vor in Fleisch, Geflügel, Fisch, Schalentieren (vor allem in Austern), Ingwer, Sonnenblumenkernen, Sesam, Kürbis und Sprossen, Mandeln und anderen Nüssen, Sojabohnen, Obst, Blattgemüsen, Brunnenkresse, Weizen- und Haferkeimen, Vollwertgetreide und Bierhefe. Die Zitronensäure in Orangen verbessert die Zinkresorption.
>
> **Zu meidende Nahrungsmittel:** gesättigte (tierische) Fette, die zwar Energie geben, sollten aber dennoch nur in geringen Mengen oder in fettarmer Form verzehrt werden, zum Beispiel als fettarme Milch, mageres Fleisch und fettarmer Käse. Industriell verarbeitete Nahrungsmittel sind gewöhnlich reich an gesättigten Fettsäuren.

Ernährungstipps, um morgendliche Übelkeit zu verhindern

Übelkeit während der Schwangerschaft kann auf verschiedene Mangelzustände hinweisen; in den meisten Fällen wird deshalb die Substitution mit bestimmten Vitamin-B-Formen, Folsäure und den notwendigen Mineralstoffen ausreichen. Morgendliche Übelkeit und wie sie sich durch eine Änderung der Ernährung lindern lässt, wird ausführlich in Kapitel 5 besprochen.

Zweites Trimenon

Je stärker eine Frau auf die Mitte der Schwangerschaft zugeht, desto deutlicher werden die körperlichen Veränderungen sichtbar. Die anfängliche Übelkeit und Müdigkeit sollten vorüber sein, der Appetit zunehmen, wenn auch die alte Empfehlung „für zwei essen" nicht stimmt. Gesunde Ernährung ist enorm wichtig, doch übermäßiges Gewicht, das eine Frau jetzt zunimmt, wird sie später schwer wieder los.

Das Kind wächst, seine Organe reifen, seine Knochen werden härter und seine Atemwege entwickeln sich.

Vitamin A

Vitamin A ist notwendig für gesunde Augen, Haare, Haut, Zähne, Schleimhäute und Knochenstruktur. Es wird in Verbindung gebracht mit Neuralrohrdefekten bei Totgeburten. (Nahrungsmittel, die besonders viel Vitamin A enthalten, siehe Erstes Trimenon.)

B-Vitamine

In Stresszeiten, bei Infektionen und während der Schwangerschaft und Stillzeit benötigt der Körper mehr vom Vitamin-B-Komplex. Mithilfe der B-Vitamine kann er andere Vitamine und Mineralstoffe besser verwerten, Vitamin-B-Mangel verringert deren Resorption. In der Schwangerschaft kann Vitamin-B-Mangel zu Appetitverlust und Erbrechen führen, was wiederum das Geburtsgewicht verringern kann. Die B-Vitamine werden als Energiespender, für den Kohlenhydrat-Stoffwechsel und zur Entwicklung des kindlichen Nervensystems benötigt. Besonders hilft Vitamin B3 bei der Bildung von Serotonin, einem wichtigen Neurotransmitter, der den Schlaf verbessert und die Stimmung hebt. (Nahrungsmittel, die besonders viel Vitamin B enthalten, siehe Erstes Trimenon.)

Vitamin C

Der Vitamin-C-Bedarf erhöht sich in der Schwangerschaft. Vitamin C fördert die Zink- und Eisenresorption, es befördert Sauerstoff in alle Zellen, ernährt das Baby, hilft im Kampf gegen Infektionen und hält die Mutter gesund. Ferner trägt es zur Kollagenbildung bei, stellt also das Bindegewebe mit her, das die Haut geschmeidig hält. Deshalb ist es wichtig zur Verhinderung von Schwangerschaftsstreifen. (Nahrungsmittel, die besonders viel Vitamin C enthalten, siehe Erstes Trimenon.)

Vitamin D

Vitamin D ist unerlässlich für gesunde Knochen und Zähne. Außerdem fördert es die Resorption von Kalzium und Phosphor. Es wird unter Einfluss von Sonnenlicht in der Haut gebildet; nur wenige Frauen leiden unter Vitamin-D-Mangel, außer Asiatinnen, die weniger Vitamin D produzieren.

> **Empfehlenswerte Nahrungsmittel:** Vitamin D kommt besonders vor in Biomilch, Eiern von freilaufenden Hühnern, Fischöl und fettem Fisch.

Vitamin E

Vitamin E sorgt dafür, dass die Zellen ausreichend mit Sauerstoff versorgt werden, und hält die Haut geschmeidig. (Nahrungsmittel, die besonders viel Vitamin E enthalten, siehe Erstes Trimenon.)

Vitamin F (Essenzielle Fettsäuren oder EFA)

Die Membran aller Zellen besteht großenteils aus essenziellen Fettsäuren. Sie sind an der Bildung von Prostaglandinen beteiligt; aus diesen wiederum werden die Nebennieren- und Sexualhormone gebildet und sie beeinflussen alle Körpersysteme. Essenzielle Fettsäuren unterstützen die Resorption von Nährstoffen und aktivieren viele Enzyme. Ein Mangel kann zu EPH-Gestose beitragen (Crawford & Doyle, 1989).

> **Empfehlenswerte Nahrungsmittel:** Vitamin F kommt besonders vor in unraffinierten Ölen, in Nüssen wie Paranüssen, Nussbutter, grünem Blattgemüse, Samen wie Sonnenblumen und Leinsamen, fettem Fisch, zum Beispiel in Heringen, Makrelen, Tunfisch, Sardinen und Lachs.

Kalzium

In der Schwangerschaft verdreifacht sich der Kalziumbedarf. Der Körper benötigt Kalzium, um starke Knochen und Zähne des Babys aufzubauen, damit die Muskeln wachsen und um die Nerven- und Muskelfunktion zu kontrollieren. Ein Mangel wird mit einem niedrigen Geburtsgewicht und einer verzögerten Entwicklung assoziiert. Bei Frühchen werden häufig niedrige Kalziumwerte festgestellt.

> **Empfehlenswerte Nahrungsmittel:** Kalzium kommt besonders vor in Vollwertgetreide, Nüssen, Milchprodukten, Carob, Dolomit (eine Kalzium-Magnesium-Verbindung, Anm.d. Ü.) und grünem Blattgemüse.

Chrom

Chrom wird zur Bildung des GTF, des Glukose-Toleranz-Faktors, benötigt, der den Blutzuckerspiegel senkt, indem er die Glukose im Blut zu den Zellen befördert, die sie entweder verbrauchen oder speichern. Chrom wird nicht so leicht resorbiert, sondern geht im Körper schnell verloren, besonders bei Menschen mit hohem Zuckerkonsum.

> **Empfehlenswerte Nahrungsmittel:** Chrom kommt besonders vor in Bierhefe, Melasse, Vollwertgetreide, Weizenkeimen, Gemüse und Butter.

Eisen

Das wachsende Baby benötigt sehr viel Eisen, deshalb können die mütterlichen Vorräte rasch erschöpft sein. Der Körper benötigt Eisen zur Bildung von Hämoglobin, der Substanz, die Sauerstoff im Blut transportiert, die Anzahl der Erythrozyten erhöht sich in der Schwangerschaft um 30 %. Das erhöhte Blutvolumen verringert die Erythrozyten-Konzentration im Blutstrom. Eisenmangel kann zu Gedächtnisschwäche, Schwerfälligkeit und Müdigkeit führen. Beim Embryo kann Eisenmangel Defekte an den Augen,

Knochen, im Gehirn und verlangsamtes Wachstum hervorrufen; Eisenmangel kann auch zu Neugeborenensterblichkeit beitragen. (Nahrungsmittel, die besonders viel Eisen enthalten, siehe Erstes Trimenon.)

Magnesium

Magnesium wirkt mit Kalzium zusammen und sorgt für starke Knochen und Zähne. Beide sind entscheidend für die Muskeln und das Nervensystem des Kindes. Eine Schwangerschaft wird einen möglichen Mangel verschlimmern und Muskelkrämpfe und Muskelzucken, Schlaflosigkeit und Depressionen verursachen. Niedrige Magnesiumwerte gehen einher mit Frühgeburten und tragen zu einem niedrigen Geburtsgewicht bei.

> **Empfehlenswerte Nahrungsmittel:** Magnesium kommt besonders vor in Nüssen, Seetang, Meeresfrüchten, Eiern, Milch, Vollwertgetreide, grünem Gemüse und Dolomit.

Selen

Selen ist ein Spurenelement, das für normales Wachstum benötigt wird. Es ist ein wirksames Anitoxidans (daher sein Ruf als Spurenelement, das vor Krebs schützt) und ein bedeutsamer Bestandteil eines Enzyms, mit dem der Körper Infektionen bekämpft. In der britischen Ernährung kommt es in der Regel zu selten vor.

> **Empfehlenswerte Nahrungsmittel:** Selen kommt besonders vor in Tunfisch, Hering, Butter, Weizenkeimen, Paranüssen, Knoblauch und Vollwertgetreide. Seine Wirksamkeit erhöht sich, wenn es mit Vitamin E eingenommen wird.

Zink

Zink und Kupfer wirken antagonistisch; weil die Kupferwerte in der Schwangerschaft ganz natürlich ansteigen, muss Zink substituiert werden. Während der Schwangerschaft benötigt der Körper ungefähr 20 mg pro Tag, doch die meisten Frauen nehmen über ihre Ernährung nicht einmal die Hälfte dieser Menge zu sich. Der weit verbreitete Einsatz von Phosphatdüngern verhindert, dass die Pflanzen Zink aus der Erde aufnehmen – das ist ein weiterer guter Grund dafür, biologisch angebautes Obst und Gemüse zu essen. Zinkmangel ist einer der wesentlichen Faktoren für ein niedriges Geburtsgewicht. Professor Bryce-Smith (1986) vertritt die Ansicht, dass bei allen Babys, die mit einem Gewicht von weniger als 2,98 Kilo auf die Welt kommen, ein Zinkmangel vermutet werden sollte. (Nahrungsmittel, die besonders viel Zink enthalten, siehe Erstes Trimenon.)

Drittes Trimenon

Während der letzten drei Schwangerschaftsmonate wächst das Baby schneller denn je, es verdoppelt seine Größe, legt Fettspeicher an und nimmt täglich ungefähr 28 g zu. Die Nervenzellen vermehren sich, die Lungen und das Immunsystem reifen, der Verdauungstrakt entwickelt sich, die Knochen werden kräftiger und das Kind legt Fett-, Eisen- und Kalziumspeicher an. Die Knochen werden länger und fester, das Gehirn durchläuft wichtige Entwicklungsstadien. Die Mutter benötigt pro Tag ca. 200 Kalorien zusätzlich und hat einen dauerhaft erhöhten Eiweißbedarf (Ford 1994). Ihr Blutvolumen hat mittlerweile um 40 % zugenommen, sie kann unter kleineren Problemen und Unannehmlichkeiten wie Kurzatmigkeit, Schlaflosigkeit, Rückenschmerzen, Obstipation, Hämorrhoiden oder Sodbrennen leiden.

Vitamin A

Vitamin A sorgt für einen gesunden Appetit und die Bildung von Erythrozyten und Leukozyten. Es unterstützt die Milchbildung, indem es bei der Bildung von Hormonen mitwirkt, die zur Laktation beitragen. (Nahrungsmittel, die besonders viel Vitamin A enthalten, siehe Erstes Trimenon.)

Vitamin B

Die B-Vitamine bereiten den Körper auf die Laktation vor. (Nahrungsmittel, die besonders viel Vitamin B enthalten, siehe Erstes Trimenon.)

Folsäure

Die Weltgesundheitsorganisation teilt mit, dass bis zu 50 % der Schwangeren im letzten Trimenon unter Folsäuremangel leiden (Foresight 1996). Der Körper benötigt Folsäure, um DNS zu produzieren und um mit Vitamin B12 Erythrozyten zu bilden. Ein Mangel kann zu perniziöser Anämie führen. (Nahrungsmittel, die besonders viel Folsäure enthalten, siehe Kap. 1.)

Vitamin C

Der Körper benötigt Vitamin C, um Zink und Eisen zu resorbieren (und so eine Anämie zu verhindern) und zur Laktation; ferner wirkt Vitamin C antiviral und unterstützt den Körper beim Bekämpfen von Infektionen und dabei, nach der Entbindung rascher zu heilen (Nahrungsmittel, die besonders viel Vitamin C enthalten, siehe Erstes Trimenon).

Vitamin E

Vitamin E beschleunigt die Wundheilung und hält die Haut elastisch. Indem es die Muskeln stärkt, kann es auch die Geburt erleichtern. Außerdem unterstützt es die Laktation. (Nahrungsmittel, die besonders viel Vitamin E enthalten, siehe Erstes Trimenon.)

Vitamin F (Essenzielle Fettsäuren)

Es gibt zahlreiche Fettsäuren, doch die neuere Forschung hat zwei identifiziert, die für die Entwicklung und Funktion des Gehirns bedeutsam sind – Arachidonsäure und DHA (Crawford 1992). Im dritten Trimenon vervier- oder verfünffacht das Gehirn des Fetus sein Gewicht und braucht dafür zwei Drittel der Energie, die es von der Mutter bekommt. In diesem Wachstumsschub des Gehirns unmittelbar vor und nach der Geburt benötigt der Fetus große Mengen an Arachidonsäure und DHA (Crawford & Doyle1989). Die beiden Säuren sind Bestandteile von Gehirnzellmembranen und tragen zum effizienten Austausch von Botschaften zwischen den Gehirnzellen bei. In hoher Konzentration kommen sie auch in den Augen vor und sind wichtig für die Entwicklung der Augen; die Augen reifen im dritten Trimenon und in den ersten Lebensmonaten sehr.

Bekommt der Fetus und das Neugeborene zu wenig DHA über die Mutter, kann das zu vielfältigen langfristigen Problemen und Erkrankungen führen, zum Beispiel zu: Hyperaktivität, Dyslexie, Depressionen, Alkoholismus, Drogenabhängigkeit und Schizophrenie. Der nachlassende Fischkonsum führt zu geringeren Mengen an DHA in der mütterlichen Ernährung; in der Muttermilch ist der DHA-Gehalt zwischen 1981 und 1996 um ca. 35 % zurückgegangen (Crawford 1994). (Nahrungsmittel, die besonders viele Fettsäuren enthalten, siehe Zweites Trimenon.)

Vitamin K

Vitamin K wird benötigt für die Bildung von Prothrombin. Prothrombin ist entscheidend für die Blutgerinnung; es verhindert Blutungen bei der Mutter und eine hämorrhagische Erkrankung beim Neugeborenen. Normalerweise bildet ein gesunder Darm Vitamin K selbst, doch da der Darm des Babys steril ist, muss es das nötige Vitamin von der Mutter beziehen. Bisweilen wird es Frauen und Babys bei der Geburt injiziert, um eine starke Blutung zu verhindern. (Ausführlicher wird auf dieses Thema in Kap. 14 eingegangen.)

> **Empfehlenswerte Nahrungsmittel:** Vitamin K kommt besonders vor in Blumenkohl, Kohl, Eidotter, grünem Blattgemüse und Sojabohnen.

Kalzium

Indem die Knochen und Zähne des Kindes fester werden, legt es Kalziumspeicher an, deshalb muss die Mutter ihm reichlich Kalzium zur Verfügung stellen. Während der Geburt in Kombination mit Vitamin D verabreicht, kann Kalzium Schmerzen lindern.

> **Empfehlenswerte Nahrungsmittel:** Kalzium kommt besonders vor in Carob, Paranüssen, Jogurt, Rhabarber, grünem Blattgemüse und Milchprodukten.

Eisen

Der Körper benötigt Eisen zur Bildung der Erythrozyten und um Infektionen zu bekämpfen. Das Kind legt eigene Eisenvorräte an, indem es Eisen von der Mutter nimmt, deshalb hat sie großen Bedarf. Allerdings kann es zur Malabsorption anderer Mineralstoffe führen, Eisen allein einzunehmen; deshalb sollte man es möglichst über die Nahrung und zusammen mit Vitamin C zu sich nehmen. (Nahrungsmittel, die besonders viel Eisen enthalten, siehe Erstes Trimenon.)

Zink

Zink ist unerlässlich für die Milchbildung und für einen ausgewogenen Hormonhaushalt (Pfeiffer 1978). In Untersuchungen stellten Wissenschaftler fest, dass Zink einerseits das Wachstum des Babys fördert und dass Zinkmangel andererseits häufiger zu Geburtskomplikationen, Fehlbildungen und einem erhöhten Kaiserschnitt-Risiko führt (Sven 1984). Zinkmangel wird mit Hodenhochstand bei Jungen in Verbindung gebracht. Außerdem unterstützt Zink das Immunsystem. (Nahrungsmittel, die besonders viel Zink enthalten, siehe Erstes Trimenon).

Vegetarier

Ein ausgewogener vegetarischer Speiseplan bietet eine exzellente Versorgung mit allem Notwendigen. Die Proteine, die Vegetarier über kombinierte pflanzliche Quellen aufnehmen (zum Beispiel Nüsse und Hülsenfrüchte, Nüsse und Samen oder Hülsenfrüchte und Samen), sind gleichermaßen geeignet wie tierische Proteine, mit dem Vorteil, dass die pflanzlichen Proteine noch komplexe Kohlenhydrate und Ballaststoffe statt gesättigter Fette enthalten.

In einigen wenigen Bereichen können jedoch Mangelerscheinungen auftreten, die während der Schwangerschaft und Stillzeit ausgeglichen werden sollten:
- B2, B6 und B12
- Vitamin D
- Zink
- Eisen
- Kalzium (bei Veganerinnen)

Die am weitesten verbreitete Mangelerscheinung bei Vegetarierinnen, besonders bei Veganerinnen, ist Vitamin-B12-Mangel; Vitamin B12 ist notwendig für die Fertilität, für Erythrozyten und die Immunität, während der Schwangerschaft auch noch für ein gesundes Wachstum des Babys. Die Leber kann einen Vitamin-B12-Vorrat speichern, der jahrelang ausreicht, deshalb kann es eine Weile dauern, bis dieser Mangel erkannt wird. Veganerinnen sind gut beraten, ihren Vitamin-B12-Status überprüfen zu lassen. Pflanzliche Nahrungsquellen für Vitamin B12 sind gegorene Nahrungsmittel, Algen und Hefen. Vitamin B12 kann auch injiziert werden.

Ernährung während der Wehen und Entbindung

Nachdem nun die ganze Schwangerschaft mit einer optimalen Ernährung mit den entsprechenden Nahrungsmitteln und Nahrungsergänzungen gut verlaufen ist, fehlt jetzt nur noch die entsprechende Ernährung für die Entbindung.

In den letzten zwei Schwangerschaftswochen ist es wichtig, dass die Mutter komplexe Kohlenhydrate speichert, denn sie stellen die Hauptenergiequelle des Körpers dar. Konkret bedeutet das, viel Vollwertgetreide, Hülsenfrüchte und Gemüse zu essen, um sicherzustellen, dass die Glykogenspeicher in den Muskeln und der Leber gut gefüllt sind. Was den Energiebedarf anbelangt, kann man eine Entbindung mit einem Marathonlauf vergleichen. Das Letzte, was eine Frau brauchen kann, ist, dass ihr die Energie ausgeht, die Geburt dadurch schwierig wird, sich in die Länge zieht und vielleicht mit einem medizinischen Eingriff und einem Kaiserschnitt endet; dadurch entginge ihr die Möglichkeit einer natürlichen Geburt und das Risiko des Kindes, ein Geburtstrauma davonzutragen, wäre erhöht.

Postpartale Ernährung

Wegen des Blutverlustes, Infektionsrisikos und der beginnenden Stillzeit ist eine gesunde und ausgewogene Ernährung nach der Entbindung ebenso wichtig wie vorher. Schlaflose Nächte und der Stress der Mutterschaft in Verbindung mit den zusätzlichen Bedürfnissen eines zu stillenden Kindes bedeuten, dass sich eine optimale Ernährung und Supplementierung wirklich auszahlen.

- Eisen fördert die Wundheilung und bekämpft Infektionen, weil Hämoglobin die Zellen mit Sauerstoff versorgt. Besonders bei schweren Blutverlusten ist Eisen wichtig.
- Der Körper benötigt Zink zur Hormonproduktion und gegen postpartale Depressionen, die von übermäßigem Kupfer herrühren können. Eine Supplementierung mit Zink und Vitamin B6 wird alle Ungleichgewichte ausgleichen.
- Vitamin C ist gut für das Immunsystem; es lässt Wunden besser heilen und unterstützt die Eisenresorption.
- Essenzielle Fettsäuren sind entscheidend für die Entwicklung des kindlichen Gehirns.

Zu meidende Nahrungsmittel

Alle Menschen, die gesund bleiben wollen, sollten Lebensmittel meiden, die übermäßig viel Zucker, gesättigte Fette, Zusatz- oder Konservierungsstoffe enthalten; ebenso stark gesüßte und koffeinhaltige Getränke. Das gilt vor allem für Schwangere. Im Allgemeinen bedeutet es, industriell verarbeitete und raffinierte Nahrungsmittel, viele Fertiggerichte und auch Kuchen, Kekse, Pasteten, Puddings und Chips und Getränke wie Cola und Limonade zu meiden.

Vor allem sollten Schwangere folgende Speisen meiden: Pasteten, gekochte Lebensmittel in gekühltem Zustand, nicht ausreichend gekochtes Fleisch, rohe Eier (wie in hausgemachter Mayonnaise oder Softeis) und Weich-, Blauschimmel- oder Rohmilchkäse, wie Brie und Camembert. All diese Lebensmittel können eine Salmonellen- oder Listerieninfektion hervorrufen, die sich auf schwangere Frauen verheerend auswirken können.

Gesundheitsrisiken

Jede zehnte Schwangerschaft endet mit einer Fehlgeburt (die Zahl dürfte noch wesentlich höher liegen, wenn die frühen Abgänge, bevor eine Frau überhaupt gemerkt hat, dass sie schwanger ist, mit eingerechnet werden). Die Risiken von Alkoholgenuss und Rauchen während der Schwangerschaft wurden in Kapitel 1 besprochen.

Zusammenfassung

- Empfehlenswerte Nährstoffe im ersten Trimenon: die Vitamine A, B, C und E, Folsäure, Zink und Eisen
  - Gegen *morgendliche Übelkeit:* Vitamin B6 und B12, Folsäure, Eisen, Magnesium, Zink, Kalium, Ingwer, Proteine zum Frühstück, kleine, häufige Mahlzeiten, viel Wasser; zu meiden sind Tee, Kaffee, allzu viel Zucker, fette und stark riechende Nahrungsmittel und Junk Food.
- Empfehlenswerte Nährstoffe für das zweite Trimenon: die Vitamine A, B, C, D, E und F (essenzielle Fettsäuren), Kalzium, Magnesium, Zink, Selen, Chrom und Eisen.
- Empfehlenswerte Nährstoffe für das dritte Trimenon: die Vitamine A, B, C, E, F (essenzielle Fettsäuren) und K, Folsäure, Zink, Kalzium und Eisen.
- Vegetarierinnen müssen aufpassen, keinen Mangel an B2, B6 und B12, Zink, Eisen und Kalzium (Veganerinnen) zu entwickeln.
- Ernährung nach der Entbindung: die Vitamine C und F (essenzielle Fettsäuren), Eisen und Zink.
- Folgendes sollten Schwangere meiden: Speisen und Getränke, die übermäßig viel Zucker, gesättigte Fette, Konservierungsstoffe oder Koffein enthalten; Pasteten, gekochte Speisen in gekühltem Zustand, nicht ausreichend gekochtes Fleisch oder rohe Eier; Weich-, Blauschimmel- und Rohmilchkäse; Alkohol und Nikotin.

Quellenangaben

Barker DJP: Diet for a Lifetime. Mother's and Babies' Health in Later Life. Churchill Livingstone, New York, 1992

Barker DJP: Mother's and Babies' Health in Later Life. Churchill Livingstone, New York, 1998

Bryce-Smith D: The Zinc Solution. Century Arrow, London, 1986, S. 53–57

Crawford MA: Fish Consumption During Pregnancy, in: *International Journal of Epidemiology*, 1994

Crawford MA: The Role of Dietary Fatty Acids in Biology: Their Place in the Evolution of the Human Brain, in: *Nutritional Review* 1992, 50, S. 3–11

Crawford M, Doyle A: Fatty Acids During Early Human Development, in: *Journal of Internal Medicine* 1989, 225, S. 159–169

DOH (Department of Health): Dietary References Values for Food Energy and Nutrients for the United Kingdom, HMSO, London, 1991

Ford F: Healthy Eating for Your Baby. Pan, New York, 1994

Foresight: Planning for a Healthy Baby. Vermillion, London, 1996

Jameson S: Zinc Status and Human Reproduction, in: *Proceedings from the Role of Zinc in Health and Diseases*, 27. Juni 1984

Pfeiffer CC: Zinc and Other Micronutrients, Institute of Optimum Nutrition, New Canaan, CT, 1978, S. 102

Prentice AM u. a.: Energy Sparing Adaptations in Human Pregnancy Assessed by Whole Body Calorimetry, in: *British Journal of Nutrition*, 1989, 62, S. 5–22

Shein Z, Susset M, Saenger: Famine and Human Development. The Dutch Hunger Winter. Oxford University Press, Oxford, 1990

KAPITEL 4 Schwangerenvorsorge kurz erklärt

Die Schwangerenvorsorge will und soll in allererster Linie die Gesundheit und Sicherheit der Mutter überwachen und gewährleisten, damit sie ein gesundes Kind auf die Welt bringt. Durch diese Beobachtung und Kontrolle von Mutter und Kind die ganze Schwangerschaft hindurch lassen sich mögliche Probleme frühzeitig erkennen und behandeln.

Ein zentraler Bestandteil sorgfältiger Schwangerenbetreuung ist ein gutes Verhältnis zwischen der werdenden Mutter und allen Fachkräften, die sie betreuen; sie sollten alle partnerschaftlich zusammenarbeiten. Wichtig sind deren Kommunikation sowie eine lückenlose Betreuung. Wird die Frau umfassend unterstützt und über alle Aspekte der Vorsorge und Hygiene informiert, fühlt sie sich in der Lage, fundiert für sich selbst und ihr Baby zu entscheiden.

In der Regel werden Frauen, bei denen keine Risikoschwangerschaft vorliegt, von ihrem Hausarzt und einer Hebamme betreut.[1]

Bei manchen Frauen führt diese Aufteilung zu mangelnder Kontinuität in der Vorsorge, weil sie bei jedem Besuch mit einer anderen Hebamme zu tun haben. Deshalb ist es für sie schwierig, wenn nicht sogar unmöglich, eine persönliche Beziehung aufzubauen. Einige Frauen haben daher das Gefühl, sie hätten niemanden, dem sie vertrauen könnten, sie seien eine „Nummer" und kein Individuum und ihre Schwangerschaft sei ein medizinisches Problem statt eines natürlichen Vorgangs. Für alle Beteiligten ist deshalb eine möglichst individuelle, auf die Frau ausgerichtete Vorsorge das Beste.

Abbildung 4.1

Die Haltung des Kindes (Abdruck mit freundlicher Genehmigung aus Sweet 1997, S. 224)

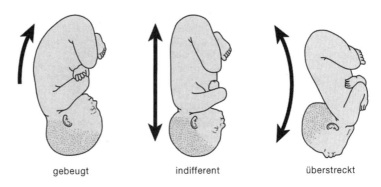

gebeugt   indifferent   überstreckt

1) In Deutschland sind auch Hebammen berechtigt, alle Vorsorgeuntersuchungen durchzuführen. Die Angaben in der Übersetzung beschreiben die Vorsorgeuntersuchungen in Großbritannien. Anm. d. Ü.

Begriffe aus der Schwangerenvorsorge kurz erklärt

ältere Erstgebärende/Primigravida: Eine Frau, die im Alter von über 30 ihr erstes Kind auf die Welt bringt.

BEL: Beckenendlage

E. T. : errechneter Geburtstermin

Einstellung: Bezeichnung des vorangehenden Teils zum Geburtsweg (Abb. 4.4). Ungefähr nach der 32. Woche ist eine Schädellage/Hinterhauptslage am häufigsten; möglich sind auch Beckenendlage, Gesichtslage, Stirnlage und Querlage

Eintritt: Der Eintritt definiert, wie weit der kindliche Kopf die Beckeneingangsebene auf der Höhe der oberen Schambeinfuge passiert hat (Abb. 4.2). Sie wird gewöhnlich in Zentimetern gemessen. Bei Erstgebärenden tritt der Kopf ungefähr in der 38. Woche ein und kann Hinweise darauf geben, ob das Becken groß genug ist für eine regelrechte Geburt. Bei Multigravidae tritt der Kopf bisweilen erst bei der Geburt ein. Bei einer Beckenendlage ist es schwierig vorherzusagen, ob das Becken groß genug ist für den Kopf; deshalb wird in solchen Fällen manchmal zum Kaiserschnitt geraten.

FHF: fetale Herzfrequenz

Fundus: der obere Bereich der Gebärmutter, der vom Gebärmutterhals am weitesten entfernt ist.

Gestation: die Zeitdauer zwischen Konzeption und Geburt.

Haltung: Die Haltung bezeichnet das Verhältnis von Kopf und Extremitäten des Fetus zueinander (Abb. 4.1). Ist das Kind ganz gebeugt und hat es seine Arme vor der Brust verschränkt, nimmt es die platzsparendste Haltung ein und kann sich frei bewegen.

Hb: Hämoglobin; der Farbstoff in den Erythrozyten, durch den diese den Körper mit Sauerstoff versorgen können.

hCG: humanes Choriongonadotropin: ein in der Plazenta gebildetes Hormon, das für die Progesteronbildung in den Ovarien sorgt, dadurch die Menstruation unterdrückt und verhindert, dass die Gebärmutterschleimhaut abblutet.

KB: Kindsbewegungen

Lage: die Beziehung zwischen der Längsachse des Kindes und der Längsachse des Uterus (Abb. 4.3). Der Fetus kann in Längs-, Schräg- oder Querlage liegen. In den letzten Schwangerschaftswochen sollte das Kind in Längslage liegen.

Längslagen: Rücken links: seitlich I oder linke Lage, vorn Ia dorsoanteriore Lage, hinten Ib dorsoposteriore Lage; Rücken rechts: seitlich II. oder rechte Lage, vorn IIa dorsoanteriore Lage, IIb dorsoposteriore Lage.

> **LP:** letzte Periode
>
> **Multipara:** Frau, die ihr zweites oder ein weiteres Kind erwartet.
>
> **Nullipara oder Primigravida**: Bezeichnung für eine Frau, die ihr erstes Kind erwartet.
>
> **PN:** Pfeilnaht (Scheitel).
>
> **Proteinurie:** im Mittelstrahlurin befinden sich Proteine, jedoch kein vaginaler Ausfluss, Fruchtwasser oder Blut. Das ist das letzte Anzeichen einer EPH-Gestose und immer ernst.
>
> **Zeph.:** zephalisch, die normale Schädellage

Abbildung 4.2

Eintritt des kindlichen Kopfes (Abdruck mit freundlicher Genehmigung aus Sweet 1997, S. 213)

Abbildung 4.3

Die Lage des Fetus (Abdruck mit freundlicher Genehmigung aus Sweet 1997, S. 223)

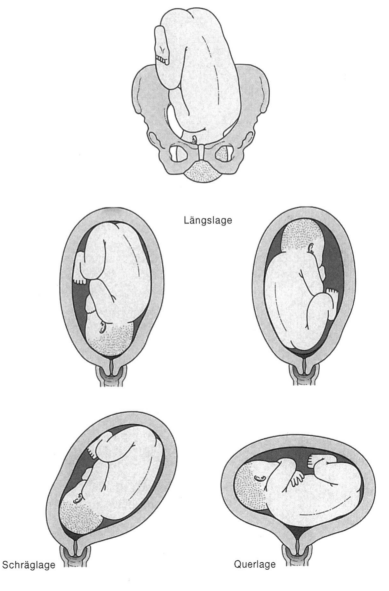

Abbildung 4.4
Die Einstellung des Fetus (Abdruck mit freundlicher Genehmigung aus Sweet 1997, S. 224/225)

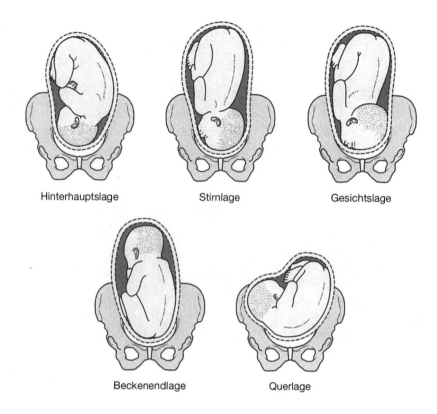

Den Geburtstermin errechnen

Den Geburtstermin kann man bestimmen, indem man vom ersten Tag der letzten Menstruation neun Monate weiterzählt und sieben Tage dazurechnet. Bei einem regelmäßigen Menstruationszyklus ist diese Berechnung ziemlich genau. Bei einem unregelmäßigen Zyklus hingegen ist der Termin schwieriger zu ermitteln.

Vorsorgeuntersuchungen

Im Allgemeinen werden ungefähr zehn Vorsorgeuntersuchungen in folgenden zeitlichen Abständen durchgeführt:

- Bestätigung der Schwangerschaft durch den Arzt und Überweisung zu den Vorsorgeuntersuchungen ungefähr um die 6. Woche,
- Erstuntersuchung zwischen der 8. und der 12. Woche,
- bis zur 32. Woche alle vier Wochen ein Termin,
- zwischen der 32. und 36. Woche alle zwei Wochen ein Termin,
- ab der 36. Woche bis zum Einsetzen der Wehen wöchentlich ein Termin.

Betreuung durch Arzt und Hebamme

In manchen Landesteilen ist eine Betreuung durch Arzt und Hebamme möglich. Die Betreuung durch die Hebamme wird dadurch kontinuierlicher, mit ihr kann die Frau während der Schwangerschaft eine positive Beziehung aufbauen. Diese Hebamme begleitet sie in die örtliche Entbindungsstation, sobald die Wehen einsetzen, betreut sie während der Geburt und arrangiert ihre Entlassung, gewöhnlich wenige Stunden nach der Geburt. In manchen Fällen muss sich die Frau, wenn keine Komplikationen auftreten, erst während der Wehen entscheiden, ob sie zu Hause entbinden will oder im Krankenhaus.[2]

Die Erstuntersuchung

Hier können grundlegende Informationen über den Gesundheitszustand einer Frau erhoben werden. Erfragt werden beispielsweise: Größe und Schuhgröße (ein Hinweis auf die Größe des Beckens), Gewicht, Blutdruck, persönliche Krankengeschichte, Familienanamnese (auch die des Vaters des Kindes) und Einzelheiten über den bisherigen geburtshilflichen Hintergrund.

Außerdem werden verschiedene Untersuchungen durchgeführt:
- Untersuchung des Abdomens, um den Fundusstand zu ermitteln
- Blutuntersuchung (um die Blutgruppe, den Rhesus-Faktor und den Hb-Wert festzustellen, siehe unten)
- Untersuchung des Urins auf Proteine, Glukose und Ketonkörper.

Gewicht

Die Praxis, Frauen bei jeder Vorsorgeuntersuchung routinemäßig zu wiegen, wird mehr und mehr aufgegeben, denn die Aussagekraft gilt als zweifelhaft (Thomson & Billewicz 1957). Manche Frauen empfinden es als bedrückend und demoralisierend, gewogen zu werden; außer bei weiteren Gefahrenzeichen wird nichts unternommen, falls eine Frau stark zugenommen hat. Die Gewichtszunahme der Mutter folgt keinen vorhersagbaren Werten, deshalb ist sie kein verlässlicher Hinweis auf das Wachstum des Kindes. Durchschnittlich nehmen Frauen während der Schwangerschaft 12 bis 14 Kilo zu; 3 bis 4 Kilo davon in den ersten 20 Wochen und dann ungefähr 0,5 Kilo wöchentlich bis zum Geburtstermin (Sweet 1997). Jedoch ist die Gewichtszunahme sehr unterschiedlich. Auf einen plötzlichen Gewichtsverlust oder eine plötzliche Zunahme sollte geachtet werden, denn das könnte auf eine EPH-Gestose oder eine andere Komplikation hinweisen. Mangelnde Gewichtszunahme kann das Ergebnis von schlechter Ernährung, Erbrechen oder Plazentainsuffizienz sein; diese Faktoren können das Wachstum des Kindes verzögern.

---

2) In Deutschland so nicht üblich. Die Schwangere entscheidet sich im Voraus für eine Hausgeburt mit einer Hebamme oder für eine Klinikgeburt. Dort wird sie von der jeweils Dienst tuenden Hebamme betreut. Anm. d. Ü.

Blutdruck (RR)

Der Blutdruckwert in der frühen Schwangerschaft bildet die Grundlage für die folgenden Werte. Um zuverlässige Werte zu bekommen, sollte der Blutdruck gemessen werden, wenn die Frau entspannt und ruhig ist. Stress, Angst oder Anstrengung (wenn eine Frau beispielsweise spät dran war und zur Untersuchung rannte) können den Blutdruck beeinflussen.

Blutdruckwerte werden in zwei Zahlen angegeben: die erste Zahl ist der *systolische* Wert; die zweite Zahl ist der *diastolische* Wert. Der systolische Wert reagiert auf Stress oder Anstrengung, der diastolische Wert kann auf gesundheitliche Probleme hinweisen.

Einen „normalen" Blutdruck gibt es nicht – alle Werte zwischen 90/50 und 130/80 sind in Ordnung. Im zweiten Trimenon sinkt der Blutdruck oft leicht, weil das Blut dünnflüssiger wird und der Progesteronspiegel steigt (Sweet 1997). Im dritten Trimenon erreicht der Blutdruck wieder seine Normalwerte. Werte ab 140/90 sind Besorgnis erregend, ebenso ein Anstieg des diastolischen Wertes um 20 oder mehr (vom Ausgangswert zu Beginn der Schwangerschaft aus gemessen).

Bisheriger geburtshilflicher Hintergrund

Die vorangegangenen geburtshilflichen Erfahrungen einer Frau können einen Hinweis auf das Ergebnis dieser Schwangerschaft geben und wirken sich darauf aus, wie intensiv eine Frau von ihrer Hebamme oder ihrem Arzt betreut wird. Eine Frau, die bereits eine Totgeburt hatte, wird während der nächsten Schwangerschaft besonders sorgfältig überwacht.

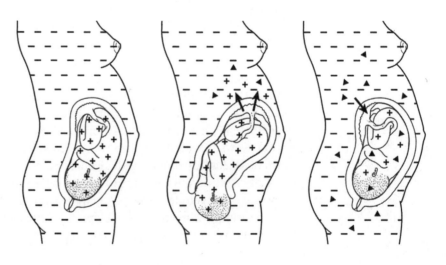

Abbildung 4.5

Rhesus-Inkompatibilität

Blutuntersuchungen

Bei der Erstuntersuchung wird Blut abgenommen und auf verschiedene Parameter hin untersucht (Marteau, Slack & Kidd 1992). Dabei wird die Blutgruppe (ABO) ermittelt und der Rhesus-Faktor festgestellt (Abb. 4.5). (Einer Mutter mit Rhesus-negativem Blut, deren Baby Rhesus-positiv ist, wird innerhalb von 72 Stunden nach der Geburt eine Anti-D-Immunisierung angeboten, um sicherzustellen, dass weitere Kinder nicht an der Rhesus-Erythroblastose erkranken; das heißt, die mütterlichen Antikörper greifen das Blut der Rhesus-positiven Babys an.)

Der Hämoglobinwert wird ermittelt, um eine Anämie auszuschließen.

Untersucht wird auch die Immunität gegen Röteln. Röteln sind zwar für die Mutter eine relativ harmlose Erkrankung, doch auf den Embryo können sie sich, besonders im ersten Trimenon, verheerend auswirken.

Außerdem wird das Blut auf Geschlechtskrankheiten, Virus-Hepatitis (oder Hepatitis B) und Diabetes untersucht. Bei Frauen mit erhöhtem Risiko, die beispielsweise drogenabhängig sind, häufig ihre Sexualpartner wechseln oder bei allen, die es wünschen, kann das Blut auch auf HIV untersucht werden. Vertraulichkeit ist hier besonders wichtig; die Ergebnisse werden getrennt von den übrigen Unterlagen aufbewahrt und die Belegschaft wird erst informiert, wenn die Frau in den Wehen liegt (wenn es für die Gesundheit der Mitarbeiter und des Babys von Bedeutung ist).

Urinuntersuchung

Bei jeder Vorsorgeuntersuchung wird eine Urinprobe (vom Mittelstrahlurin genommen und in einem sterilen Behältnis gesammelt) auf Zucker, Proteine, Ketonkörper und Blut untersucht. Proteine können auf vaginalen Ausfluss oder, im ernsteren Fall, auf eine Harnwegsinfektion oder Nierenerkrankung hinweisen. Später in der Schwangerschaft kann Eiweiß im Urin zusammen mit erhöhtem Blutdruck und Ödemen Anzeichen einer EPH-Gestose sein. Eine geringe Menge an Zucker ist in der Schwangerschaft nicht ungewöhnlich; bei wiederholtem Auftreten muss jedoch auf Diabetes untersucht werden. Ketonkörper können vorhanden sein, wenn die Frau erbricht; eventuell ist eine Behandlung erforderlich.

Mit einer bakteriologischen Untersuchung lässt sich eine Harnwegsinfektion nachweisen, beispielsweise eine Zystitis oder eine Niereninfektion, die mit entsprechenden Antibiotika behandelt werden müssen.

Die Erstuntersuchung ist eine gute Gelegenheit, die verschiedenen Formen der Betreuung zu besprechen, die vor Ort angeboten werden: wo würde die Frau gern entbinden und welche Geburtsmethode stellt sie sich vor. Bei diesem Besuch kann die Hebamme die Frau zu Themen rund um die Schwangerschaft informieren und beraten, zum Beispiel über Ernährung, Alkohol, Rauchen, Infektionen und so weiter.

Die weiteren Vorsorgeuntersuchungen

In den folgenden Vorsorgeuntersuchungen wird der Gesundheitszustand der Frau ermittelt und die Schwangere kann sich informieren, beraten und unterstützen lassen. Folgende Untersuchungen werden regelmäßig durchgeführt: Fundusstand, Abtasten des Bauches, Blutdruck, Urinuntersuchung und Untersuchung auf Ödeme. Im Mutterpass sollte dies alles erklärt sein.

Abbildung 4.6

Fundusstand

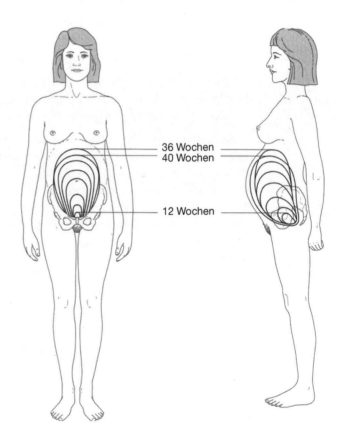

Fundusstand

Fundus bezeichnet den oberen Teil der Gebärmutter, den Teil, der am weitesten vom Muttermund entfernt ist. Bei den Vorsorgeuntersuchungen misst die Hebamme den Höhenstand des Fundus vom Schambein zum höchsten Punkt der Gebärmutter (Abb. 4.6). Je nach Anzahl der Schwangerschaftswochen ist diese Messung ein guter Hinweis darauf, ob das Kind gesund und normal wächst.

Tastuntersuchung und Lage des Kindes

Mit fortschreitender Schwangerschaft braucht die Hebamme neben dem Fundusstand noch weitere Informationen und untersucht deshalb bei jedem Besuch den Bauch. Die Frau soll sich mit entleerter Blase und entblößtem Bauch flach hinlegen, nötigenfalls werden Kissen untergelegt. Sie sollte so entspannt und gelassen wie möglich sein. Die Untersuchung geht in drei Schritten vor sich:

1. *Inspektion* – um die Größe und Form des Uterus festzustellen. Die Größe sollte dem errechneten Geburtstermin und der Schwangerschaftsdauer entsprechen. Die normale Form ist ein vertikales Oval. Liegt das Baby schräg oder quer, ist die sich dadurch ergebende Form später in der Schwangerschaft unverkennbar. Die Hebamme achtet außerdem auf die pigmentierte Linie (linea fusca), den Zustand der Bauchmuskulatur, auf mögliche Narben im Abdominalbereich und auf mögliche Kindsbewegungen.
2. *Palpation* – um die Lage, Einstellung und Haltung des Kindes zu ermitteln und das Verhältnis zwischen dem kindlichen Kopf und dem mütterlichen Becken festzustellen. Abgetastet werden sollte sanft mit sauberen, warmen Händen, die über den Bauch streichen; die Fingerkuppen palpieren die Körperteile des Kindes.
3. *Auskultation* – um mit einem Pinard-Rohr oder über CTG (Cardiotokographie) die fetale Herzfrequenz zu kontrollieren. Das Herz des Kindes schlägt doppelt so schnell wie das der Mutter. Die Eltern hören in der Regel gern die Herztöne ihres Kindes.

Blutdruck, Urin und Ödeme

Präeklampsie oder Schwangerschafts-induzierte Hypertension (SIH) bezeichnet ein Ansteigen des Blutdrucks während der Schwangerschaft, das am häufigsten in den letzten acht Schwangerschaftswochen bei 5 bis 29 % der Frauen (Sweet 1997) auftritt. Oft geht der Blutdruckanstieg einher mit einer Proteinurie (die sich in einer Urinuntersuchung nachweisen lässt) und mit geschwollenen Füßen und Knöcheln (oder stärker generalisierten Ödemen, bei denen ein leichter Fingerdruck für kurze Zeit eine Eindellung hinterlässt). Gewöhnlich wird dann absolute Bettruhe unter ärztlicher Überwachung empfohlen. Falls sich eine Eklampsie entwickelt, ist eventuell ein sofortiger Kaiserschnitt erforderlich. Die Symptome verschwinden im Allgemeinen innerhalb von 48 bis 72 Stunden nach der Geburt.

Mutterpass/Schwangerenkartei

Alle Vorsorgeuntersuchungen und relevanten Informationen müssen vollständig, präzise und unmittelbar mit Datum aufgezeichnet und von der Hebamme unterschrieben werden (Abb. 4.7). Mittlerweile ist es üblich, dass Frauen diese Aufzeichnungen bei sich aufbewahren, denn dadurch bekommen sie eher das Gefühl von Kontrolle und aktiver Teilnahme, auch sind sie so besser informiert. Für eine effektivere Fürsorge sollen alle diese Aufzeichnungen allen zugänglich sein, die die Frau betreuen. Die Aufzeichnungen sollten außerdem so notiert und formuliert sein, dass die Frau sie versteht.

Abbildung 4.7

Schwangeren-kartei

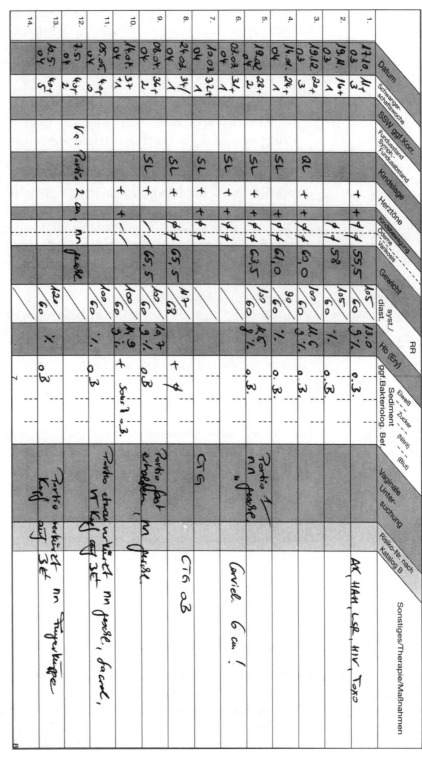

Abbildung 4.8

Die embryonale und fetale Entwicklung

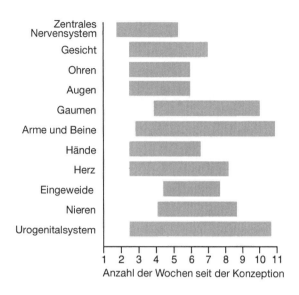

Fehlbildungen des Kindes entdecken

Die verschiedenen Körperteile des Babys entwickeln sich unterschiedlich rasch (Abb. 4.8); deshalb können schädliche Substanzen je nach Stadium der Schwangerschaft verschiedene Organe betreffen.

Mittlerweile gibt es für Schwangere vielfältige Tests, um das Risiko einer Fehlbildung des Kindes einzuschätzen. Bestimmte Fehlbildungen können zwar diagnostiziert werden, doch es bleibt immer eine Fehlerquote. Kein Test ist zu 100 % genau. Genauso wenig bedeutet eine Diagnose, dass eine Erkrankung behoben werden kann. Oft hat eine Frau dann nur die Möglichkeit, die Schwangerschaft abzubrechen. Daher sollten Maßnahmen der pränatalen Diagnostik nur durchgeführt werden, wenn die Mutter sicher ist, wie sie handeln würde. Falls für sie ein Abbruch nicht in Frage kommt, ist es nur wenig sinnvoll, die Tests durchzuführen.

Beispielsweise wünschen sich immer mehr Frauen eine Messung der fetalen Nackenfalte, um ein Down-Syndrom zu ermitteln (siehe unten auch Cuckle & Wold 1990). Dieser Test wird in der Frühschwangerschaft durchgeführt und ist keineswegs 100 % zuverlässig. Der AFP-Test wird dagegen erst in der 15. Schwangerschaftswoche durchgeführt. Es dauert weitere zwei Wochen, bis die Ergebnisse vorliegen; sind diese unnormal, steht ihr eine Amniozentese, das ist eine Fruchtwasseruntersuchung, bevor. Dann muss sie wieder 2 bis 3 Wochen warten; mittlerweile spürt sie bereits die Bewegungen des Kindes. Zwischenzeitlich hat sie sich schon größte Sorgen gemacht und ist stark gestresst. Entscheidet sie sich, die Schwangerschaft zu abzubrechen, ist sie zwischen der 18. und der 22. Schwangerschaftswoche. Ein Abbruch zu diesem Zeitpunkt bedeutet, dass sie bereits eine Geburt durchlebt.

Pränatale Untersuchungen sind keineswegs verpflichtend. Entscheidet sich eine Frau dafür, ist sie gut beraten, alle Möglichkeiten und Alternativen im Vorfeld zu überdenken.

Messung der Nackenfalte

Diese Untersuchung wird zwischen der 11. und der 13. Woche durchgeführt. Die Ergebnisse des Ultraschalls werden mit dem Alter der Frau verglichen, um das Risiko eines Down-Syndroms oder anderer Chromosomendefekte einzuschätzen. Der Arzt überprüft mit dem Ultraschall die Nackenfalte des Kindes. Ist diese besonders dick, gilt dies als Fehlbildung.

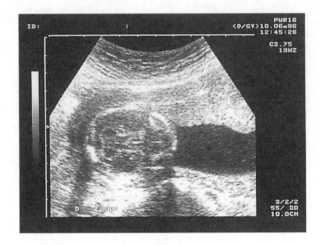

Abbildung 4.9

Messung der Nackenfalte und Darstellung der Ventrikelkammern im Gehirn (Abdruck mit freundlicher Genehmigung aus Symonds & Symonds 1997)

AFP-Test (Alphafetoprotein-Test)

Diese Blutuntersuchung wird in der Schwangerschaft routinemäßig häufiger angeboten. Die Konzentration von AFP im Blut kann zwischen der 16. und 18. Woche am genauesten festgestellt werden; der Test wird in der Regel in Verbindung mit einer Ultraschalluntersuchung vorgenommen (MacLachlan 1992). Ein hoher AFP-Spiegel im Blut kann darauf hinweisen, dass die Schwangerschaft bereits weiter fortgeschritten ist als angenommen, dass es sich um eine Mehrlingsschwangerschaft handeln kann, dass ein Neuralrohrdefekt (wie Spina bifida) oder ein Turner-Syndrom (sehr selten) vorliegt oder dass das Baby tot ist.

Eine niedrige AFP-Konzentration kann Auskunft darüber geben, dass die Schwangerschaft noch nicht so weit fortgeschritten ist wie angenommen oder dass ein Down-Syndrom vorliegt (Cuckle & Wold 1990).

Vorteile

- der Test ist nicht-invasiv für den Fetus und verursacht keine körperlichen Nebenwirkungen
- die Ergebnisse liegen bald vor (gewöhnlich innerhalb einer Woche).

Nachteile

- die Tests sind nur zu ca. 50 % zuverlässig
- eine positive Fehlerquote von 5 bis 10 % bedeutet, einige Frauen ängstigen sich grundlos um ihr Kind und sind unsicher
- ein negatives Ergebnis garantiert nicht, dass das Baby keine Fehlbildungen hat
- bei positiven Ergebnissen wird eine Frau nicht immer ausreichend über die Genauigkeit und die Folgen dieses Resultats beraten.

Abbildung 4.10

Amniozentese

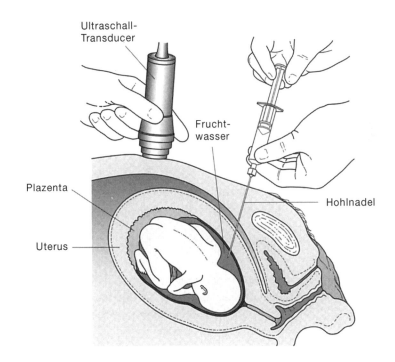

Amniozentese

Bei dieser Untersuchung, die im Idealfall zwischen der 16. und der 18. Woche durchgeführt wird, wird eine spezielle Nadel durch die Bauchdecke eingeführt und eine Fruchtwasserprobe entnommen (Abb. 4.10) (Assel u. a. 1992, MacLachlan 1992). Eine Amniozentese wird aus folgenden Gründen gemacht: bei Verdacht auf eine Fehlbildung nach einem AFP- oder einem Triple-Test, nach einer positiven Ultraschalluntersuchung, bei familiären Erbkrankheiten (wie Muskeldystrophie) oder Fehlbildungen in der Familie, bei einer vorliegenden Erkrankung der Mutter, die das Baby beeinflussen könnte, wenn die Mutter 37 Jahre[3] oder älter ist, nach entsprechenden Ergebnissen der Blutuntersuchungen. Das Risiko einer Fehlgeburt nach einer Amniozentese beträgt 1:150/200 (Hansom u. a. 1992).

---

3) In Deutschland 35 Jahre, Anm. d. Ü.

Vorteile

- die Genauigkeit für das Down-Syndrom beträgt 80 %, für Neuralrohrdefekte 90 % (Mikkelsson & Neilson 1992)
- das Geschlecht des Kindes kann festgestellt werden – das ist wichtig bei geschlechtsgebundenen Erkrankungen wie Hämophilie oder Duchenne-Muskeldystrophie
- im dritten Trimenon kann die Lungenreife des Kindes beurteilt und das Risiko eines Atemnotsyndroms (RDS) abgeschätzt werden (Thompson u. a. 1993).

Nachteile

- das Risiko einer Fehlgeburt beträgt 0,5 bis 2 % (abhängig vom Alter der Mutter und davon, wie frühzeitig der Test durchgeführt wird) (Hansom u. a. 1992)
- sie erfasst nur eine begrenzte Anzahl möglicher Fehlbildungen (deshalb garantiert ein negatives Testergebnis kein gesundes Kind)
- sie kann unangenehm sein und Nebenwirkungen haben (Verlust des Fruchtwassers, Blutungen, Uteruskontraktionen oder eine Infektion)
- sie ist am sichersten, wenn sie zwischen der 14. und 16. Woche durchgeführt wird; es dauert 2 bis 6 Wochen, bis die Ergebnisse vorliegen – ist dann ein Schwangerschaftsabbruch angezeigt, ist es bereits ziemlich spät
- bei jeder 1000. Untersuchung verfehlt der Untersucher den Amnionsack und die Untersuchung muss erneut durchgeführt werden (Mikkelson & Neilson 1992)
- bei jeder 200. Untersuchung hat das Baby ein geringeres Geburtsgewicht oder als Neugeborenes Atemprobleme (Mikkelson & Neilson 1992, Thompson u. a. 1993)
- jede 50. Untersuchung muss wiederholt werden, weil die Kultur nicht angeht (Mikkelson & Neilson 1992)
- die Sicherheit der Untersuchung hängt von der Erfahrung des Durchführenden ab.

Triple-Test

Diese Blutuntersuchung wird gewöhnlich um die 16. Woche vorgenommen. Sie ermittelt die AFP-Werte und die Konzentration der Hormone Östriol und humanes Choriogonadotropin. Dieser Test kann ein erhöhtes Risiko einer Spina bifida oder eines Down-Syndroms nachweisen.

Chorionzottenbiopsie

Die Chorionzottenbiopsie ist eine Untersuchung aus der pränatalen Diagnostik auf Chromosomenaberrationen und/oder genetisch bedingte Erkrankungen. Im Allgemeinen wird sie zwischen der 8. und 12. Woche

Abbildung 4.11
Chorionzottenbiopsie

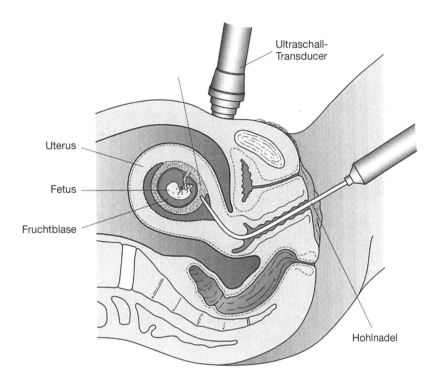

durchgeführt (Abb. 4.11) (Hogge u. a. 1986, Silvermann & Watner 1992). Sie wird häufig Frauen über 35 nahegelegt oder Frauen mit Erbkrankheiten in der Familie. Das Risiko eines Spontanaborts liegt bei 2 % (Thomas 1996).

Vorteile

- rasche Ergebnisse (vorläufige Ergebnisse liegen bereits nach 48 Stunden vor, das endgültige Ergebnis innerhalb einer Woche)
- eine frühzeitige Untersuchung kann Mütter mit hohem Risiko beruhigen.

Nachteile

- das Risiko einer Fehlgeburt liegt bei 2 % bis 4 % (doppelt so hoch wie bei der Amniozentese), außerdem gibt es Hinweise, dass die Chorionzottenbiopsie zu Fehlbildungen führen kann, wenn sie vor der 9,5. Woche durchgeführt wird (Firth 1991)
- man weiß nicht, wie sich eine Gewebsentnahme aus der Plazenta auf das Kind auswirkt
- bei bis zu 6 % der Untersuchungen bringt die Untersuchung kein Ergebnis, weil die Kultur nicht angeht oder es zu einer Vermischung mit den maternalen Zellen kommen kann (Thomas 1996).

Ultraschall

In Großbritannien wird seit 20 Jahren den meisten Schwangeren routinemäßig mindestens eine ultrasonographische Untersuchung angeboten, im Allgemeinen zwischen der 16. und der 18. Woche. Dabei werden hochfrequente Schallwellen von den inneren Organen reflektiert, die elektronisch auf einem Bildschirm als erkennbares Bild des Babys dargestellt werden. Mit Ultraschall lässt sich der Geburtstermin bestätigen, lassen sich Mehrlingsschwangerschaften diagnostizieren, das Risiko eines Down-Syndroms oder einer Spina bifida einschätzen und die Position der Plazenta prüfen. Ein erfahrener Praktiker kann das Geschlecht des Kindes erkennen, vor allem wenn die Untersuchung erst spät in der Schwangerschaft durchgeführt wird. Den Eltern wird das Geschlecht des Kindes nur auf deren ausdrücklichen Wunsch mitgeteilt.[4]

Vorteile

- sie kann schon früh eine Verbindung zwischen den Eltern und dem Kind herstellen
- sie kann nach einer starken Blutung den Fortbestand einer Schwangerschaft bestätigen
- sie kann im ersten Trimenon das genaue Alter des Kindes ermitteln
- sie hat weniger Nebenwirkungen als eine Amniozentese oder Chorionzottenbiopsie und ein erfahrener Praktiker kann ein Down-Syndrom und zahlreiche erblich bedingte Fehlbildungen sicher feststellen
- sie ist ein wesentlicher Bestandteil der Amniozentese oder Chorionzottenbiopsie, denn mithilfe des Ultraschalls kann die Nadel sicher in den Uterus eingeführt werden.

Nachteile

- die langfristigen Nebenwirkungen sind nicht bekannt
- häufige Ultraschalluntersuchungen werden mit verzögertem intrauterinen Wachstum in Verbindung gebracht (IUWR)
- sie kann sich negativ auf die Nervenfunktion auswirken und dazu führen, dass die Kinder Linkshänder sind, Schwierigkeiten mit dem Lesen haben und erst spät sprechen
- für das Baby stellt Ultraschall eine invasive Untersuchungsmethode dar – die schrillen Geräusche können ihm Schmerzen und Unbehagen bereiten
- die Diagnose mancher Erkrankungen (z. B. einer Placenta praevia) ist zu 95 % ungenau (Thomas 1996).

---

4) In Deutschland sind drei Ultraschall-Untersuchungen üblich zwischen 9.–12. SSW, 19.–22. SSW, 29.–32. SSW, Anm. d. Ü.

Aus der Fließbandabfertigung aussteigen

Das Thema Pränataldiagnostik wirft komplexe sowie emotionale Fragen auf. Die Entscheidung der Eltern, ob sich die Frau untersuchen lassen soll oder nicht, ist belastend und oft irrational. Jede Mutter wird in jeder Situation Risiko, Normalität und Mängel anders bewerten. Um entsprechend der persönlichen Umstände die für sie richtige Entscheidung zu treffen, brauchen eine Mutter und ihr Partner unbedingt Unterstützung und Beratung, vor allem, wenn sie sich dem Druck der Mediziner widersetzen und Routineuntersuchungen ablehnen. Schließlich ist kein Test 100 % zuverlässig. Falls ein Abbruch nicht in Frage kommt, besteht die beste Möglichkeit, aus der Fließbandabfertigung der Pränataldiagnostik mit all ihren Risiken auszusteigen, darin, sich erst gar nicht darauf einzulassen.

Pränatale Infektionen der Mutter

Generell ist das Baby durch den ihn umgebenden Amnionsack und die Plazenta vor Infektionen geschützt. Doch bestimmte Mikroorganismen aus dem mütterlichen Blut können die Plazenta durchdringen. Am häufigsten kommen folgende diaplazentar übertragene Infektionen vor: Röteln, Zytomegalie, Toxoplasmose und Syphilis. Das englische Akronym TORCH (Fackel) fasst einige davon zusammen:

T – Toxoplasmose

O – für andere (other), z. B. Listeriose, Chlamydieninfektion, Varizellen, Ringelröteln

R – Röteln

C – Cytomegalie/Zytomegalie

H – Herpes

Diese Infektionen treten in verschiedenen Formen auf. Erstens können sie bei einer schweren Infektion zu einer Totgeburt oder Missbildung führen. Zweitens können sie eine Anämie, Gelbsucht, Purpura oder eine Vergrößerung der Leber oder Milz verursachen, wenn sie systemisch sind. Drittens können sie das Zentrale Nervensystem befallen wie im Fall einer Enzephalitis oder Meningitis. Viertens können auch die Haut und die Knochen leicht betroffen sein. Fünftens können sie zu einer intrauterinen Wachstumsverzögerung führen.

Toxoplasmose

Sie ist die gefährlichste Infektionskrankheit in der Schwangerschaft. Toxoplasmose wird durch einen Parasiten mit dem Namen *Toxoplasma gondii* ausgelöst. Sie wird übertragen, indem man rohes oder zu wenig gekochtes Fleisch verzehrt oder verarbeitet oder indem man mit dem Kot infizierter Katzen in Berührung kommt. Die Infektion kann diaplazentar auf das

Kind übertragen werden; das sich mit Fortschreiten der Schwangerschaft erhöhende Risiko für das Kind wird auf 10 bis 76 % geschätzt (RGOG 1992). Die schlimmsten Folgen sind bei Frauen zwischen der 10. und 24. Schwangerschaftswoche zu beobachten. In der Frühschwangerschaft kann es zu Spontanaborten kommen; die Infektion wird auch mit Fehl- und Totgeburten in Verbindung gebracht. Die Behandlung einer Toxoplasmoseinfektion während der Schwangerschaft ist schwierig, weil die Medikamente auch das Kind beeinflussen können.

Röteln

Röteln sind im ersten Trimenon sehr ernst (Wang & Smaill 1989), dann hat das Baby ein Infektionsrisiko von 80 %. Embryonen, die sich in den ersten 8 Wochen infizieren, haben ein hohes Fehlbildungsrisiko mit Sehfehlern und Hörschäden. Auch Spontanaborte sind möglich. Zu Taubheit kann es auch nach einer Infektion nach der 14. Woche kommen. Häufig ist das intrauterine Wachstum verzögert und das Kind kommt mit Fehlbildungen zur Welt. Es ist wichtig zu wissen, dass ein Baby, das infiziert auf die Welt kommt, über seinen Urin das Röteln-Virus bis zu 10 Jahre lang ausscheiden und so schwangere Frauen gefährden kann.

Frauen werden im Rahmen der Vorsorgeuntersuchungen auf Röteln hin untersucht und man bietet ihnen eine Röteln-Impfung an, falls sie nicht immun sind.

Zytomegalie

Zytomegalie wird vom Herpes-Virus ausgelöst und ist eine häufige Infektion während der Schwangerschaft. Eine Infektion ist während der gesamten Schwangerschaft möglich und kann sich in leichten, Grippe-ähnlichen Symptomen äußern. Über 50 % der Schwangeren sind immun gegen das Virus; von den nicht immunen infiziert nur ein kleiner Prozentsatz das Baby. Eine Blutuntersuchung kann Auskunft geben, ob die Infektion zurückliegt oder akut ist.

Zytomegalie kann ernste Probleme hervorrufen und in besonders schlimmen Fällen eine Totgeburt verursachen. Sie ist häufig Grund für eine Fehlgeburt; bei Kleinkindern kann sie zu geistiger Retardierung führen.

Herpes

Herpes wird vom Herpes simplex Virus Typ 2 ausgelöst und durch Geschlechtsverkehr übertragen. (Herpes simplex Virus 1 kann zu genitalem Herpes führen, äußert sich aber in der Regel durch Effloreszenzen im Gesicht, an den Lippen und Augen.)

Bei Neugeborenen ist Herpes simplex eine ernste Erkrankung; das Virus kann diaplazentar oder bei der Geburt durch direkten Kontakt mit den infizierten Hautstellen übertragen werden. Für das Kind besteht das Hauptrisiko nach der Primärinfektion. Selbst bei genitalen Herden stellen Reinfektionen ein geringes Risiko für das Kind dar.

Folgende Symptome sind für Herpes Typ 2 typisch: Jucken gefolgt von gruppenförmig angeordneten Bläschen, die rasch nässen und eitern. Die Lymphknoten in den Leisten können anschwellen und es kann zu leichtem Fieber kommen. Bei der Erstinfektion treten schmerzhafte Geschwüre im Genitalbereich auf. Rekurrierende Episoden verlaufen in der Regel schwächer und kürzer.

Für bereits infizierte Frauen wird die Routineuntersuchung während der Schwangerschaft heute nicht mehr empfohlen. Frauen hingegen, die sich während der Schwangerschaft erstmals infizieren, müssen sich untersuchen lassen, damit eine Diagnose erstellt werden kann. Dafür wird ein Abstrich genommen und eine Kultur angelegt.

Sind die Läsionen floride oder bricht die Infektion vor der Geburt aus, muss das Baby eventuell per Kaiserschnitt geboren werden. Sind jedoch bei Rezidiven zur Geburt weder Läsionen noch ein positiver Abstrich vorhanden, ist ein Kaiserschnitt nicht erforderlich.

Zur Behandlung werden Schmerzmittel verabreicht, um die Schmerzen zu lindern, und ein Medikament mit dem Namen Aciclovir (normalerweise 5 bis 7 Tage lang). Aciclovir reduziert die Virusausscheidung, rezidivierende Symptome und so die Wahrscheinlichkeit eines Kaiserschnitts.

Alternative Mittel gegen Herpes

- Die Geschwüre können in Calendula- oder Hypericum-Lösungen gebadet werden. Geben Sie fünf Tropfen auf ¼ Liter abgekochtes Wasser und baden Sie die Stelle darin 4- bis 5-Mal täglich, um den betroffenen Bereich zu beruhigen. Sie können sich auch in den meisten Naturkostläden eine Calendula-Salbe besorgen.
- Andere in Frage kommende homöopathische Mittel sind Natrium muriaticum C6 oder Capsicum C6, doch es ist empfehlenswert, sich das richtige Mittel von einem Homöopathen verschreiben zu lassen.
- Ätherische Öle wie Teebaumöl (5 bis 15 Tropfen) können direkt in das Bidet oder dem Badewasser beigegeben werden.
- Das Immunsystem lässt sich auch mithilfe der Akupunktur stärken, doch sie beseitigt nicht den zugrunde liegenden Krankheitsherd.

Listeriose

Listeriose tritt häufig nach dem Verzehr von Weichkäse oder infiziertem Hähnchen auf. Eine Infektion im ersten Trimenon führt häufig zu Spontanaborten. Zwischen 1985 und 1989 soll sich Berichten zufolge die Zahl der Infektionen beinahe verdoppelt haben.

Chlamydieninfektion

Chlamydia trachomatis ist mittlerweile der am häufigsten durch Geschlechtsverkehr übertragene Erreger. Das gilt besonders für weibliche Teenager. Behandelt wird mit Antibiotika. Bei den meisten Menschen verläuft die Erkrankung jedoch symptomlos, deshalb ist sie besonders heimtückisch.

Das erste Stadium tritt eine bis drei Wochen nach dem Geschlechtsverkehr mit einer infizierten Person auf und zeigt sich in unnatürlichem Ausfluss und Brennen beim Wasserlassen.

Das zweite Stadium tritt mehrere Wochen oder Monate nach der Infektion auf. Bei Frauen kann es zu aszendierender Adnexitis kommen und bei Männern und Frauen Unfruchtbarkeit hervorrufen. In der Schwangerschaft kommt es zu Frühgeburten, Aborten und Totgeburten. Babys, die mit einer Chlamydieninfektion auf die Welt kommen, können ein niedriges Geburtsgewicht, Konjunktivitis oder Pneumonie haben.

Windpocken

Windpocken treten in der Schwangerschaft nur selten auf (1:2000). Die meisten Menschen in den Industrienationen hatten Windpocken irgendwann in ihrer Kindheit und sind immun dagegen. In Zweifelsfällen jedoch oder wenn die Schwangere nicht sicher ist, ob sie nicht Kontakt mit einem Infizierten hatte, kann sie eine Blutuntersuchung durchführen lassen. Ist die Immunität unklar, sollte ein Kontakt mit Infizierten vermieden werden.

Das Virus wird durch Tröpfcheninfektion von Mensch zu Mensch übertragen. Zwei Tage vor Ausbruch des Exanthems bis eine Woche danach ist man höchst ansteckend.

Erkrankt eine Frau im zweiten Trimenon an Windpocken, ist das Risiko für den Fetus gering. Im ersten Trimenon jedoch und besonders während der ersten acht Schwangerschaftswochen kann eine Windpocken-Infektion bei einer Minderheit von Frauen zu Geburtsdefekten führen. Denn in diesem Zeitraum entwickelt sich der Embryo rapide und gegen Ende der 8. Woche sind bereits alle Organe vollständig vorhanden. Jegliche Erkrankung während dieser Zeit führt mit ziemlicher Wahrscheinlichkeit zu Problemen. Das anerkannte Varizellensyndrom geht mit folgenden Merkmalen einher: verkürzten Extremitäten, Narbenbildung, möglichen Störungen in der Gehirnentwicklung und Augenschäden.

Die Primärinfektion der Mutter in der späten Schwangerschaft führt zu Infektionen beim Neugeborenen, die in der Regel blande verlaufen; tritt die Infektion jedoch erst fünf Tage vor der Geburt auf, kann sie heftig verlaufen. Dieses Risiko lässt sich verringern, wenn die infizierte Mutter oder das infizierte Kind eine Immuntherapie (Immunglobuline) bekommen.[5]

---

5) In Deutschland wird in diesen Fällen ein Kaiserschnitt durchgeführt. Anm. d. Ü.

Ringelröteln

In der Kindheit verursacht das humane Parvovirus das Erythema infectiosum acutum oder Ringelröteln, die manchmal mit den Röteln verwechselt werden. Die Erkrankung wird auch „Ohrfeigen-Gesicht" genannt, weil das Gesicht des Kindes dann gerötet ist.[6]

Eine Infektion verläuft gewöhnlich symptomlos. Infiziert sich während der Schwangerschaft jedoch das Kind, kann dies zu Anämie, Flüssigkeitsretention oder Hydrops fetalis führen. Bei einer Infektion des Kindes kommt es ungefähr bei der Hälfte der Fälle zu einer Fehl- oder Totgeburt; bei der anderen Hälfte vergehen Anämie und Hydrops ohne bleibende Schäden zu hinterlassen. Es ist nur ein Fall bekannt, dass ein Kind nach einer Ringelrötel-Infektion kongenitale Fehlbildungen hatte.

Ein Screening auf Ringelröteln gilt als nicht angemessen. Dennoch sollte bei einer unerklärten Totgeburt oder einem späten Abort die Plazenta auf eine mögliche Infektion hin untersucht werden. Im Verdachtsfall (beispielsweise bei Kontakt mit einem infizierten Kind) kann eine Blutuntersuchung eine abgelaufene Infektion (und damit Immunität) oder eine akute Infektion mit möglichen Problemen für das Kind nachweisen.

Stärkung des Immunsystems und Aufbau einer Immunität

Vitamin C-reiche Nahrungsmittel oder Vitamin C-Präparate stärken das Immunsystem und unterstützen den Körper im Kampf gegen Viren. Auch Echinacea kräftigt das Immunsystem.

Akupunktur zur Stärkung des Immunsystems

Das Modell des Immunsystems in der Westlichen Medizin ist kompliziert. Die Chinesische beurteilt das Immunsystem danach, ob das Abwehr-Qi stark genug und in der Lage ist, Viren und klimatische Einflüsse wie Erkältungen und grippale Infekte (auf der äußeren Ebene) und ernstere Erkrankungen (auf einer tieferen Ebene) abzuwehren.

Punkte für die Akupunkturbehandlung

- Ma 36 erhöht die Anzahl der weißen Blutkörperchen, wie in Tierversuchen nachgewiesen wurde
- LG 14 fördert erwiesenermaßen die Phagozytose.

Ist eine Patientin unsicher wegen einer Infektion, sollte sie sich mit ihrer Hebamme oder ihrem Arzt in Verbindung setzen.

---

6) Im Deutschen werden Ringelröteln auch als die Fünfte Krankheit bezeichnet. Anm. d. Ü.

Zusammenfassung

- In der Schwangerenvorsorge gibt es folgende Termine: Bestätigung der Schwangerschaft und Überweisung durch den Arzt (um die 6. Woche), die Erstuntersuchung (8. bis 12. Woche), dann Termine alle vier Wochen (bis zur 32. Woche), alle zwei Wochen (bis zur 36. Woche) und (ab der 36. Woche) wöchentlich.
- Bei der Erstuntersuchung werden folgende Daten erhoben: Gewicht, Blutdruck, geburtshilflicher Hintergrund, Blut- und Urinuntersuchung.
- Bei den Folgeterminen wird der Blutdruck gemessen, der Bauch abgetastet, der Urin getestet und die Frau wird auf Ödeme untersucht (um eine SIH festzustellen).
- Um Fehlbildungen des Fetus festzustellen, können folgende Untersuchungen vorgenommen werden: Messung der Nackenfalte, AFP-Test, Amniozentese, Triple-Test, Chorionzottenbiopsie und Ultraschall.
- Mit folgenden Techniken werden Uterus und Baby untersucht: Inspektion, Palpation und Auskultation.
- Auf folgende Infektionen bei der Mutter ist vor allem zu achten: Toxoplasmose, andere (beispielsweise Syphilis, Listeriose, Chlamydieninfektion, Varizellen, Ringelröteln), Röteln, Zytomegalie und Herpes.
- Folgende Akupunkturpunkte werden im Allgemeinen pränatal genadelt:
  – um das Immunsystem zu stärken: Ma 36, LG 14.

Quellenangaben

Assel B u. a.: Single Operator Comparison of Early and Mid Trimester Amniocentesis, in: Obstetrics and Gynaecology 79 (6), 1992, S. 940–944

Cuckle HS, Wold NJ: Screening for Downs Syndrome Prenatal Diagnosis and Prognosis. Butterworth, London 1990

Firth H: Severe Limb Abnormalities after CVS at 56–66 Day's Gestation, in: Lancet 337, 1994, S. 762–763

Hansom FW u. a.: Early Amnicentesis Outcome Risks and Technical Problems at < 12.8 weeks, in: American Journal of Obstetrics and Gynaecology 166 (6/1), 1992, S. 1707–1711

Hogge JS u. a.: Chorionic Villus Sampling, in: Journal of Obstetrics, Gynaecology and Neonatal Nursing Jan/Feb 1986, S. 24–28

Kitzinger S: The Experience of Childbirth. Penguin, London 1974, S. 102, 227, 228

MacLachlan NA: Amniocentesis. In: Brock DJH (Hrsg.) Alphafetoprotein and Acetylcholinesterase Prenatal Diagnosis and Screening. Churchill Livingstone, New York 1992

Marteau TM, Slack J, Kidd J: Presenting a Routine Screening Test in Antenatal Care. Public Health 1992, S. 131–141

Mikkelsson M, Neilson KB: Prenatal Diagnosis and Screening. Churchill Livingstone, New York 1992

RCOG: Pre-natal Screening for Toxoplasmosis in the UK. RCOG, London 1992

Silvermann NS, Watner RJ: CVS Sampling. 1992

Sweet RB (Hrsg.): Mayes' Midwifery, Baillière Tindall, New York 1997, 12. Aufl., S. 2, 3, 218, 223, 224, 225, 227

Symonds EM, Symonds IM: Essential Obstetrics and Gynaecology. Churchill Livingstone, Edinburgh 1997

Thomas P: Every Woman's Birth Rights. Thorsons, London 1997

Thompson J u. a.: Lung Volume Measured by Functional Residual Capacity in Infants Following First Trimester Amniocentesis. Nursing Times 89(2), 1993, S. 38

Thompson AM, Billewicz WZ: Repeated Measurements of Maternal Weight During Pregnancy: Is This a Useful Practice? in: British Journal of Obstetrics and Gynaecology 98, 1957, S. 189–194

Wang F, Smaill F: Infection in Pregnancy. Oxford University Press, Oxford 1989

KAPITEL 5 # Erstes Trimenon: 1. bis 12. Woche

Im ersten Schwangerschaftstrimester geht es einer Frau häufig – offen gesagt – lausig. Die Symptome können vielfältig und zahlreich sein: unendliche Müdigkeit, ständiges Hungergefühl, das Verlangen, seltsame Dinge zu essen, eine Abneigung gegen Lebensmittel, die ihr bisher schmeckten, verstärkter Speichelfluss oder ein unangenehmer Metallgeschmack im Mund, Übelkeit und Erbrechen, oft nur morgens, manchmal aber den ganzen Tag über.

Anatomie und Physiologie

Innerhalb von sieben Tagen, nachdem sich die befruchtete Eizelle in der Gebärmutterschleimhaut eingenistet hat, beginnt der Körper humanes Choriongonadotropin (hCG) zu produzieren. Die Blastozyste entwickelt sich zu einem Embryo und die Plazenta entsteht.

Ab der 4. Woche ist der Embryo mit dem bloßen Auge zu erkennen. Er ist ca. 4 mm lang und wiegt weniger als 1 Gramm.

Um die 8. Woche ist der Embryo so groß wie eine kleine Erdbeere, alle Körpersysteme sind angelegt, im Laufe der nächsten sieben Monate wird er nur noch reifen.

Um die 12. Woche ist der Fetus als Mensch erkennbar, obwohl er erst 6,5 cm groß ist. Die Plazenta ist vollständig entwickelt.

Morgendliche Übelkeit

Allgemeine Ursachen

Die Ursachen für morgendliche Übelkeit sind unbekannt. Man führt sie auf den hohen hCG-Spiegel zurück, ein von der Plazenta freigesetztes Hormon, oder auf Progesteron, das die Eierstöcke ausschütten. Bei manchen Frauen ist diese Übelkeit so stark, dass sie Hyperemesis, übermäßiges Erbrechen, genannt wird (Weigel & Weigel 1989, Whitehead, Anders & Chamberlain 1992). 70 % bis 90 % aller Schwangeren sind von Übelkeit unterschiedlicher Intensität betroffen (Sweet 1997). Über die Ursachen wird zwar viel geforscht, doch können noch keine endgültigen Schlussfolgerungen gezogen werden.

Leidet eine Patientin unter einem der unten aufgeführten Symptome, sollte sie ihre Hebamme oder ihren Arzt konsultieren. Akupunkteure sollten nach diesen Symptomen fragen und in diesen Fällen vorsichtig vorgehen.

Erbricht sich eine Patientin mehrmals täglich, besteht die Gefahr einer Dehydratation und sie sollte Hilfe suchen. Diese äußert sich in folgenden klinischen Symptomen: Gewichtsverlust, steigender Pulsfrequenz (über 120 spm), niedrigem Blutdruck, Elastizitätsverlust der Haut und, als Folge, einer trockenen, belegten Zunge, seltener Miktion, Atem mit Ketonkörpergeruch, das heißt, der Atem riecht nach Nagellack oder Bonbons.

Andere Ursachen für Übelkeit

Bestimmte Schwangerschaftsbeschwerden können Übelkeit und Erbrechen verschlimmern. Keine davon tritt besonders häufig auf, doch in schlimmen Fällen sollte an folgende Möglichkeiten gedacht und die Frau daraufhin untersucht werden: Blasenmole, Mehrlingsschwangerschaft, die die Mutter körperlich stärker beansprucht, Schwangerschafts-induzierte Hypertonie (SIH), Hydramnion und vorzeitige Plazentalösung.

Blasenmole

Eine Blasenmole tritt sehr selten, nur bei jeder 2000. Schwangerschaft, auf (Sweet 1997). Dabei handelt es sich um eine Plazentabildungsstörung bei fehlendem Embryo. Die Chorionzotten entwickeln sich nicht normal, sodass der Körper viel hCG produziert, was zu einem positiven Schwangerschaftstest führt. Eine Blasenmole sieht aus wie weintraubenförmige Blasen, bei denen es sich um Zysten handelt.

Extrem hohe hCG-Spiegel führen zu beträchtlicher Übelkeit und zu Schwellungen im Abdominalbereich. An eine Blasenmole sollte man denken, wenn eine Patientin unter starker Übelkeit und Zwischenblutungen leidet und für ihren Termin auffallend dick ist.

Zur Behandlung wird die Patientin hospitalisiert, um die Mole zu entfernen; während der nächsten zwei Jahre werden Blut- und Urinproben auf eine mögliche Entartung hin sorgfältig überwacht.

Symptome im Zusammenhang mit morgendlicher Übelkeit

Morgendliche Übelkeit hängt mit dem Verdauungstrakt zusammen und kann sich auf den Geruchs-, Geschmacks- und Tastsinn auswirken. Manchen Frauen wird durch den Reiz von Dingen, die sie sehen und berühren, übel. Anderen wird schlecht, wenn sie ihre Haltung ändern, sich beispielsweise nach dem Liegen aufsetzen.

Die Übelkeit und die starke Müdigkeit, mit der Frauen in der Frühschwangerschaft zu kämpfen haben, hängen eng zusammen. Folgende Symptome treten häufig mit Übelkeit zusammen auf (Whitehead, Anders

& Chamberlain 1992): Gelüste nach bestimmten Speisen, Abneigung gegen bestimmte Lebensmittel, Pikazismus, Metallgeschmack im Mund, Heißhunger, Sodbrennen, Aufstoßen, vermehrter Speichelfluss oder Ptyalismus, Geruchsempfindlichkeit und Müdigkeit.

Gelüste

Das Verlangen nach bestimmten Speisen ist manchmal überwältigend; bisweilen haben Patientinnen ein Verlangen nach Dingen, die sie gewöhnlich nicht mögen, die ihr Körper aber verlangt. Das Verlangen kann auf einen ernährungsbedingten Mangelzustand hinweisen.

Abneigung gegen bestimmte Speisen

Einerseits verlangen Frauen nach bestimmten Nahrungsmitteln, andererseits entwickeln viele eine Abneigung gegen Nahrungsmittel, die sie bisher mochten, wie Tee, Kaffee oder Toast. Das ist häufig auf die Wirkung von Hormonen in einem Gehirnbereich zurückzuführen, die als chemosensible Areale bezeichnet werden (Whitehead, Anders & Chamberlain 1992). Dieser Gehirnbereich beeinflusst Erbrechen und Abneigung gegen bestimmte Speisen.

Pikazismus

Beim Pica-Syndrom oder Pikazismus verspüren Menschen den Wunsch, etwas nicht Essbares zu essen; dieses Symptom tritt traditionell häufig in der Schwangerschaft auf.

Metallgeschmack im Mund

Dabei handelt es sich typischerweise um einen kupferartigen, unangenehmen Geschmack, der in der Frühschwangerschaft auftritt. Er kann leicht bis intensiv ausgeprägt sein und den Geschmackssinn beeinträchtigen, Übelkeit hervorrufen und dazu führen, dass jedes Essen unangenehm schmeckt.

Heißhunger

Wer auf Hungeranfälle unmittelbar reagiert, kann die Übelkeit meist für eine Weile in Schach halten oder sofortiges Erbrechen auslösen.

Sodbrennen

Sodbrennen gehört zu den häufigsten Beschwerden in der Schwangerschaft und tritt vor allem in der Spätschwangerschaft auf. Es kann allerdings auch schon im ersten Trimenon als brennendes Gefühl, begleitet von Erbrechen, vorkommen.

Aufstoßen

Aufstoßen wird von viel Luft im Magen ausgelöst, die ein unangenehmes Völlegefühl und Übelkeit verursacht.

Vermehrter Speichelfluss oder Ptyalismus

Als Ptyalismus wird bezeichnet, wenn so viel Speichel produziert wird, dass man ihn kaum noch schlucken kann.

Geruchsempfindlichkeit

Neben dem Geschmacks- kann auch der Geruchssinn beeinträchtigt sein. Speisen, die früher angenehm rochen, wie zum Beispiel Toast, können, sehr zum Leidwesen der Betroffenen, auf einmal abscheulich riechen.

Müdigkeit und Mattigkeit

Diese Beschwerden sind manchmal extrem und kommen in der Frühschwangerschaft recht häufig vor. Die Erschöpfung kann, vor allem bei der ersten Schwangerschaft, überwältigend sein, besonders wenn die Schwangere arbeiten oder kleine Kinder beaufsichtigen muss. Schwangerschaftserbrechen und Müdigkeit hängen zusammen.

Die Behandlung morgendlicher Übelkeit in der Westlichen Medizin

Besonders in der Frühschwangerschaft nehmen Frauen wegen der möglichen Auswirkungen auf das Baby nur widerwillig Medikamente. Deshalb ist es für Akupunkteure wichtig zu wissen, was Ärzte ihren Patientinnen raten.

Medikamentöse Behandlung

Antihistaminika, Promethazin-Hydrochlorid, Phenergan bzw. Promethazin-Theoclat und Avomin werden in der Dosis von 20–50 mg zur oralen Einnahme empfohlen, entweder allein oder mit 10–20 mg Pyridoxin (Vitamin B6) (Limof & Hawkins 1989). Als übliche Menge für die orale Einnahme gelten dreimal täglich 10 mg Metoclopramid in Form von Maxolon.

Leidet eine Schwangere unter Hyperemesis, die mit Ketonurie, Gewichtsverlust und Dehydratation einhergeht, wird sie gewöhnlich ins Krankenhaus eingeliefert, um ihren Flüssigkeitshaushalt aufzufüllen und den Elektrolythaushalt wieder ins Gleichgewicht zu bringen. Oft bekommt sie Vitamine intravenös zugeführt, muss Bettruhe einhalten und bekommt manchmal Sedativa. Als Beruhigungsmittel kommen in Frage Phenergan (25 mg), der Wirkstoff Promazin (Sparine ist der Name des internationalen Mittels) (50 mg) und der Wirkstoff Chloromazin (als internationales Mittel Largactil) (jeweils 25–50 mg); alle können intravenös verabreicht werden.

Ebenso kann Stemitil (25 mg) dreimal täglich injiziert oder als Zäpfchen gegeben werden.[7]

Nebenwirkungen

Das British Medical Journal und andere Fachzeitschriften empfehlen bei Übelkeit und Schwangerschaftserbrechen Valoid, das häufig verschrieben wird und sicher zu sein scheint (Fagan & Chadwick 1986, Lewis & Chamberlain 1982). Es gab zwar Bedenken, dass die Einnahme dieser Medikamente zu kongenitalen Missbildungen wie Lippen-Kiefer-Gaumenspalte führen könnte, dies wurde aber nie bewiesen. Angeborene Augenfehlbildungen können jedoch in losem Zusammenhang mit Meclozin auftreten; die Einnahme von Promazin könnte mit einer Zunahme an angeborenen Hüftgelenksluxationen zusammenhängen.

Als Nebenwirkungen bei der Mutter kann es zu trockenem Mund, verschwommenem Sehen und Benommenheit kommen. Folgende Nebenwirkungen können bei Metoclopramid auftreten: Benommenheit, Ruhelosigkeit, Diarrhö und Depressionen; doch bei niedriger Dosierung gelten diese Nebenwirkungen als ungewöhnlich. Phenothiazin hat auf die Mutter ähnliche Nebenwirkungen – Untersuchungen über die Auswirkungen auf das Kind verliefen ergebnislos (Howden 1986).

Morgendliche Übelkeit aus Sicht der Chinesischen Medizin

Während der Schwangerschaft verändern sich Konzeptions- und Durchdringungsgefäß tief greifend. Blut-Xue, Essenz-Jing und die Nieren-Energie der Mutter müssen den Fetus nähren; dies führt bei der Mutter zu Blut-Mangel und zu Hyperaktivität des Yang. Das zirkulierende Qi wird sowohl beim Auf- als auch beim Absteigen vom wachsenden Kind gestört. Die meisten Frauen können sich an diese Veränderungen anpassen; liegt jedoch bereits vor der Schwangerschaft eine konstitutionelle Schwäche vor, hat die Frau emotionale Probleme oder lebt sie ungesund, kann es zu Übelkeit und Erbrechen kommen. Die drei Organe, die den Qi-Fluss in der Schwangerschaft am stärksten beeinflussen, sind Milz-Pi, Leber-Gan und Niere-Shen (siehe Häufig vorkommende Disharmonie-Muster S. 95).

Das Durchdringungsgefäß steht mit dem Magen in Verbindung und meiner Erfahrung nach hängt eine Übelkeit immer mit irgendeinem Magen-Ungleichgewicht zusammen. Magen-Wei und Milz-Pi sind die Wurzel des nachgeburtlichen Qi und zuständig für die Bildung von Blut-Xue. In der Schwangerschaft sammelt sich das Blut-Xue im Durchdringungs- und Konzeptionsgefäß, um den Fetus zu nähren. Das Durchdringungsgefäß leitet das Blut-Xue hinunter zum Uterus, doch der Fetus braucht erst ein

---

7) Die Mittel sind bei uns teilweise unter anderem Namen erhältlich, die Wirkstoffe sind gleich. Anm. d. Ü.

gewisses Entwicklungsstadium, um es nutzen zu können, deshalb sammelt sich Blut-Xue. Das Durchdringungsgefäß steht mit der Magen-Leitbahn in Verbindung, die das Magen-Qi nach unten leitet. Durchdringungsgefäß und Magen-Leitbahn treffen sich im Punkt Ma 30. Sind Magen-Wei und Milz-Pi von Anfang an schwach, fließen Blut-Xue und Qi entgegen der üblichen Flussrichtung nach oben, was Brechreiz verursacht.

Emotionen

Emotionen wirken sich stark auf morgendliche Übelkeit aus, weil sie mit bestimmten Organen zusammenhängen.

> **Ärger:** Ärger verursacht eine Leber-Qi-Stase. Rührt der Ärger von unterdrückter Frustration und von Groll her, führt er zu Leber-Qi-Stagnation, die wiederum die Milz-Pi beeinflusst und Diarrhö verursacht. Auch der Magen-Wei wird in Mitleidenschaft gezogen, denn das Magen-Qi kann nicht absteigen; dadurch kommt es zu einer Obstruktion, Schmerzen im Epigastrium, Aufstoßen und Übelkeit. Der Einfluss der Leber-Gan auf den Magen-Wei zeigt sich häufig in Disharmoniemustern des Magen-Wei.
>
> **Sorge:** Sorge und Grübeln beeinträchtigen Milz-Pi und Magen-Wei und führen zu Qi-Stase und Nahrungsstagnation. Geschwächt werden Magen-Wei und Milz-Pi durch Überanstrengung; dann kann es zu dumpfem Schmerz, Müdigkeit und Muskelschwäche kommen. Überarbeitung auf Grund von geistiger Überanstrengung oder langer Arbeitszeit kann zu Magen-Yin-Mangel führen. Ebenso können sich unregelmäßige Essgewohnheiten über Jahre hinweg auswirken. Auch eine konstitutionelle, oft ererbte Schwäche kann potenziell Magenbeschwerden hervorrufen.
>
> **Angst:** Angst kann das Qi absinken lassen, dann kann die Niere-Shen das Durchdringungs- und Konzeptionsgefäß nicht mehr kontrollieren. Weil diese aber für Ernährung des Kindes lebenswichtig sind, ist das Abortrisiko groß.
>
> Diese Auswirkungen sind in Kasten 5.1 zusammengefasst.

Andere Faktoren

Bei der Frage, warum es manchen Frauen schlechter geht als anderen, muss der Akupunkteur auch an andere Faktoren denken. Folgende Möglichkeiten kommen in Betracht:

- *IVF-Schwangerschaften* – viele Frauen haben schon vor Beginn der Schwangerschaft Probleme mit einem Mangelzustand der Niere-Shen und die Medikamente, die bei einer IVF-Behandlung verabreicht werden, können den Organismus in dieser Hinsicht noch weiter schwächen.

Erstes Trimenon: 1. bis 12. Woche 91

Kasten 5.1 Verschiedene Emotionen und ihr Einfluss auf bestimmte Organe

---

- Sorge und Grübeln beeinflussen Magen-Wei und Milz-Pi – kann die Milz-Pi die Nahrung nicht transformieren oder transportieren, kommt es zu Nässe. Lang anhaltende Nässe verursacht trüben Schleim.
- Ärger beeinflusst die Leber-Gan – das Leber-Qi staut sich immer stärker, daraus entwickelt sich Leber-Feuer, Hitze-Zeichen treten auf und schließlich kommt es zu einem Yin-Mangel.
- Angst schwächt die Niere-Shen – die Niere-Shen ernährt das Kind mit Essenz-Jing. Liegt eine Essenz-Schwäche vor, besteht auch ein Nieren-Yin-Mangel und das Yang in der Niere steigt, was wiederum das Magen-Qi entgegengesetzt fließen lässt.

- *Ältere Schwangere* – bei älteren Frauen ist die Essenz-Jing aufgrund ihres Alters schwächer.
- *Ein zu kurzer Abstand zwischen den Schwangerschaften* – lässt dem Körper nicht genug Zeit zur Regeneration, was Qi- und Blut-Mangel hervorruft und die Essenz-Jing schwächt.
- *Starke Regelblutung vor der Schwangerschaft* – verursacht wahrscheinlich einen Blut-Mangel.
- *Lang bestehende chronische Beschwerden* – können eine Nieren-Schwäche verursachen.

Diese Themen werden in anderen Kapiteln ausführlicher besprochen.

Akupunktur in der Frühschwangerschaft

Morgendliche Übelkeit

Diagnose

Für die Diagnose morgendliche Übelkeit sind folgende Fragen wichtig:

1. Wann tritt die Übelkeit auf?
    - Tritt sie morgens auf, weist das auf einen Mangel hin.
    - Tritt sie nachmittags auf, ist das ein Hinweis auf eine Stagnation.
2. Empfindet die Patientin irgendeine Art von Schmerz?
    - Starker Schmerz weist auf Fülle hin.
    - Dumpfer Schmerz weist auf eine Leere hin.
    - Blähungsschmerz weist auf Stagnation hin, brennender Schmerz auf Hitze.
    - Völlegefühl kennzeichnet Nässe.
3. Wie wirkt sich Essen auf die Übelkeit/das Erbrechen aus?

- Hier will ich feststellen, ob sich das Erbrechen nach dem Essen bessert, was typisch für einen Mangel ist.
- Eine Verschlechterung nach dem Essen ist Hinweis auf einen Fülle-Zustand.

4. Wie beeinflusst Aktivität das Erbrechen?
   - Verbesserung bei Ruhe kennzeichnet einen Mangel.
   - Verbesserung bei leichter Bewegung spricht für eine Qi-Stase.
   - Besserung nach Erbrechen kennzeichnet einen Fülle-Zustand.
   - Verschlechterung nach dem Erbrechen kennzeichnet einen Leere-Zustand.

5. Wie ist die Übelkeit?
   - Leichte Übelkeit kann auf eine Leere hinweisen.
   - Erbrechen kurz nach dem Essen signalisiert einen Fülle-Zustand.
   - Erbrechen einige Zeit nach dem Essen weist auf einen Leere-Zustand hin.
   - Erbrechen von Essen kennzeichnet eine Fülle.
   - Erbrechen dünner Flüssigkeiten weist auf eine Leere hin.
   - Erbrechen saurer Flüssigkeiten zeigt, dass die Leber-Gan den Magen-Wei attackiert.

6. Was wird erbrochen?
   - Das Erbrochene ist wichtig. Handelt es sich um unverdaute Nahrung, liegt ein Fülle-Zustand vor.
   - Wässrige Flüssigkeiten weisen auf einen Leere-Zustand hin.
   - Saueres Aufstoßen ist Anzeichen, dass Leber-Qi im Magen ist.
   - Nahrungsstagnation kennzeichnet eine Qi-Stase.

7. Verspürt die Patientin Durst?
   - Hat die Patientin starken Durst und verlangt nach kalten Getränken, ist dies ein Zeichen von Hitze.
   - Hat die Patientin einen trockenen Mund und will Flüssigkeiten in kleinen Schlucken trinken, ist das Kennzeichen für Leere-Hitze.
   - Hat die Patientin keinen Durst, weist das auf Kälte hin.
   - Durst ohne das Verlangen zu trinken weist auf Nässe-Hitze hin.

8. Welchen Geschmack nimmt die Patientin wahr?
   - Klebriger Geschmack kann Nässe signalisieren.
   - Bitterer Geschmack kann auf Hitze hinweisen.
   - Süßer Geschmack kann Nässe-Hitze kennzeichnen.
   - Bei saurem Geschmack kann eine Nahrungsstagnation vorliegen.
   - Fehlender Geschmack kann Anzeichen einer Milz-Schwäche sein.

Behandlung und Behandlungsplan

Die Behandlung zielt vor allem darauf ab, das rebellierende Qi zu unterdrücken, den Magen-Wei zu harmonisieren und das Erbrechen zu stillen. Gleichzeitig sollten auch mögliche andere Disharmoniemuster der Mutter behandelt werden. Die Schwere des Krankheitsbildes hängt von den bereits zugrunde liegenden Ungleichgewichten ab.

Je nach Schwere sollten vier bis sechs Behandlungen ausreichen, um die Patientin zu stabilisieren. Idealerweise finden in der ersten Woche drei Behandlungen statt, in der zweiten Woche zwei und dann eine Behandlung wöchentlich, obwohl dies vielleicht schwierig im Zeitplan des Akupunkteurs unterzubringen ist. Bei der Behandlung geht es in erster Linie darum, den Magen-Wei zu beruhigen und das Erbrechen zu stoppen. Setzen Sie nicht mehr als vier bis sechs Nadeln und moxibustieren Sie nicht, denn Moxa erhöht das Qi im Uterus.

Als ich begann, Frauen mit morgendlicher Übelkeit zu akupunktieren, wählte ich nur Punkte aus, die in verschiedenen Lehrbüchern empfohlen waren oder die ich bei anderen Akupunkteuren gesehen hatte. In den Büchern steht nur wenig über Nadeltechniken, außer dass bei einem Mangel-Zustand zu tonisieren ist, bei einem Fülle-Zustand zu sedieren. Meinem Gefühl nach erfordert eine Schwangerschaft jedoch sanftere Nadeltechniken, nämlich die Nadeln zu setzen, das *De-Qi* auszulösen und die Nadeln ungefähr zehn Minuten zu belassen. Dadurch kann ich die Konstitution der Patientin und ihre Reaktion auf die Nadeln einschätzen. Bei den folgenden Behandlungen kann ich dann die Nadeln beruhigt länger wirken lassen.

In dieser Hinsicht geht es mehr um das Wohlbefinden der Patientin und ihre Reaktion auf die Nadeln als um die Behandlung selbst. Mir ist hauptsächlich daran gelegen, eine klare Vorstellung von den Veränderungen zu haben, die ich bei meiner Patientin erzielen will, und die Behandlung danach auszurichten. Solange die richtigen Punkte genadelt werden, nutzt der Körper in der Regel den gesetzten Reiz und holt sich aus der Behandlung, was er braucht.

Morgendliche Übelkeit kann schwierig zu behandeln sein, weil sich die Symptome im Einzelfall so verschieden äußern und der zugrunde liegende Gesundheitszustand von Patientin zu Patientin variiert. Deshalb sollten Sie Behandlungsvorschläge aus Lehrbüchern sorgfältig überdenken und jeweils an die Patientin anpassen. Ich bin dann am erfolgreichsten, wenn ich die Behandlung so einfach wie möglich gestalte und nicht nach komplizierten Syndromen suche. Unten stehend führe ich die allgemein verwendeten Punkte auf, mit denen ich eine gute Wirkung erzielte.

Moxa

In der Schwangerschaft wende ich Moxa nur äußerst vorsichtig an, denn es kann die Hitze im Körper weiter erhöhen – während der Schwangerschaft kommt es ohnehin gern zu innerer Hitze. Liegt jedoch eine Kälte-Leere vor, wie ein Magen-Qi-Mangel mit Leere-Kälte, dann ist Moxa angebracht. Ist die Patientin sehr schwach, hat einen starken Mangel-Zustand oder Angst vor Nadeln, stellen die Moxakegel eine sehr nützliche Alternative zu

Nadeln dar, wenn sie auf den Akupunkturpunkten benutzt werden; besonders KG 12 ist sehr wirksam.

Punkte für die Akupunkturbehandlung

- *Pe 6* – die Wirkung dieses Punktes gegen Übelkeit wurde am gründlichsten untersucht, nicht nur während der Schwangerschaft, sondern auch bei postoperativer Übelkeit. Er entspannt Brustkorb und Zwerchfell und lindert das Erbrechen, indem er die Qi-Stase im Oberen und Mittleren Erwärmer beseitigt. Pe 6 ist der Hauptpunkt bei morgendlicher Übelkeit und lässt sich, je nach der Krankengeschichte der Patientin, gut mit anderen Punkten kombinieren.
- *Ma 36* – dieser Punkt ist sehr hilfreich bei Mangel-Zuständen und bei rebellierendem Magen-Qi. Er lässt sich gut mit Pe 6 und KG 12 kombinieren.
- *KG 10* – ist der Kreuzungspunkt des Konzeptionsgefäßes mit der Milz-Leitbahn. Zu seinen Aufgaben gehört die Kardia zu kontrollieren; deshalb ist er – in Verbindung mit Pe 6 – ein wirksamer Punkt zum Beseitigen von Nahrungsstagnation.
- *KG 12* – Dieser Punkt ist der zentrale Punkt der Milz-Pi und gut bei Nausea aufgrund von Leere-Mustern in Magen-Wei und Milz-Pi. Verwenden Sie Moxa, falls es sich um eine Leere-Kälte handelt. Außerdem ist der Punkt bei rebellierendem Magen-Qi hilfreich.
- *KG 14* – ist der Mu-Alarmpunkt des Herzens. Er lässt das Qi absteigen. Besonders ist dieser Punkt bei zahlreichen emotionalen Problemen angezeigt.
- *Ma 19 oder Ma 20* – Diesen Punkt akupunktiere ich zusammen mit Ni 21, besonders bei Magen-Ungleichgewichten, bei denen die Patientin ein Völlegefühl oder eine Blockade im Epigastrium hat, die sich durch Erbrechen bessern.
- *Ma 21* – ist in Verbindung mit Ma 44 bei Magen-Hitze wirkungsvoll.
- *Ma 34* – ist der Xi-Grenzpunkt des Magens, den ich bei Völle-Mustern verwende. Vor allem in Verbindung mit Pe 6 ist er in der Schwangerschaft bei Hyperemesis zu empfehlen.
- *Ma 40* – wird vor allem bei sehr viel Schleim in Kombination mit Pe 6 akupunktiert.
- *Ni 21* – in Notfällen habe ich mit diesem Punkt zusammen mit Ma19 exzellente Erfahrungen gemacht.
- *Mi 4 auf der rechten und Pe 6 auf der linken Körperseite* – diese Kombination von Maciocia (1998) habe ich mit guten Ergebnissen bei Frauen akupunktiert, die sehr hartnäckige Beschwerden hatten und bei denen andere Punkte keine deutliche Verbesserung brachten. Diese Punktauswahl würde ich als letzten Rettungsanker akupunktieren, denn ich empfinde sie als eine sehr intensive Behandlung.

Einige Punkte sind in Abbildung 5.1 dargestellt.

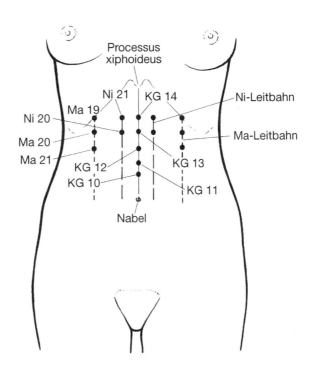

Abb. 5.1

Die wichtigsten Punkte auf dem Abdomen bei morgendlicher Übelkeit (Abdruck mit freundlicher Genehmigung aus Maciocia 2000, S. 447)

Häufig vorkommende Disharmonie-Muster

Die Hauptmuster – Schwäche von Magen-Wei und Milz-Pi

Sind Magen-Wei und Milz-Pi bereits vor der Schwangerschaft im Mangel, sammeln sich Blut-Xue und Qi im Durchdringungsgefäß, fließen entgegengesetzt und verursachen Übelkeit. Nach der Konzeption bildet und transformiert die Milz-Pi das Blut-Xue, denn dann ist mehr Blut-Xue erforderlich, um den Fetus zu nähren. Bei einer Schwäche sind sie dazu nicht in der Lage und das Qi fließt entgegen der Flussrichtung nach oben. Falls bereits vor der Empfängnis eine Schwäche vorliegt, werden mangelhafte Ernährung, Sorgen und Mattigkeit den Zustand in der Schwangerschaft verschlimmern.

Klinisch können sich Disharmonie-Muster von Magen-Wei und Milz-Pi manifestieren als Übelkeit, Erbrechen, Appetitmangel, abdominelles Spannungsgefühl und Mattigkeit. Schwäche und Lethargie sind Anzeichen einer Magen/Milz-Schwäche. Typischerweise geht es den Patientinnen nach dem Essen und bei Ruhe besser; das Erbrechen ist wahrscheinlich morgens schlimmer. In der Regel sehen solche Frauen schwach und schlecht aus und bewegen sich langsam; die Zunge ist blass mit weißem Belag, der Puls ist schlüpfrig und kraftlos.

Bei einer Schwäche soll die Nadeltechnik die Punktauswahl unterstützen. Bei Magen- oder Milz-Schwäche tonisiere ich zum Abschluss einer Behandlung zur Unterstützung Punkte wie Bl 20 oder Bl 21, um die zugrunde liegende Milz- oder Magenschwäche zu beseitigen. Ich steche die Nadeln ein, löse das *De-Qi* aus, rotiere die Nadeln und entferne sie. Ich könnte den Punkt auch moxibustieren, bevor ich die Nadel entferne; dieses Vorgehen führt meiner Erfahrung nach zu sehr positiven Veränderungen der Pulse.

Erste Behandlung: Die Behandlung zielt darauf ab, den Magen-Wei zu beruhigen, das Magen-Qi absteigen zu lassen und das Qi der Milz-Pi zu stärken. Bei der ersten Behandlung belasse ich die Nadeln nicht länger als zehn Minuten im Körper und wende keine Nadeltechnik an. Bei der ersten Behandlung ist Vorsicht geboten, denn man kann nie vorhersagen, wie eine Patientin reagiert.

Akupunktieren Sie Pe 6 und Ma 36 mit einer 34 Gauge Nadel 0,5 *cun* tief neutral. Pe 6 entspannt den Brustkorb, das Diaphragma und hilft bei Nausea. Ma 36 beruhigt den Magen, lässt das Magen-Qi absteigen und stärkt die Milz-Pi.

Tonisieren Sie als Nächstes Bl 20, um die zugrunde liegende Milz-Schwäche zu behandeln. Stechen Sie die Nadel ein, drehen Sie sie um 180° und entfernen Sie sie wieder. Damit stärken Sie die Milz-Pi.

Zweite Behandlung: Diesmal würde ich Pe 6 und Ma 36 akupunktieren und KG 12 hinzunehmen; bei diesem Punkt steche ich 0,75 *cun* tief, alle Nadeln setze ich neutral. KG 12 ist der Mu-Alarmpunkt des Magens und hilft, die Milz-Pi ins Gleichgewicht zu bringen und zu stärken. Beenden Sie die Behandlung wieder, indem Sie Bl 20 tonisieren. Belassen Sie die Nadeln 30 Minuten lang ohne irgendeine Nadeltechnik.

Dritte Behandlung: Diesmal ist bereits eine Verbesserung des Zustandes zu erwarten. Reicht sie jedoch noch nicht aus, akupunktieren Sie zusätzlich Punkte des Durchdringungsgefäßes, Pe 6 und Mi 4. Diese Kombination finde ich bei rebellierendem Magen-Qi ganz hervorragend. Sie bewegt Blut-Xue und Qi und verbindet vorgeburtliches und nachgeburtliches Qi. Die Punktkombination wirkt am besten bei einer schwachen Konstitution, Verdauungsproblemen und Appetitmangel. Die acht Außerordentlichen Gefäße entspannen Brustkorb und Diaphragma und stillen das Erbrechen. Beenden Sie die Behandlung, indem Sie Bl 20 tonisieren.

Weitere Behandlungen: Beruhigen Sie auch weiterhin den Magen-Wei und stärken Sie die Milz-Pi.

> **Fallbeispiel 5.1**
>
> Kate begann schon sich zu erbrechen, bevor überhaupt ihre Regel ausblieb. Mittlerweile war sie in der 13. Schwangerschaftswoche. Sie erbrach unmittelbar nach dem Aufwachen, zwang dann eine Schüssel Müsli in sich hinein, die sie 90 Minuten später wieder erbrach. Um die Mittagszeit passierte das Gleiche, zudem war ihr die ganze Zeit schlecht. Sie war äußerst lethargisch und schlief nicht gut, weil sie ein zweijähriges Kind hatte, das nachts aufwachte. Die Übelkeit besserte sich durch Hinlegen und nach Ruhe. Sie sah blass, schlecht und elend aus und fühlte sich zweifellos erbärmlich. Sie war den Tränen nah, hatte aber keine Lust zu reden.
>
> Diese Symptome wiesen für mich auf eine Magen- und Milz-Schwäche hin, deshalb zielte meine Behandlung darauf ab, den Magen-Wei zu beruhigen und die Milz-Pi zu stärken. Ich behandelte sie zweimal wöchentlich und ließ die Nadeln ab der zweiten Behandlung 30 bis 45 Minuten in situ.
>
> - 1. Behandlung: Pe 6, Ma 36 (neutral), Bl 17 und Bl 20 (tonisierend)
> - 2. Behandlung: Pe 6, Ma 36, KG 12 (neutral), Bl 17 und Bl 20 (tonisierend)
> - 3. Behandlung: Pe 6, Ma 36, KG 12 (neutral), Bl 17 und Bl 20 (tonisierend).
>
> Nach der vierten Behandlung ging es Kate sichtlich besser, sie lächelte sogar. Zwischen den einzelnen Behandlungen stimulierte Kate Pe 6 mit einem TENS-Gerät.

Disharmonie von Leber-Gan und Magen-Wei

Das zweite häufig vorkommende Disharmonie-Muster bei morgendlicher Übelkeit beruht auf einem Ungleichgewicht zwischen Leber-Gan und Magen-Wei. Generell nimmt man an, dass irgendeine Leber-Qi-Stagnation vorliegen muss, die den Energiefluss behindert und den Fetus beeinflusst. Die Leber-Gan speichert das Blut-Xue, ist zuständig für einen glatten Qi-Fluss und ist an allen Leberfunktionen maßgeblich beteiligt. Das Leber-Qi fließt nach oben und außen in alle Richtungen und kann sich auf alle anderen Organe auswirken; das erklärt die Wichtigkeit ihrer Funktion. Die Leber-Gan hilft der Milz-Pi, die Nahrung umzuwandeln und dem Magen-Wei, die Nahrung zu fermentieren und reifen zu lassen. Das Leber-Qi hilft dem Milz-Qi auf- und dem Magen-Qi abzusteigen.

Die Ursachen einer Leber- und Magen-Disharmonie können lang bestehende emotionale Probleme sein.

Klinische Manifestationen dieses Ungleichgewichts sind Übelkeit und Brechreiz, bitterer Geschmack, Erbrechen von Galle, Völlegefühl im

Brustkorb, Schmerzen im Abdomen und Hypochondrium, Ruhelosigkeit und Durst. Bitterer Geschmack und Schmerzen im Hypochondrium sind die deutlichsten Hinweise auf eine Leber-Magen-Disharmonie. Ziel der Behandlung ist, das Qi zu regulieren, den Mittleren Erwärmer zu harmonisieren und das Erbrechen zu stillen.

> **Fallbeispiel 5.2**
>
> Susan war in der siebten Schwangerschaftswoche und litt unter morgendlicher Übelkeit. Sie erbrach eine bittere Flüssigkeit, hatte großen Durst, war ruhelos und gereizt.
>
> Ihr Erbrechen war darauf zurückzuführen, dass Leber-Qi den Magen angriff, doch es lag auch ein Leber-Feuer vor, das den Durst verursachte. Ihre Ruhelosigkeit und Gereiztheit rührten von einer Leber-Qi-Stase her, der das Magen-Qi am Absteigen hinderte. Die Leber-Qi-Stagnation führte außerdem zum Erbrechen saurer Flüssigkeit.
>
> Folgende Punkte beseitigten ihr Erbrechen:
>
> - Pe 6 neutral auf beiden Seiten, um das Erbrechen zu stillen und den Magen-Wei zu beruhigen
> - Gb 34 neutral, um das stagnierende Leber-Qi zu bewegen
> - KG 12 neutral, um das Magen-Qi absteigen zu lassen
> - Ma 36 tonisierend.

Erste Behandlung: Akupunktieren Sie Pe 6, um die Obstruktion zu beseitigen, und Le 3 neutral, um die Leber-Gan zu beruhigen. Tonisieren Sie Bl 17 und Bl 19. Verwenden Sie eine 2,5 cm lange 34 Gauge Nadel, stechen Sie sie 0,5 *cun* tief und lassen Sie sie zehn Minuten ruhen.

Zweite Behandlung: Akupunktieren Sie Pe 6, Le 3, Ma 36 neutral und lassen Sie die Nadeln 30 bis 45 Minuten ruhen. In schweren Fällen habe ich die Nadeln auch schon bis zu einer Stunde belassen. Tonisieren Sie Bl 17.

Dritte Behandlung: Akupunktieren Sie die gleichen Punkte so lange, bis das Erbrechen aufhört.

Diese zwei Disharmonie-Muster behandle ich in der Schwangerschaft am häufigsten. Jede Patientin ist individuell und zu Beginn der Schwangerschaft in einem anderen Gesundheitszustand. Ich habe die Erfahrung gemacht, dass man die besten Ergebnisse erzielt, wenn man die Behandlung einfach gestaltet.

Punkte für die Akupunkturbehandlung

Nadeln Sie die grundlegenden Punkte Pe 6, Ma 36 und Le 3 und ergänzen Sie andere Punkte, wenn besondere, unten aufgeführte Syndrome vorliegen:

- Ma 40 – bei Anzeichen von Schleim und Nässe
- Ma 44 und Ma 21 – bei starker Magen-Hitze
- Di 11 – in Verbindung mit Ma 44 bei Hitze im ganzen Körper
- KG 13 – bei akuten Fülle-Zuständen des Magen-Wei
- Gb 34 – bei starker Leber-Qi-Stase
- KG 12 zusammen mit Ni 21 – eine Notfallbehandlung, wenn das Erbrechen überhaupt nicht aufhört
- Ma 34 – bei Nahrungsstagnation (das ist der Xi-Grenzpunkt des Magen-Wei)
- Ma 21 und KG 13 – eine gute Punktverbindung.

Disharmonie von Leber-Gan und Gallenblase-Dan

Ein drittes häufiges Disharmonie-Muster kann zwischen Leber-Gan und Gallenblase-Dan bestehen. Die klinischen Symptome dieses Ungleichgewichts unterscheiden sich je nach Schweregrad deutlich. Am häufigsten kommt es zu Übelkeit und saurem Aufstoßen, die mit Depressionen und Reizbarkeit einhergehen können. Manche Frauen empfinden ein Gefühl von Völle oder Schwere im Brustkorb oder haben Schmerzen im Hypochondrium. Beim Akupunktieren bleiben die Nadeln in situ, es wird eine ableitende Technik angewandt, um die Stagnation zu beseitigen.

Erste Behandlung: Nadeln Sie, wie bei der Leber-Magen-Disharmonie Pe 6, um die Obstruktion aufzulösen und Le 3, um die Leber-Gan zu beruhigen, neutral.

Zweite Behandlung: Verwenden Sie, wie beim Leber-Magen-Ungleichgewicht, Pe 6, Le 3 und Ma 36 neutral.

Dritte Behandlung: Je nachdem, wie sich der Zustand verbessert hat, akupunktieren Sie Punkte wie:

- Le 14 neutral – bei Schmerzen im Hypochondrium
- Ma 34 – den Xi-Grenzpunkt bei akuten Beschwerden
- Gb 34 – um die Leber-Qi-Stase zu beseitigen.

Wieder würde ich eine Behandlung abschließen, indem ich Punkte wie Bl 19 tonisiere und die Nadel sofort entferne, um die Leber-Gan zu stärken und die zugrunde liegende Schwäche auszugleichen.

Hyperemesis gravidarum

Hierbei handelt es sich um starkes Erbrechen, das gewöhnlich in den ersten zehn Schwangerschaftswochen einsetzt und jede fünfte bis zehnte Frau betrifft. Haben Mütter in einer Schwangerschaft unter Hyperemesis gelitten, entwickeln sie sie sehr wahrscheinlich in späteren Schwangerschaften wieder. Jedoch können Frauen während der Familienplanung zahlreiche Maßnahmen ergreifen, um dieses Symptom zu vermeiden (siehe Kap. 3).

Hyperemesis ist definiert als ständiges Erbrechen, das den Flüssigkeits- und Elektrolythaushalt aus dem Gleichgewicht bringt. Sie kann sehr schlimme Formen annehmen und dazu führen, dass Frauen im Krankenhaus intravenös ernährt werden. (Klinische Symptome einer Dehydratation siehe oben in diesem Kapitel.) Schwangere, die bereits einmal darunter litten, sind oft sehr besorgt darüber, wie sich eine Hyperemesis aus einer früheren Schwangerschaft auf die jetzige und besonders auf das Baby auswirken kann. Für die Frauen ist wichtig zu wissen, dass das Kind auch weiterhin alle notwendigen Nährstoffe von ihnen bekommt, und dass genau das sie so schwächt.

Über die langfristigen Auswirkungen einer Hyperemesis auf die Mutter gibt es nur wenig Literatur; andererseits haben Untersuchungen gezeigt, dass Mütter mit Hyperemesis ein geringeres Abortrisiko haben, das ist die gute Nachricht.

Fallbeispiel 5.3

Lauren war 28 Jahre alt. Ihre erste Schwangerschaft verbrachte sie wegen Hyperemesis größtenteils in der Klinik. Zwischen der 5. und der 18. Woche wurde sie achtmal eingeliefert. Als bleibende Erinnerung aus ihrer ersten Schwangerschaft hatte sie noch im Gedächtnis, dass es ihr in der 12. Woche so schlecht ging, dass sie einen Abbruch wollte. Solche Gedanken sind bei Frauen mit Hyperemesis durchaus nicht selten. Einerseits wollte sie zwar ein zweites Kind, andererseits aber war sie so beunruhigt und verzweifelt, dass es ihr wieder so ergehen könnte.

Sie suchte mich auf, weil sie gehört hatte, dass die Akupunktur Hilfe bieten könne – und sie wollte sich vor der Konzeption behandeln lassen. Ich antwortete ihr, dass ich nichts garantieren könne, doch sie war geradezu begierig, es mit Akupunktur zu versuchen.

Sie hatte einen Nieren-Yang-Mangel, deshalb nadelte ich Punkte auf dem Durchdringungsgefäß und zahlreiche Punkte, um die Niere-Shen zu wärmen:

- Bl 23 mit Moxa
- LG 4
- KG 4
- Bl 17

Außerdem empfahl ich ihr, Vitamin B6 und Zink einzunehmen.

Ich behandelte sie vor ihrer Empfängnis drei Monate lang einmal wöchentlich. Die Schwangerschaft verlief wieder mit Übelkeit nach dem gleichen Muster. Ich konzentrierte mich auf die Punkte Pe 6 und Ma 36 und Bl 17 und Bl 23 bei meinen zwei Sitzungen pro Woche. Sie selbst nahm weiterhin Vitamin B6 und Zink ein.

> Lauren fühlte sich wieder schrecklich und wurde in den ersten 12 Wochen zweimal ins Krankenhaus eingeliefert. Doch im Vergleich zu ihrer ersten Schwangerschaft ging es ihr erheblich besser und, was das Wichtigste war, sie hatte das Gefühl, die Schwangerschaft durchzustehen. Sie wurde während der gesamten neun Monate einmal pro Woche akupunktiert – ein gutes Beispiel für Präventivmedizin.

Patientinnen mit Hyperemesis erbrechen nicht nur – zwölfmal pro Tag oder häufiger – stark, sondern können unter Umständen gar kein Essen bei sich behalten und dadurch austrocknen.

Die meisten Frauen mit Hyperemesis, die ich auf der Station sehe, sind wirklich ausgetrocknet, erbrechen exzessiv und hängen am Tropf.

Punkte für die Akupunkturbehandlung

In solchen Fällen ist Pe 6 eine gute Behandlung, obwohl man wahrscheinlich nur einen Arm akupunktieren kann, weil am anderen die Infusion liegt. Erbricht die Patientin sehr viel Galle, nadeln Sie zusätzlich Le 3, KG 12 und Ni 21; lassen Sie die Nadeln bis zu 60 Minuten ruhen. Das kann den Patientinnen wirklich Erleichterung bringen.

Andere Behandlungsmöglichkeiten

Nach den alten Schriften soll der Punkt Ni 9 ungünstige erbliche Muster lösen und zu einem Kind verhelfen, das die ganze Nacht durchschläft. Dieser Punkt sollte einmal im 3. und einmal im 6. Schwangerschaftsmonat akupunktiert werden.

Ernährung

Die meisten Frauen mit Schwangerschaftserbrechen vertragen Kohlenhydrate, die das Verdauungssystem nicht reizen; darunter zählen Reis, gebackene Kartoffel, Brötchen, Bananen, Zwieback, Haferschleim und trockenen Toast. „Wenig und oft essen" lautet die Regel, diese Lebensmittel sollten sie stündlich oder alle zwei Stunden zu sich nehmen, beispielsweise als Zwischenmahlzeit aus Obst und Samen. So können sie die entmutigende Aussicht vermeiden, eine ganze Mahlzeit zu sich nehmen zu müssen, und können dennoch ihren Blutzuckerspiegel relativ konstant halten. Auch unabhängig von den Mahlzeiten zu trinken wurde empfohlen, um das Erbrechen in Grenzen zu halten.

Es ist ganz in Ordnung, Gelüsten nachzugeben, auch wenn einige Frauen ein schlechtes Gewissen haben, weil die Speisen, die sie verzehren, ungesund sind. Es ist wichtig, dass die Frauen regelmäßig angemessen essen; viel schlimmer ist, wenn die Patientin gar nicht isst, statt das „Falsche" zu essen.

Die in Kasten 5.2 aufgeführten Lebensmittel sollten Patientinnen meiden.

> **Kasten 5.2** Patientinnen mit Schwangerschaftserbrechen sollten Folgendes meiden:
>
> - fette oder gebratene Speisen
> - kochen – manche Frauen können den Geruch nicht ertragen, essen aber gern, wenn sie bekocht werden
> - schlechte Gerüche
> - Kaffee und Koffein, Cola oder Tee – sie alle können Unwohlsein hervorrufen
> - routinemäßig eingenommene Eisen-Präparate – einige Präparate, die Schwangeren routinemäßig verschrieben werden, können Übelkeit und Obstipation fördern
> - Zähneputzen – kann oft problematisch sein und den Würgereflex auslösen. Dann ist es ratsam, zu der Tageszeit die Zähne zu putzen, wenn die Übelkeit nachgelassen hat. Mundhygiene ist entscheidend in der Schwangerschaft, weil es in dieser Zeit häufiger zu Zahnfleischbluten kommt.

Andere hilfreiche Ernährungshinweise:

- Schon seit Jahrhunderten wird Ingwer gegen Übelkeit in der Frühschwangerschaft eingesetzt, wahrscheinlich weil er sehr viel Zink enthält. Er kann zum Kochen verwendet, in Getränken, Tee oder Keksen eingenommen werden.
- Trinken Sie viel Wasser, meiden Sie Tee und Kaffee.
- Konzentrierter Zucker (selbst in Form von Trockenobst oder konzentriertem Fruchtsaft) ist zu meiden.
- Meiden Sie fette und stark riechende Lebensmittel, fettreiches Junk Food und alles, was viele Konservierungs- und Zusatzstoffe enthält.
- Frühstücken Sie immer und nehmen Sie dabei möglichst etwas Eiweiß, zum Beispiel in Form von Eiern oder Jogurt, zu sich.

Nahrungsergänzungen

Man geht davon aus, dass morgendliche Übelkeit auf einen geringfügigen Mangel an Vitaminen und Mineralstoffen hinweist. Erbrechen erschöpft die Reserven weiter und so kommt ein Teufelskreis von Ursache und Wirkung in Gang. Folgende Nährstoffe sind besonders notwendig (Czeizel u. a. 1992):

Vitamin B6

Vitamin B6-Mangel geht mit Ängstlichkeit, Unbehagen und Depression einher. Zurzeit wird über Vitamin B6 kontrovers diskutiert. Für Frauen, die in der Vergangenheit unter Hyperemesis litten, ist es empfehlenswert, vor einer erneuten Schwangerschaft ihre Vitamin-B6-Vorräte aufzufüllen. Wird es in Dosen von 25 mg oral 72 Stunden lang alle 8 Stunden eingenommen, reduziert es bei Frauen, die unter massivem Schwangerschaftserbrechen leiden, erwiesenermaßen Übelkeit und Erbrechen enorm. Ein randomisierter kontrollierter Doppelblindversuch mit 59 Frauen ergab, dass es Frauen mit Übelkeit und Erbrechen, die ihre Symptome bei 7 auf einer Skala von 0 bis 10 einstuften, half; bei Frauen hingegen, die weniger massive Symptome hatten, half Vitamin B6 nicht besser als ein Placebo (Sahakian u. a. 1991).

Die empfohlene Höchstdosis während der Schwangerschaft beträgt 100 mg pro Tag, doch wird geraten, Vitamin B6 als Teil eines Vitamin-B-Komplex-Präparats einzunehmen; für sich eingenommen kann es nämlich die anderen B-Vitamine aus dem Gleichgewicht bringen (Czeizel u. a. 1992). Vitamin B6 kommt besonders vor in Sesamsamen, Kichererbsen, Bananen, Mais, Rosinen und Haselnüssen.

Magnesium

Die Magnesium-Vorräte werden durch Erbrechen erschöpft und ein Magnesium-Mangel kann Übelkeit verstärken. Deshalb sind Lebensmittel im Speiseplan wichtig, die viel Magnesium enthalten; dazu gehören Nüsse, Kürbissamen, Brokkoli, Bohnen, Weizenkeime und Avocado.

Kalium

Auch die Kalium-Reserven werden durch Erbrechen angegriffen. Lebensmittel, die besonders viel Kalium enthalten, sind getrocknete Aprikosen, Bananen, Melonen, Feigen und Fruchtsäfte, zum Beispiel Orangen- und Ananassaft.

Zink

Während der Schwangerschaft benötigt der Organismus mehr Zink; Zinkmangel kann ebenfalls zu Übelkeit beitragen. Der Körper benötigt Zink für das Gewebewachstum bei Mutter und Kind, deshalb werden die mütterlichen Vorräte besonders beansprucht. Leidet eine Frau bereits vor der Konzeption unter Zinkmangel, wird sie mit höherer Wahrscheinlichkeit unter Übelkeit leiden, besonders wenn sie vor der Schwangerschaft mit oralen Kontrazeptiva verhütet hat (siehe Kap. 1). Nahrungsmittel, die besonders viel Zink enthalten, sind in Kapitel 3 (S. 50) aufgeführt. Vor allem Ingwer ist reich an Zink. Zink fördert die Peristaltik, sodass die Nahrung den Körper rascher passiert. Außerdem erhöht es die Reizschwelle der chemosensiblen Areale des Gehirns, die das Brechzentrum beeinflussen. Ich rate Patientinnen, viermal täglich Ingwer in Tablettenform einzunehmen.

Allgemeine Ratschläge

Einige einfache Selbsthilfe-Maßnahmen können Übelkeit und Erbrechen in der Schwangerschaft lindern.

Ermuntern Sie Ihre Patientinnen erstens, sich möglichst viel auszuruhen. Überwältigende Müdigkeit ist ein typisches Symptom in der Frühschwangerschaft, doch einige Frauen trifft es höchst überraschend, weil sie eine solche Erschöpfung kaum für möglich gehalten hätten. Auch werden sie es schwierig finden, sich hinzulegen oder zusätzlich zu schlafen, wenn sie arbeiten oder zu Hause kleine Kinder beaufsichtigen. Viele meiner Patientinnen müssen deutlich vor ihrer sonstigen Schlafenszeit zu Bett gehen; manche legen sich bereits um 20 Uhr ins Bett, einfach um den nächsten Tag zu schaffen.

Ermuntern Sie Ihre Patientinnen zweitens, sich beim Aufstehen und der Tagesvorbereitung morgens Zeit zu lassen.

Fordern Sie Ihre Patientinnen drittens dazu auf, nach draußen zu gehen und sich viel an der frischen Luft aufzuhalten, selbst wenn sie müde sind.

Zusammenfassung

- Morgendliche Übelkeit kann verschiedene Ursachen haben, beispielsweise: erhöhte hCG- und Progesteron-Werte, Blasenmole, Mehrlingsschwangerschaft, SIH, Hydramnion, Plazentalösung und Hyperemesis gravidarum.
- Andere Ursachen können sein: IVF, Alter, kurzer Abstand zwischen den Schwangerschaften, starke Monatsblutungen und lang bestehende chronische Erkrankungen.
- Folgende Symptome hängen mit morgendlicher Übelkeit zusammen: Gelüste, Abneigung gegen bestimmte Speisen, Pikazismus, Metallgeschmack im Mund, Heißhunger, Sodbrennen, Aufstoßen, vermehrte Speichelsekretion, Geruchsempfindlichkeit und Müdigkeit.
- Bei morgendlicher Übelkeit werden folgende Medikamente verschrieben: Antihistaminika, Pyridoxin, Stemitil, Valoid, Meclozin, Metoclopramid, Phenothiazin, und Elektrolytlösungen, um den Flüssigkeitshaushalt auszugleichen.
- Besonders die Emotionen Ärger, Grübeln und Sorge sowie Angst verschlimmern morgendliche Übelkeit.
- Während des ersten Trimenons kommen folgende Akupunkturpunkte in Betracht:
  - bei *morgendlicher Übelkeit*: Pe 6, Ma 36 mit Pe 6 und KG 12, KG 10 mit Pe 6, KG 12 (mit Moxa bei sehr schwachen Frauen mit starken Mangel-Zuständen oder Nadel-Phobie), KG 14, Ma 19 (oder Ma 20) mit Ni 21, Ma 21 mit Ma 44, Ma 34 (oder Ma 40) mit Pe 6, oder Mi 4 (auf der rechten Seite) und Pe 6 (kontralateral)

- bei *Leere von Magen-Wei und Milz-Pi*: Bl 20 oder Bl 21, Pe 6 und Ma 36, KG 12, Pe 6 und Mi 4
- bei einer *Disharmonie von Leber-Gan und Magen-Wei*: Pe 6, Le 3, Bl 17 und Bl 19, Ma 36; zusätzlich Ma 40 (bei Schleim und Nässe), Ma 44 und Ma 21 (bei Magen-Hitze), Di 11 mit Ma 44 (bei Hitze im ganzen Körper) KG 13 (bei Fülle-Zuständen des Magen-Wei), Gb 34 (bei Leber-Qi-Stase), KG 12 mit Ni 21 (bei unstillbarem Erbrechen), Ma 34 (bei Nahrungsstagnation), Ma 21 und KG 13 (eine gute Punktkombination)
- bei einem *Ungleichgewicht von Leber-Gan und Gallenblase-Dan*: Pe 6, Le 3, Ma 36; zusätzlich Le 14 (bei Schmerzen im Hypochondrium), Ma 4 (bei akutem Erbrechen), Gb 34 (um eine Leber-Qi-Stase aufzulösen).

Quellenangaben

Czeizel AE, Dudas I, Fritz G, Tecsoi A, Hanck A, Kunovits G: The Effect of Periconceptional Multivitamin-Mineral Supplementation on Vertigo, Nausea and Vomiting in the First Trimester of Pregnancy, in: Archives of Gynaecology and Obstetrics 251(4), 1992, S. 181–185

Fagan EA, Chadwick VS: Drug Treatment of Gastrointestinal Disorders in Pregnancy, in: Lewis R (Hrsg.): Clinical Pharmacology in Obstetrics, Wright, Bristol 1983, S. 114–137

Howden C: Prescribing in Pregnancy Treatment of Common Ailments, in: British Medical Journal 293, 1986, S. 1549–1550

Lewis R, Chamberlain GVP: Treatment of Everyday Complaints in Pregnancy, in: Prescribers Journal 22, 1982, S. 77–84

Limoff CB, Hawkins DF: Management of Common Disorders During Pregnancy, in: Postgraduate Update 39, 1989, S. 5

Maciocia G: Die Gynäkologie in der Praxis der Chinesischen Medizin. Verlag für Ganzheitliche Medizin Dr. Erich Wühr GmbH, Kötzting, 2000, S. 447. (Orig.: Obstetrics and Gynecology in Chinese Medicine. Churchill Livingstone, New York, 1998; S. 453)

Sahakian V, Rouse S, Spier D: Vit B6 is Effective Therapy of Nausea and Vomiting: A Randomised Double Blind Placebo Control Trial, in: Obstetrics and Gynaecology 78, 1991, S. 33–36

Sweet BR (Hrsg.): Mayes' Midwifery, 12. Ausg. Baillière Tindall, New York 1997, S. 2, 3, 223, 224, 225, 227

Weigel RM, Weigal MM: Nausea and Vomiting of Early Pregnancy and Pregnancy Outcome. An Epidemiological Study, in British Journal of Obstetrics and Gynaecology 96, 1989, S. 1304–1311

Whitehead SA, Anders DLR, Chamberlain GUP: Characterisation of Nausea and Vomiting in Early Pregnancy: A Survey, in : Journal of Obstetrics and Gynaecology 12 (6), 1992, S. 364–369

KAPITEL 6 # Zweites Trimenon: 13. bis 28. Woche

Im zweiten Trimester geht es den Frauen meist allmählich besser. Die Erschöpfung lässt im Allgemeinen nach und die Frauen „blühen auf". Einige leichtere Beschwerden können allerdings auftreten. Sie werden nur selten lebensbedrohlich, können jedoch in unterschiedlichem Maß Unbehagen und Angst hervorrufen und so die Freude an der Schwangerschaft trüben.

Anatomie und Physiologie

Um die 12. Woche befindet sich der Uterus auf der Höhe des Schambeins und nimmt an Größe zu. Nach der Chinesischen Embryologie wird der Fetus von der Herz-Leitbahn ernährt. Deshalb sollte sie in diesem Zeitraum nicht akupunktiert werden.

Um die 16. Woche ist der Uterus aus dem Becken aufgestiegen. Der Fundus befindet sich auf halber Strecke zwischen Schambein und Nabel. In diesem Stadium nährt die Dreifacher Erwärmer-Leitbahn das Kind. Der Mutter wird empfohlen, sich nicht aufzuregen und emotionalen Aufruhr zu meiden, während sich beim Kind die Yang-Organe bilden.

Um die 17. Woche spüren Frauen, die bereits Kinder zur Welt gebracht haben, die ersten Kindsbewegungen, um die 19. Woche auch Erstgebärende.

Um die 24. Woche ist der Fundusstand auf der Höhe des Nabels (Abb. 6.1). Der Fetus wird über die Milz-Leitbahn ernährt.

Hautveränderungen während der Schwangerschaft

Bei 90 % der werdenden Mütter ist eine verstärkte Pigmentierung zu beobachten (Fitzpatrick, Elsen & Wolff 1979). Die genauen Ursachen hierfür sind ungeklärt, hängen aber sehr wahrscheinlich mit hormonellen Veränderungen zusammen. Gewöhnlich werden die Brustwarzen und der Warzenvorhof dunkler, manchmal auch Gesicht, Vulva, Perineum und die Umgebung des Afters. Die Linea alba auf der vorderen Bauchwand wird zur Linea fusca. An den Brüsten, auf dem Abdomen, an Oberschenkeln und dem

Abbildung 6.1

Der wachsende Fetus und der wachsende Bauch der Mutter im zweiten Trimenon.

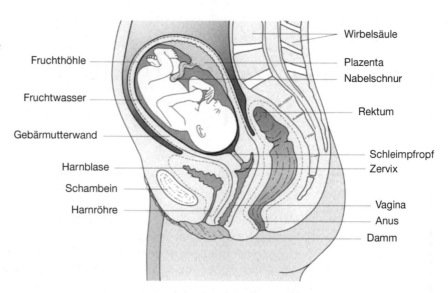

Gesäß können Schwangerschaftsstreifen auftreten. Nach der Schwangerschaft verblassen sie und werden silbrig.

Leichtere Beschwerden im zweiten Trimenon

Sodbrennen

Sodbrennen tritt bei vielen Schwangeren auf.

Ursachen

Die Hormone Östrogen und Progesteron setzen den Tonus und die Motilität der glatten Muskulatur im Verdauungstrakt herab. Dadurch nimmt der Druck auf den Mageneingang ab, der normalerweise verhindert, dass Mageninhalt zurück in die Speiseröhre gelangt. So kommt es zu Reflux und der Magen leert sich langsamer. Der wachsende Uterus, der auf den Magen drückt, verschlimmert das Problem.

Westliche Behandlungsmöglichkeiten

Oft wird der Säurehemmer Gaviscon verschrieben, doch übermäßige Einnahme kann zu einem Ungleichgewicht und zu schlechter Eisen-Resorption führen.

Ernährung aus Sicht der Chinesischen Diätetik

Der Magen-Wei kontrolliert das Reifen und Fermentieren der Nahrung, die Milz-Pi wandelt sie um und transportiert sie weiter; so arbeiten das absteigende Magen-Qi und das aufsteigende Milz-Qi zusammen. Dass beide harmonisch zusammenarbeiten, ist entscheidend für das Gleichgewicht des Mittleren Erwärmers.

Auch die Quantität und die Qualität der verzehrten Nahrung spielen eine Rolle. Die Chinesische Ernährungslehre klassifiziert alle Nahrungsmittel nach ihrer innewohnenden Qualität: heiß, kalt, kühl oder neutral.

Beispiele für heiße und scharfe Nahrung sind Curry-Gerichte, Gewürze, Alkohol und Fleisch. Im Übermaß genossen verursachen sie Magen-Hitze. Zu den kalten Nahrungsmitteln zählen Eis, gekühlte Getränke, rohes Gemüse und Salate; sie erzeugen Kälte.

Übermäßiger Verzehr von Zucker kann zu Nässe und Hitze im Magen-Wei führen.

Kühlende Nahrungsmittel verringern Hitze und sind deshalb bei Sodbrennen empfehlenswert. Beispiele dafür sind Obstsorten wie Wassermelonen, Äpfel, Bananen, Gemüse wie Spinat, Kohl, Zucchini, Gurken, Sellerie, Brokkoli, Blumenkohl, außerdem Hülsenfrüchte, Gerste, Tofu und Sojamilch. Auch Pfefferminze, Brennnessel und Zitronenmelisse sind hilfreich.

Akupunkturpunkte bei Sodbrennen

Akupunktur kann Sodbrennen vorübergehend lindern, allerdings ist oft nach einigen Tagen eine weitere Behandlung erforderlich. Für Frauen mit ständigem Sodbrennen können jedoch auch schon einige beschwerdefreie Tage eine Erleichterung bedeuten.

Sodbrennen kann auf verschiedene Syndrome zurückgehen, beispielsweise auf Magen-Hitze und Nahrungsstagnation im Magen-Wei. Bei schwachem Magen-Qi sind die Symptome in der Regel schlimmer.

Bei einer Behandlung gegen Sodbrennen achte ich vor allem auf folgende Kriterien. Ich will:

- Magen-Wei und Milz-Pi stärken
- Stagnation im Mittleren Erwärmer zerstreuen
- falls erforderlich, Hitze eliminieren.

Punkte für die Akupunkturbehandlung

Abhängig von der Schwangerschaftswoche behandle ich unterschiedliche Punkte (**Hinweis:** Bei Schwangeren nadle ich *niemals* Abdominalpunkte.) Um die 24. Woche ist der Fetus auf der Höhe des Nabels, in der 32. Woche auf der Höhe zwischen Nabel und Xiphoid (Abb. 4.6).

Vor der 32. Schwangerschaftswoche sind die Punkte KG 12, KG 13 und KG 14 recht nützlich.

- KG 12 ist sehr empfehlenswert bei Hitze im Mittleren Erwärmer und bei Nahrungsstagnation im Magen-Wei. Ich empfehle, die Nadel zwanzig Minuten ruhen zu lassen.
- KG 13 ist der beste Punkt, um rebellierendes Qi bei Fülle-Mustern im Magen zu unterdrücken.

- KG 14 beseitigt Herz-Feuer.
- Ma 44 eliminiert Magen-Hitze.
- Ma 45 eliminiert ebenfalls Magen-Hitze, löst aber auch Nahrungsansammlungen auf und hilft so bei Schlaflosigkeit aufgrund von Nahrungsstagnation.
- Di 11 zerstreut Hitze, vor allem, wenn das Sodbrennen mit Obstipation einhergeht.

Bei der ersten Behandlung gegen starkes Sodbrennen würde ich, abhängig natürlich vom Disharmonie-Muster und der Schwangerschaftswoche, Le 11 und Ma 44 neutral akupunktieren und die Nadeln bis zu dreißig Minuten ruhen lassen. Die Behandlung zielt darauf ab, Hitze zu eliminieren.

Allgemeine Ratschläge

Hier noch einige allgemeine Hinweise:

- Sodbrennen wird schlimmer nach großen Mahlzeiten und durch blähende Speisen.
- Fette und scharfe Nahrungsmittel sind zu meiden.
- Mehrere kleine Mahlzeiten sind einer großen vorzuziehen.
- Kaffee, Alkohol und Schokolade sind zu meiden.
- Nach dem Essen empfiehlt es sich zu laufen oder aufrecht zu sitzen.
- Schlafen Sie mit einem zusätzlichen Kopfkissen und erhöhtem Kopf.
- Trinken Sie zu den Mahlzeiten nur wenig.

Krampfadern (Varizen)

Varizen sind erweiterte und geschlängelte Venen direkt unter der Haut. Die Westliche Medizin kennt Venenklappen, die den Rückfluss des Blutes zum Herzen unterstützen. Funktionieren diese Klappen nicht einwandfrei, ist auch die Blutzirkulation beeinträchtigt. Bei vielen Frauen ist die Neigung zu Krampfadern genetisch bedingt. Während der Schwangerschaft kommt es häufig zu einer Anhäufung von Varizen, weil der erhöhte Progesteron-Spiegel die Venen erweitert und entspannt und weil die Frau zusätzliches Gewicht mit sich herumträgt. Diese Anhäufung wird nach der Schwangerschaft meist wieder besser, verschlechtert sich aber mit jeder weiteren Schwangerschaft wieder.

Krampfadern treten am häufigsten an der Rück- und Innenseite der Beine auf, können sich aber auch an anderen Körperteilen zeigen, besonders im Bereich der Vulva und am Anus (Hämorrhoiden).

Ursache

Das Blut fließt durch die tiefen Venen, die unter den Muskeln liegen und 90 % des Blutes transportieren, und durch die oberflächlichen Venen, die direkt unter der Haut zu sehen sind, zum Herzen zurück. Venenklappen verhindern einen Rückfluss des Blutes in die Peripherie. Hormonelle Veränderungen während der Schwangerschaft und der zusätzliche Druck auf die Beckenvenen können die Venenklappen jedoch in ihrer Funktion beeinträchtigen.

Symptome

Manche Frauen haben keinerlei Symptome, andere hingegen verspüren starke Schmerzen an der Beinrückseite. Diese Schmerzen können sich im Laufe des Tages verschlimmern und mit angeschwollenen Fußknöcheln und Jucken einhergehen. Große erweiterte Venen können auch sichtbar sein. Eventuell klagen die Patientinnen über schwere, müde Beine. Das Hochlegen der Beine verbessert diese Symptome.

Diagnose

Die Diagnose ergibt sich aus der Untersuchung.

Westliche Methoden

Die Therapie soll den Rückfluss des Blutes zum Herzen unterstützen. Empfohlen werden Ruhe und das Tragen von Stützstrümpfen.

Die Patientinnen sollten ausreichend Vitamin C (für die Kollagenbildung, denn Kollagen hält die Arterien geschmeidig), Vitamin E und essenzielle Fettsäuren (für einen guten Sauerstoff-Transport) zu sich nehmen.

Chinesische Behandlung

Aus chinesischer Sicht geht das Syndrom Krampfadern gewöhnlich mit einer Stagnation von Qi und Blut einher, zudem ist die Milz-Pi in der Leere und das Qi sinkt ab. Erfolgreiche Akupunktur hängt von der Schwere der Varizen ab. In vielen Fällen kommt es nur zu einer minimalen Besserung und die Behandlung ist scheinbar wirkungslos; bei manchen Frauen allerdings nimmt das Pochen ab, sie wollen die Behandlung unabhängig vom Erfolg weiterführen.

Akupunktur in Verbindung mit einem TENS-Gerät lindert Schmerz und Schwere anscheinend am besten. Akupunktur hängt davon ab, wo die erweiterten Venen sind und ob eine Nadelung möglich ist. Bei manchen Frauen sind die Venen um die Akupunkturpunkte so schlecht, dass man nicht nadeln kann.

Punkte für die Akupunkturbehandlung

Ich akupunktiere vor allem folgende Punkte:

- Le 5 Luo-Passagepunkt; er löst Qi-Stagnationen in den Unterschenkeln auf; ich nadle neutral und lasse die Nadeln ruhen
- Le 8 zur Tonisierung, um Qi und Blut zu normalisieren

- Mi 5 empirischer Punkt für die Gefäße
- LG 20 gegen Absinken des Qi und um das Qi zu halten.

Bei stark geschwollenen und pochenden Venen akupunktiere ich nur sehr oberflächlich in einem Kreis um die Venen. Nach dreißig Minuten sind die Venen häufig nicht mehr gerötet und das Pochen hat nachgelassen.

Mit einem TENS-Gerät oder einem Acu-TENS-Gerät kann sich die Frau zwischen den Sitzungen wirksam selbst Erleichterung verschaffen, vor allem nach der 36. Schwangerschaftswoche. Dafür soll sie einfach die Klebeelektroden nahe den schmerzhaftesten Venen positionieren.

Tiefe Venenthrombose

Die tiefe Venenthrombose ist eine potenziell ernste Erkrankung; die Ursache sind Krampfadern oder andere Beschwerden aufgrund beeinträchtigter Blutzirkulation, beispielsweise die stärkere Koagulationsneigung in der Schwangerschaft.

Eine Thrombose der tiefen Venen äußert sich in Schmerzen, Empfindlichkeit und Schwellung des betroffenen Beines, gewöhnlich in der Wade. Im Zweifelsfall soll sich die Patientin an ihren Arzt wenden und sich mit Antikoagulanzien behandeln lassen.

Krampfadern im Bereich der Vulva

Diese Varizen können sehr hinderlich und schmerzhaft sein. Aus chinesischer Sicht liegen die gleichen Syndrome zugrunde, sind aber hier mit Akupunktur wesentlich schwerer zu behandeln.

Punkte für die Akupunkturbehandlung

Hier verwende ich:

- LG 20 gegen das Absinken des Milz-Qi
- Le 3 neutral.

Nach dieser Behandlung lässt der Schmerz häufig nach.

Verdauungsbeschwerden

Verstopfung kann Schwangeren stark zu schaffen machen. Sie tritt in der Schwangerschaft häufig auf, weil die glatte Muskulatur sich durch das Progesteron entspannt. Dadurch ist die Peristaltik herabgesetzt.

Nach Ansicht der Chinesen geht Obstipation auf Blut-Mangel zurück, besonders wenn dieser schon vor der Schwangerschaft vorlag. Sie kann auch von einer Qi-Stagnation herrühren, die im ersten Trimenon aufgrund des wachsenden Embryos häufig auftritt. Falls die werdende Mutter unter morgendlicher Übelkeit leidet und nicht ausreichend trinkt, sind dies ebenfalls erschwerende Faktoren.

Da keine Abdominalpunkte verwendet werden, ist eine Obstipation während der Schwangerschaft schwierig zu behandeln.

Therapie nach der Chinesischen Diätetik

- Ein Übermaß an kalter Nahrung beeinträchtigt die Milz-Funktion.
- Ein Übermaß an heißer Nahrung trocknet die Säfte des Magen-Wei aus.
- Folgende Nahrungsmittel fördern die Verdauung: Erbsen, Kohl, Feigen, Kleie und Spargel.
- Folgende Nahrungsmittel befeuchten den Darm: Bananen, Spinat, Honig, Pflaumen, Äpfel, essbare Samen verschiedener Kiefern (pine nuts) und Karotten.
- Acidophilus-Bakterien wirken sich positiv auf die Darmflora aus und fördern die Verdauung.

Die Diagnose hängt vom jeweiligen Disharmonie-Muster der Patientin ab. Deshalb variieren die Punkte je nach Syndrom. Dazu ein Beispiel: Ist eine Frau allgemein schwach, blass und müde, hat trockenen Stuhlgang, weist das auf einen Blut-Mangel hin.

Punkte für die Akupunkturbehandlung

- Bl 17 Einflussreicher Punkt des Blutes, zum Tonisieren des Blutes
- Ma 36 um Qi und Blut zu nähren
- Le 8 um das Leber-Blut zu nähren.

Ist die Frau gereizt und hat Schafkotstuhl, ist das ein Hinweis auf eine Leber-Qi-Stase.

Punkte für die Akupunkturbehandlung

- Gb 34 in neutraler Nadelung, um das Qi zu bewegen und den Qi-Fluss im Unteren Erwärmer zu verbessern
- Le 3 in neutraler Nadelung, um eine Qi-Stagnation aufzulösen.
- Di 11 in neutraler Nadelung bei zahlreichen Hitze-Zeichen
- Le 2 in neutraler Nadelung, um Hitze im Unteren Erwärmer zu eliminieren und die Leber-Gan zu harmonisieren.

Einige Frauen mit IVF-Schwangerschaft leiden unter Nieren-Yin-Mangel.

Punkte für die Akupunkturbehandlung

- Bl 23, um die Niere-Shen zu stärken
- Ni 3 und Ni 6, um das Nieren-Yin zu stärken.

Hämorrhoiden

Hämorrhoiden sind geschwollene Venen im Afterbereich. Treten sie in der Nähe des Schließmuskels auf, bezeichnet man sie als äußere Hämorrhoiden. Weiter oben im Analkanal werden sie innere Hämorrhoiden genannt.

Treten innere Hämorrhoiden durch den Bereich des Schließmuskels vor, spricht man vom Hämorrhoidal-Prolaps.

Ursachen

Manche Menschen neigen aufgrund einer konstitutionellen Bindegewebsschwäche zu Hämorrhoiden. Während der Schwangerschaft können sie auch von hormonellen Veränderungen herrühren, die sich auf die Venen auswirken, von Verstopfung oder von starker Anstrengung beim Stuhlgang.

Nach der Entbindung treten sie häufig auf infolge folgender Faktoren: protrahierter Geburt, Druck im kleinen Becken, Anstrengung während eines langen zweiten Geburtsstadiums, Größe des Kindes oder des Einsatzes von Instrumenten. In den meisten Fällen bilden sich die Hämorrhoiden innerhalb weniger Tage nach der Entbindung von selbst zurück. Neuere Untersuchungen jedoch belegen, dass sie bis zu zwei Monate nach der Geburt ein Problem darstellen und auch chronifizieren können.

Symptome

Hämorrhoiden gehen mit folgenden Symptomen einher: zunehmende Beschwerden und Schmerzen beim Stuhlgang, Rektalblutungen, Jucken, Schleimabsonderungen und stärkere Schmerzen bei prolabierten Hämorrhoiden, Abdrücken der Krampfadern und Thrombose sind weitere Komplikationen.

Chinesische Sichtweise

Die TCM führt Hämorrhoiden auf folgende Ursachen zurück:

- Blut-Mangel
- Hitze im Blut
- Blut-Stase
- Nässe-Hitze
- Qi-Stagnation

Die Behandlung richtet sich nach dem Ausmaß der Schmerzen, dem Hintergrund und der Ursache der Hämorrhoiden.

Blutende Hämorrhoiden

Meist haben die Frauen Beschwerden und Schmerzen.

Punkte für die Akupunkturbehandlung

- Di 11 und Mi 10, um Hitze zu beseitigen und das Blut-Xue zu klären; Le 2 kann zusätzlich verwendet werden; alle Punkte in neutraler Nadelung und die Nadeln ruhen lassen
- Bl 17 um das Blut-Xue zu tonisieren.

Bei Blut-Stase hat die Patientin meist starke Schmerzen, die Hämorrhoiden sind geschwollen und bluten.

- Bei sehr starken Schmerzen kann man zusätzlich noch LG 1 akupunktieren und die Nadeln 20 bis 40 Minuten verweilen lassen; daneben die oben genannten Punkte Di 11 und Le 2; während der Behandlung soll die Frau auf der Seite liegen.
- Bl 57 und Bl 58 auf der dorsalen Seite der Wade sind empirische Punkte für Hämorrhoiden
- LG 20, wenn die Hämorrhoiden von absinkendem Qi herrühren.

Akute und chronische Rückenschmerzen und Ischialgie

Frauen mit Rückenschmerzen während der Schwangerschaft behandle ich wirklich gern, weil die Behandlung immer erfolgreich ist. Außerdem sind Rückenschmerzen und Ischialgie die Probleme, die ich in der Schwangerschaft am häufigsten zu behandeln habe.

Der untere Rücken umfasst die Lendenwirbelsäule, das Kreuzbein, die Iliosakralgelenke, das Steißbein und die Gewebe und Muskeln der Region. Er stellt die Basis der Wirbelsäule dar, trägt die Hauptlast des Rumpfes, des Kopfes und der Arme und überträgt dieses Gewicht auf die Hüften.

> **Fallbeispiel 6.1**
>
> Eine Frau in der 34. Schwangerschaftswoche kam zu mir, um sich wegen prolabierter Hämorrhoiden behandeln zu lassen. Diese hatten so starke Schmerzen verursacht, dass ihr Hausarzt sie operiert hatte. Sie waren stark geschwollen. Die Patientin konnte nicht schlafen und war tränenüberströmt. Ein Kaiserschnitt erschien ihr die einzige Möglichkeit zu sein, weil sie die Schmerzen und das Trauma einer normalen Entbindung nicht hätte ertragen können.
>
> In der ersten Sitzung behandelte ich die Blut-Stase. Dafür akupunktierte ich LG 1 und ließ die Nadel neutral 45 Minuten lang ruhen. Diese Maßnahme erleichterte eindeutig ihre Schmerzen. Außerdem nadelte ich Di 11 ebenfalls neutral.
>
> In der zweiten Sitzung eine Woche später war bereits eine Besserung erkennbar. Vielleicht wären die Hämorrhoiden von selbst vergangen, aber die Frau bestätigte nach der Behandlung, dass die Schmerzen erheblich nachgelassen hatten.
>
> Wir führten die Sitzungen im zweiwöchentlichen Abstand fort und die Frau entband ohne Kaiserschnitt.

Ursachen

Eine Belastung des Rückens kann bei Schwangeren auf verschiedene Faktoren zurückgehen: auf das Gewicht der Gebärmutter, auf die veränderte

Körperhaltung, um die neue Körperform auszugleichen, auf Müdigkeit, die zu schlechter Haltung führt, auf lockere Gelenke aufgrund der lockereren Bänder im Becken oder auf das stärkere Hohlkreuz.

Rückenschmerzen in der Schwangerschaft werden häufig als unvermeidbar abgetan, weil die Westliche Medizin wenig Linderungsmöglichkeiten hat. Frauen bekommen oft Physiotherapie verschrieben, Rückenübungen und Ratschläge zur Haltung; oft erhalten sie auch eine Abdominalstütze, die dem unteren Rücken mehr Halt gibt.

Chinesische Sichtweise

Am häufigsten gehen akute Rückenschmerzen während der Schwangerschaft auf eine Stagnation von Qi und Blut-Xue zurück. Dieses Problem begegnet mir am häufigsten und bei ihm habe ich die höchste Erfolgsrate.

Heben schwerer Gegenstände und körperliche Arbeit schwächen den Rücken, denn sie belasten das Nieren-Qi, was wiederum die Rückenmuskulatur schwächt. Der untere Rücken wird durch die Blasen- und Nieren-Leitbahn und das Lenkergefäß dominiert. Während der Schwangerschaft und bei der Geburt belasten nicht nur das zusätzliche Gewicht, sondern auch das geschwächte Nieren-Qi den Rücken. Besonders offensichtlich ist das bei Frauen mit schwacher Konstitution oder solchen, die kurz hintereinander mehrfach entbunden haben.

Äußere Faktoren wie Kälte und Nässe befallen das Tor der Vitalität; dadurch können pathogene Faktoren in die Leitbahnen am Rücken eindringen. Der Rücken sollte vor klimatischen Einflüssen geschützt werden (beispielsweise sollten Frauen bei schlechtem Wetter nicht unzureichend gekleidet joggen oder Sport treiben).

Lange Arbeitszeiten über einen längeren Zeitraum hinweg ohne angemessene Pausen erschöpfen das Nieren-Yin.

Diagnose

Hinweis: In der Schwangerschaft ist es außerordentlich wichtig, sicherzustellen, dass die Schmerzen vom Rücken ausgehen und nicht von einer Niereninfektion herrühren (siehe Harnwegsinfektionen).

Stellen Sie deshalb folgende Fragen:

- Wird der Schmerz schlimmer durch Ruhe und besser durch Bewegung und leichten Sport?
- Ist die Gegend berührungsempfindlich?
- Lassen die Schmerzen nach bei der Anwendung von Wärme, Feuchtigkeit oder Kälte?
- Liegt eine nennenswerte Steifheit vor?
- Ist die Beweglichkeit eingeschränkt, fallen zum Beispiel Strecken und Drehen schwer?

- Strahlt der Schmerz ins Bein aus?
- Ist der Schmerz abends oder morgens schlimmer?
- Wird der Schmerz schlimmer, wenn die Patientin übermüdet ist? (Das ist häufig bei Frauen mit IVF-Schwangerschaften der Fall.)

Der erste Besuch

Frauen stehen der Akupunktur häufig reserviert gegenüber und vergewissern sich erst über die Erfolgsraten der Behandlung. Sie haben oft so starke Schmerzen, dass sie nichts riskieren wollen, was den Schmerz weiter verschlimmern könnte. Häufig können sie vor Schmerzen kaum laufen, ihr Gang ist ganz steif und sie müssen oft in die Praxis gefahren werden, weil sie nicht selbst fahren können.

Als Erstes gilt es festzustellen, ob die Schmerzen chronisch oder akut sind (siehe Kasten 6.1). Heftige stechende Schmerzen, die sich durch Ruhe verschlimmern und bei leichter Bewegung bessern und berührungsempfindlich sind, weisen auf eine Stagnation von Qi und Blut-Xue hin.

Lässt der Schmerz bei leichter Bewegung nach, liegt eine lokale Stagnation vor; wird er jedoch bei Ruhe besser, handelt es sich um eine Nieren-Schwäche.

Kasten 6.1 Akute und chronische Rückenschmerzen

Akut	**Chronisch**
Stagnation von Qi und Blut-Xue	Nieren-Schwäche
Heftiger Schmerz	Dumpfer Schmerz
Besser durch Bewegung	Besser durch Ruhe
Schlimmer am Morgen	Besser beim Aufwachen
Besserung im Laufe des Tages	Verschlechterung im Laufe des Tages
Schlimmer bei Kälte und Nässe, besser durch Wärme	Schlimmer bei Wärme, besser durch Kälte-Anwendungen

Behandlung akuter Rückenschmerzen

Beim ersten Besuch bitte ich die Patientin, sich auf die Seite zu legen, die schmerzhaftere Seite oben. Bei akuten Rückenschmerzen haben sich *ah shi*-Punkte als äußerst hilfreich erwiesen. Man wählt sie nach ihrer Empfindlichkeit aus. Ermitteln Sie die schmerzempfindlichste Stelle, indem Sie mit dem Daumen stark ins Gewebe drücken, während die Patientin die schmerzenden Punkte angibt. Die am häufigsten vorkommenden *ah shi*-

Punkte sind Bl 54, Bl 28, Bl 36 und Gb 30. Ich verwende 34 Gauge-Nadeln mit einer Länge von 3,8 bis 5 cm bei *ah shi*-Punkten im Gesäß und insertiere sie ganz. (Nadeln am Rücken lassen sich natürlich nicht so tief einstechen.) Akupunktieren Sie neutral und lassen Sie die Nadeln 20 bis 30 Minuten verweilen.

Erstreckt sich der Schmerz über ein größeres Gebiet, kann Kälte oder Nässe eingedrungen sein oder eine Nieren-Schwäche vorliegen. Kälte an der Rückseite der Oberschenkel lässt einen Nieren-Yang-Mangel vermuten.

Hinweis: Vorsicht bei Punkten am unteren Rücken, je nachdem, in welcher Schwangerschaftswoche die Frau ist. Meiden Sie vor der 37. Schwangerschaftswoche Bl 31 und Bl 32. (Man nadelt diese Punkte kaum versehentlich, da sie ohnehin schwer zu finden sind.)

Punkte für die Akupunkturbehandlung

- Strahlt der Schmerz in die dorsale Seite der Oberschenkel und ins Knie aus, verwende ich Bl 40 beidseitig oder auf einer Seite und lasse die Nadeln ruhen.
- Strahlt der Schmerz die laterale Seite des Beins entlang, akupunktiere ich Gb 34 und Le 3 und lasse die Nadeln verweilen.
- Moxa ist gut bei Rückenschmerzen während der Schwangerschaft, um eine kalte Region zu wärmen oder bei Nieren-Yang-Schwäche.

Diese Punkte reichen für die erste Behandlung völlig aus und wirken in der Regel stark.

Behandlung chronischer Rückenschmerzen

Chronische Rückenschmerzen sind schwieriger zu behandeln und rühren gewöhnlich von einer Nieren-Schwäche her. Die Schmerzen treten sporadisch auf, sie sind dumpf und bessern sich bei Ruhe. Bei einer Nieren-Yang-Schwäche ist der Bereich um das schmerzende Gebiet kalt. Durch Wärmeanwendung lassen die Rückenschmerzen nach.

Fallbeispiel 6.2

Tina war in der 37. Schwangerschaftswoche und litt unter massiven Schmerzen, die ins Bein ausstrahlten. Die Schmerzen waren am Morgen schlimmer, ließen im Tagesverlauf nach und wurden besser bei Wärme. Sie füllte in einem Supermarkt Regale auf, doch sie konnte nur schlecht laufen und hinkte deutlich. Sie benutzte einen Regenschirm als Stock und ließ sich zur Behandlung fahren. Die Westliche Diagnose lautete: Ischialgie und eine Schwäche der Iliosakralgelenke; die Chinesische Diagnose lautete: akute Rückenschmerzen aufgrund einer Stagnation von Qi und Blut-Xue.

> Sie legte sich auf die Seite und ich schob ihr ein Kissen zwischen die Beine, um sie so bequem wie möglich zu lagern. Ich palpierte den Bereich, er war nicht kalt. Dann akupunktierte ich die *ah shi*-Punkte am unteren Rücken, Bl 54, und weiter lateral Richtung Gb 30. Zudem nadelte ich Gb 34, weil die Schmerzen ins Bein ausstrahlten. Ich nadelte neutral und ließ die Nadeln 20 Minuten ruhen. (Viele Bücher empfehlen zwar bei akuten Fällen sedierende Techniken, aber meiner Erfahrung nach ist auch die neutrale Nadelung sehr wirksam.) Obwohl sich der Bereich warm anfühlte, wärmte ich ihn mit einer Moxa-Zigarre, damit sich die Muskeln leichter entspannten.
>
> Die Beschwerden ließen nach der Behandlung merklich nach; sie verschwanden zwar nicht völlig, aber Tina konnte wesentlich besser laufen.

Punkte für die Akupunkturbehandlung

Man konzentriert sich auf die zugrunde liegende Schwäche:

- tonisieren Sie bei Nieren-Schwäche Bl 23 und Ni 3, aber lassen Sie die Nadeln nicht verweilen
- tonisieren Sie bei Milz-Schwäche Bl 20 und Mi 3
- Bl 23 zu tonisieren ist bei allen Arten von Rückenschmerzen gut.

Symphysen-Schmerzen

Es handelt sich um Schmerzen in der Symphysengegend; verursacht werden sie durch eine Weitung der Schambeinfuge oder einer Schwellung im Gelenk. Man nimmt an, dass die Schwangerschaftshormone die Symphyse dehnen. Aus unerklärlichen Gründen sind Symphysen-Schmerzen in den letzten Jahren häufiger aufgetreten.

Symptome

Sie treten meist im 2. oder 3. Schwangerschaftsdrittel auf und setzen allmählich oder plötzlich ein. Die Frau empfindet Schmerzen am Schambein oder in den Lenden; manchmal strahlen diese Schmerzen in die mediale Seite der Oberschenkel oder in den unteren Rücken aus. Die Bewegungsfähigkeit kann dadurch eingeschränkt sein, Laufen und Sitzen können Schwierigkeiten bereiten, ebenso das Aufstehen, Sich-Hinlegen und das Treppensteigen; auch der Schlaf kann darunter leiden.

Schmerztherapie

Hier helfen häufig Physiotherapie und eine Abdominalstütze oder Symphysenstütze, die Erleichterung verschafft. Oft verschreiben die Ärzte auch Schmerzmittel. Bei manchen Frauen sind die Schmerzen so stark, dass sie hospitalisiert werden und starke Schmerzmittel verabreicht bekommen.

Akupunkturbehandlung

Als ich die ersten Fälle von Symphysen-Schmerzen akupunktierte, verwendete ich Punkte wie Le 3; damit umging ich die Schamgegend und konnte dennoch Schmerzen lindern. Mit wachsender Erfahrung wurde ich mutiger bei meinen Behandlungen und ich nadelte auch Punkte direkt auf der Symphyse. (Ich plädiere zwar dafür, keine Abdominalpunkte zu akupunktieren, doch das ist eine der wenigen Ausnahmen, bei denen ich diese Regel breche.) Verwenden Sie 2,5 cm lange Nadeln, insertieren Sie ½ *cun* neutral und lassen Sie die Nadeln ruhen.

Auch auf dem Schambein verwende ich *ah shi*-Punkte; dafür palpiere ich und suche die Mitte des Knochens, die gewöhnlich empfindlich ist. Dann setze ich die Nadel parallel zu KG 2, aber etwas tiefer; KG 2 akupunktiere ich auch. Ich taste dann nach beiden Seiten ca. 2,5 cm weiter nach außen, prüfe, ob die Punkte empfindlich sind und setze zwei weitere Nadeln. Diese Behandlung ist meiner Erfahrung nach für den Anfang hervorragend, die Patientinnen spüren sofort einen Unterschied. Je länger die Nadeln verweilen, desto wirksamer ist die Behandlung.

Die Behandlung richtet sich ganz nach den schmerzhaften Punkten. Die meisten Frauen haben Schmerzen in der Mitte des Schambeins, einige allerdings auch unter dem Schambogen. Auch da lokalisiere ich den genauen Schmerzpunkt und setze dort meine Nadeln.

Bei diesen Behandlungen bin ich immer sehr froh, Hebamme und Frau zu sein. Sobald die Patientinnen allerdings einmal eine Linderung erfuhren, sind sie zu allem bereit, was ihre Schmerzen reduzieren kann.

Ernährung während des zweiten Trimenon

Sowohl die Mutter als auch der wachsende Fetus brauchen viele Vitamine und Mineralstoffe. Die Bedeutung der einzelnen Vitamine und Mineralstoffe und die Lebensmittel, in denen sie vorkommen, wurden in Kapitel 3 besprochen. Zusätzlich gelten als Grundlage einer gesunden Ernährung folgende Empfehlungen:

- vier Portionen Gemüse, besonders grünes Blattgemüse wie Brokkoli, Spinat und Brunnenkresse
- vier Portionen Obst
- zwei Portionen Vollkorngetreide, Hülsenfrüchte, Nüsse und Samen (Sesam, Sonnenblumen und Kürbis), mageres Fleisch oder Fisch (vor allem fetten)
- drei Portionen kalziumreiche Lebensmittel (Weichkäse und Blauschimmelkäse sind zu meiden)
- ein Liter Flüssigkeit (Wasser, verdünnter Fruchtsaft und Kräutertee – koffeinhaltige, alkoholische und übermäßig süße Getränke sind zu meiden).

Fallbeispiel 6.3

Imogene war zum dritten Mal schwanger und kam in ihrer 34. Schwangerschaftswoche zur Akupunktur. Sie litt unter heftigen Symphysen-Schmerzen, konnte kaum laufen und nicht schlafen. Physiotherapie und eine Abdominalstütze hatten keine Wirkung gezeigt. Weil sie nicht Auto fahren konnte, war sie ans Haus gebunden. Sie konnte nicht einkaufen gehen, keinen Einkaufskorb tragen, keinen Einkaufs- oder Kinderwagen schieben. Überflüssig zu erwähnen, dass es ihr sehr schlecht ging und sie die Nase voll hatte.

Bei der ersten Behandlung akupunktierte ich Le 3, um festzustellen, ob dieser Punkt etwas bewirkte. Ich rechnete mit keiner enormen Verbesserung, aber ich wollte Imogene in erster Linie etwas beruhigen. Beim ersten Besuch sind Frauen häufig sehr nervös und unsicher.

Es trat keinerlei Besserung ein; deshalb erklärte ich Imogene bei der zweiten Behandlung mein weiteres Vorgehen. Ich insertierte 2,5 cm lange Nadeln entlang des Schambeins im Abstand von ½ cm und beließ die Nadeln 40 Minuten. Sie spürte praktisch sofort eine nennenswerte Besserung.

Bei der dritten Behandlung hatten die Schmerzen um 50 % nachgelassen. Im Laufe der folgenden Wochen konnte sie auch besser schlafen; sie hatte zwar immer noch Schmerzen, doch im Vergleich zu vorher waren sie wesentlich schwächer.

Beim vierten Besuch akupunktierte ich wieder entlang des Schambeins und setzte eine Nadel ins Perineum. Dafür ließ ich sie auf der Liege sitzen und mir den Schmerzpunkt zeigen. Dann setzte ich eine weitere Nadel (2,5 cm) direkt unter den Schambogen. Und wieder war die Besserung signifikant.

Vor der Akupunkturbehandlung war sie einmal wöchentlich beim Arzt und wollte eine Geburtseinleitung, weil sie nicht mehr konnte. Mithilfe der Akupunktur kam sie gut durch die letzten Schwangerschaftswochen.

Zusammenfassung

- Folgende Beschwerden treten im zweiten Trimenon häufig auf: Sodbrennen, Varizen, Verdauungsprobleme, Hämorrhoiden, akute oder chronische Rückenschmerzen, Ischialgie und Symphysen-Schmerzen.
- Im zweiten Trimester kommen folgende Akupunkturpunkte in Betracht:
  - *Sodbrennen*: KG 12 bis KG 14, Ma 44 und Ma 45, Di 11
  - *Krampfadern*: Le 5 und Le 8, Mi 5, LG 20 und Le 3 (bei Varizen im Bereich der Vulva)

- *Obstipation*: Bl 17, Ma 36 und Le 8 (bei Blut-Mangel) Gb 34, Le 2, Le 3, Le 11 (bei Leber-Qi-Stase); Bl 23, Ni 3 und Ni 6 (bei Nieren-Yin-Mangel)

- *Hämorrhoiden*: Le 11 und Mi 10, Le 2, Bl 17, zusätzlich LG 1; oder LG 20, Bl 57 und Bl 58 (bei Blut-Stase)

- *Akute Rückenschmerzen und Ischialgie*: Bl 28, Bl 36 und Bl 54, Gb 30; zusätzlich Bl 40 (bei Schmerzen, die in die Beinrückseite ausstrahlen), Gb 34 und Le 3 (bei Schmerzen, die in die laterale Seite des Beins ausstrahlen)

- *Chronische Rückenschmerzen*: Bl 23 und Ni 4 (Nieren-Schwäche), Bl 20 und Mi 3 (bei Milz-Schwäche)

- *Symphysen-Schmerz*: Le 3, *ah shi*-Punkte auf dem Schambein, KG 2.

Quellenangaben

Fitzpatrick TB, Elsen AZ, Wolff K: Dermatology in General Medicine. McGraw-Hill, New York 1979

Hytton, F: The Alimentary System in Pregnancy, in: Midwifery 6, 1990, S. 201–204

KAPITEL 7 # Drittes Trimenon: 28. bis 40. Woche

In den letzten drei Schwangerschaftsmonaten fühlen sich die meisten Frauen viel dicker und schwerer. Häufig kommt es noch einmal zu einer deutlichen Gewichtszunahme, die wahrscheinlich auf das Gewicht des wachsenden Kindes und auf eine Zunahme des Fruchtwassers zurückzuführen ist.

Manche Frauen genießen immer noch ihr „Aufblühen während der Schwangerschaft", viele jedoch fühlen sich sehr unbehaglich und sind müde. Häufig treten auch kleinere Probleme und Beschwerden auf wie Kurzatmigkeit, Schlaflosigkeit, Rückenschmerzen, Obstipation, Hämorrhoiden und Sodbrennen.

Oft verwendete Begriffe im dritten Trimenon

> **Doppler:** Mit dem Doppler-Ultraschall kann man mithilfe des Doppler-Effekts den Blutfluss in den Gefäßen darstellen; eine Frequenzveränderung in der Reflektion des Blutstroms erlaubt seine qualitative Beschreibung.
>
> **hHHL:** es handelt sich um eine regelwidrige Schädellage (Abb. 7.1).
>
> **Intrauterine Wachstumsretardierung** bedeutet, das Baby nimmt nicht zu oder sein Gewicht fällt plötzlich unter die Norm zurück; das kann aufgrund einer kongenitalen Missbildung geschehen, häufiger aber, weil die Plazenta es nicht mehr ausreichend ernähren kann.
>
> **Lageänderung:** Der Fetus wechselt nach der 36. Woche im Uterus immer wieder seine Lage.
>
> **Plazentainsuffizienz:** Hier kann die Plazenta ihre Funktion nicht ausreichend erfüllen, das Kind ist in Gefahr.
>
> **QL:** Querlage: Hier liegt der Fetus quer im Becken statt mit dem Kopf nach unten. Eine Schulterlage macht eine vaginale Geburt unmöglich; bei Verdacht auf Schulterlage in den letzten Schwangerschaftswochen sollte diese mit Ultraschall abgeklärt werden.
>
> **Relatives Missverhältnis zwischen kindlichem Kopf und mütterlichem Becken:** der Kopf des Kindes kann trotz starker Uteruskontraktionen nicht durch das Becken deszendieren.
>
> **Small for date:** In diesem Fall wachsen die Kinder zwar, liegen aber in ihrem Wachstum unter der Normgröße.

Abbildung 7.1
Rechte und linke hintere Hinterhauptslage (Abdruck mit freundlicher Genehmigung aus Sweet 1997, S. 632)

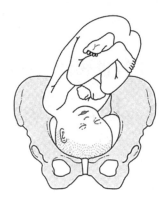
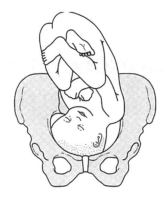

Anatomie und Physiologie

Ab der 28. Woche vermehrt sich das Brustgewebe und die Brüste beginnen, Kolostrum, die Vormilch, zu produzieren.

Ab der 32. Woche hat das im Körper zirkulierende Blutvolumen um 40 % zugenommen. So wird der Bedarf des Fetus, der Plazenta, des Uterus und der Brüste gedeckt.

Ab der 36. Woche kann der Uterus Druck auf die Lunge ausüben und so eine leichte Kurzatmigkeit verursachen.

Die Gelenke des Beckens lockern und dehnen sich als Vorbereitung auf die Geburt.

Die Bedeutung der Plazenta im dritten Trimenon

Bei den meisten Frauen ist die Plazenta um die 37. und 38. Woche am leistungsfähigsten. Wie in Kapitel 2 ausführlich beschrieben, fungiert die Plazenta als Ersatz für Lunge, Leber und Niere des Fetus. Sie speichert außerdem Glykogen, versorgt so das Kind bei Bedarf und stellt eine Immunschranke dar.

Außerdem produziert die Plazenta zahlreiche Hormone, zum Beispiel:

- hCG verbessert die Resorption von Kalzium und regt die Milchproduktion an
- Östrogen stimuliert die Mammae und den Uterus und reguliert das Wachstum des Kindes
- Progesteron erhält die Schwangerschaft aufrecht, stimuliert die Brüste und entspannt die Muskeln
- Relaxin macht den Muttermund weich und lockert die Bänder als Vorbereitung auf die Geburt.

Erfüllt die Plazenta vor der 38. Woche ihre Funktion nicht ausreichend, ist die Entwicklung des Kindes beeinträchtigt, das Kind kann mit geringem Geburtsgewicht zur Welt kommen.

Am Ende des dritten Trimesters ist die Plazenta ungefähr 17,5 bis 20 cm groß, 2,5 cm dick und hat ca. ein Sechstel des Geburtsgewichts des Kindes. Die Plazenta wird nach der Geburt des Kindes ausgestoßen.

Mentale und emotionale Aspekte

Wenn man ein Kind zur Welt bringt, muss man sich mit ganz unterschiedlichen Gefühlen, die auftauchen, auseinander setzen. Das geht weit darüber hinaus, ein bisheriges oberflächliches „körperliches Selbstbild" aufzugeben und auch weit über den „Groll über den Verlust der eigenen Freiheit". Die Mütter brauchen Zeit um sich vorzubereiten – emotional ebenso wie ganz praktisch und körperlich – auf die Veränderung, die die Elternrolle mit sich bringt. Vor allem Erstgebärende, die häufig länger und bis weit in die Schwangerschaft hineinarbeiten, gönnen sich selbst wenig Zeit, um sich auch mental auf die Ankunft ihres Kindes vorzubereiten. Dies kann sich nachteilig auf das Kind auswirken; sein Wachstum kann sich verlangsamen, falls die Mutter sich keine Ruhe gönnt und sich nicht vorbereitet.

Nur allzu leicht schiebt man negative Gefühle auf die hormonellen Veränderungen. Doch Frauen müssen solche Gefühle in einer unterstützenden Umgebung ausdrücken, um sie anzunehmen und mit ihnen zurechtzukommen.

Jede Frau reagiert individuell, je nach:

- ihren persönlichen Umständen
- ihrem Selbstbild – der Art, wie sie sich als Frau und Mutter sieht
- ihrer Beziehung zu ihrer eigenen Mutter und dem mütterlichen Rollenvorbild
- ihrer Beziehung zum Vater des Kindes
- ihrer gesellschaftlichen Stellung und wie sie diese wahrnimmt
- ihrer Ambivalenz der Schwangerschaft gegenüber – ob das Baby geplant oder gewollt war oder nicht
- ihrem Gesundheitszustand infolge der Schwangerschaft.

Mit dem nahenden Geburtstermin nimmt die Angst mancher Frauen vor den Wehen und der Entbindung zu. Diese Gefühle reichen von leichter Sorge bis zu massiven Panikattacken. Sie können von Unwissenheit herrühren oder von Fehlinformationen, vielleicht haben die werdenden Mütter zu viele Geschichten älterer Frauen gehört und zu viel Klatsch anderer Mütter, oder sie haben in früheren eigenen Schwangerschaften schlechte Erfahrungen gemacht. In jedem Fall kann ein Gespräch über solche Ängste mit einer einfühlsamen Hebamme oder einem Arzt der Schwangeren ein Gefühl von Sicherheit geben und ihr Mut machen.

Häufige Beschwerden im dritten Trimenon

Um das Wohlergehen der Mutter und des Kindes sicherzustellen, wird die Häufigkeit der Vorsorgeuntersuchungen im dritten Trimester von monatlich zwei auf monatlich vier erhöht. Durch Untersuchungen des Abdomens nach der 28. Woche wird die Lage, die Haltung und die Stellung des Fetus sowie der Fundusstand ermittelt. Ab der 36. Woche ist auch die Einstellung des Kopfes feststellbar.

Anämie

Jede einzelne Körperzelle braucht Sauerstoff, den das Hämoglobin (Hb), ein Farbstoff in den roten Blutkörperchen, transportiert. Die roten Blutkörperchen werden im Knochenmark gebildet und ins Blut abgegeben. Dort zirkulieren sie ungefähr 120 Tage, dann werden sie von der Milz abgebaut. Der Normwert für Hämoglobin liegt bei 11 bis 15 g/dl (Sweet 1997). Der Spiegel im Blut wird vom Körper konstant gehalten, indem im Knochenmark so viele Zellen produziert werden, wie die Milz sie abbaut. Gerät dieses Gleichgewicht durcheinander und nimmt die Anzahl der roten Blutkörperchen ab, kommt es zu einer Anämie; dann kann es einige Zeit in Anspruch nehmen, bis das Hämoglobin wieder den Normwert erreicht.

Während der Schwangerschaft nimmt das gesamte Blutvolumen zu, doch die Anzahl der Erythrozyten steigt nicht im gleichen Maß; das Hämoglobin im Blut nimmt also ab. Über sichere und gesunde Werte gehen die Meinungen auseinander, doch man geht von 10 bis 13 g/dl aus.

Zwischen der 28. und 34. Woche ist eine Überprüfung des Hb-Wertes wichtig, denn eine unbehandelte Anämie könnte Mutter und Kind gefährden.

Anämie kann sich während der Schwangerschaft folgendermaßen *auswirken*: sie kann den Allgemeinzustand beeinträchtigen, die Widerstandsfähigkeit gegen Infektionen herabsetzen, kleinere Beschwerden wie Verdauungsprobleme und intrauterinen Sauerstoffmangel (in schweren Fällen) verschlimmern, vorzeitige Wehen auslösen, die perinatale Mortalität steigern, zu prä- und postpartaler Hämorrhagie führen, das Risiko von Thromboembolien und die mütterliche Sterblichkeitsrate erhöhen.

Es gibt fünf verschiedene *Arten* von Anämie:

- Eisenmangelanämie – die häufigste Form in der Schwangerschaft
- Anämie aufgrund von Folsäuremangel
- Hämoglobinopathien, darunter die Sichelzellenanämie und die Mittelmeeranämie
- Anämie infolge von Blutverlust oder nach einer Infektion
- aplastische Anämie, die in der Schwangerschaft selten vorkommt.

Eisenmangelanämie zeigt sich in folgenden *Symptomen*: Kurzatmigkeit, Müdigkeit, Schwindel und Ohnmacht, Blässe, Herzklopfen, Appetitverlust und Kopfschmerzen.

Am stärksten gefährdet sind Frauen, die:

- sich schlecht ernähren
- ganz allgemein während der Menstruation sehr viel Blut verlieren (Frauen, die vor einer Empfängnis starke Monatsblutungen haben, sind oft bereits zu Beginn einer Schwangerschaft leicht anämisch)
- mehrere Schwangerschaften in kurzem zeitlichem Abstand haben
- eine Mehrlingsschwangerschaft haben
- alkalische Präparate gegen Sodbrennen einnehmen
- sich Vitamin-C-arm ernähren
- immer wieder unter Erbrechen und Durchfall leiden
- unter blutenden Hämorrhoiden und präpartaler Hämorrhagie leiden
- Darmparasiten wie den Hakenwurm haben
- die Malabsorptionsprobleme wie beispielsweise Zöliakie haben.

Die Westliche Medizin behandelt Anämie im Allgemeinen mit Eisenpräparaten, manchmal in Kombination mit Folsäure.

Ernährungstipps bei Anämie

Für die Bildung roter Blutkörperchen braucht der Körper Eisen, Proteine, Kupfer, Folsäure, Vitamin B6, B12 und Vitamin C; ein Mangel an einem dieser Nährstoffe kann also Anämie verursachen (Nahrungsmittel, in denen diese Stoffe häufig vorkommen, siehe Kap. 3). Zu einer Eisenmangelanämie kann es jedoch auch bei ausreichender Eisenzufuhr kommen, denn ein Mangel an B-Vitaminen kann die Eisenresorption beeinträchtigen. Folgende Faktoren setzen die Eisenresorption herab: große Mengen von Zink, Tee, Kaffee, Säurehemmer bei Sodbrennen und Milchprodukte. Nehmen Sie deshalb eiweißreiche und eisenhaltige Nahrungsmittel möglichst getrennt zu sich.

Nehmen Sie Ihre Nahrungsergänzung zusammen mit Vitamin C ein, zum Beispiel mit einem Glas frischem Orangensaft oder einer Portion Heidelbeeren, so kann der Körper Eisen besser resorbieren.

Akupunkturbehandlung

Die Chinesische Medizin betrachtet das Blut-Xue nicht nur als eine Ansammlung von Zellen. Blut-Xue ist Yin, deshalb gilt es als empfänglich und rezeptiv und als Sitz unserer Emotionen. Daher ist die Beziehung zwischen Blut-Xue und unserem emotionalen Zustand sehr wichtig. Mit wenig Blut-Xue fühlt sich eine Frau leicht schwach, ängstlich und deprimiert.

Blut-Xue hat auch die Aufgabe zu kühlen und zu befeuchten. Ist das Blut-Xue schwach, kommt es zu Hitze-Symptomen: Hitzewallungen, trockener Haut, Obstipation, Kribbeln der Gelenke und Taubheitsgefühlen.

Die Milz-Pi bildet Blut-Xue aus der Nahrung, die wir zu uns nehmen, und zwar zusammen mit der Essenz der Niere-Shen, die wir als Jing kennen. Unser Jing wird größtenteils im Knochenmark gespeichert.

Nach der chinesischen Auffassung sind folgende Organe für das Blut zuständig: Herz-Xin, Leber-Gan (sie speichert Blut-Xue), Milz-Pi (sie bildet Blut-Xue) und die Niere-Shen (wegen der Essenz-Jing und dem Knochenmark). Alle Ungleichgewichte in diesen Organen können zu einem Ungleichgewicht im Blut-Xue führen. Anämie rührt gewöhnlich von einem Blut-Mangel her. Die tatsächliche Manifestation hängt vom betroffenen Organ ab.

Herz-Symptome beispielsweise äußern sich in Palpitationen, schlechter Merkfähigkeit, Schlaflosigkeit, Träumen und nächtlichem Erwachen, einer blassen Gesichtsfarbe und blutleeren Lippen.

Hat eine Frau zu Beginn der Schwangerschaft zahlreiche emotionale Probleme, leidet sie häufig auch unter einem Mangel an Qi und Blut-Xue. Dem liegt in der Regel ein Milz-Qi-Mangel zugrunde, denn die Milz-Pi bildet das Blut-Xue.

Punkte für die Akupunkturbehandlung

Alle genannten Punkte (siehe Abb. 7.2) werden tonisiert:
- Bl 17 ist der einflussreiche Punkt für Blut-Xue und wird bei allen Arten von Anämie verwendet (auch Moxakegel können angewandt werden)
- Bei starkem Mangel kombinieren Sie Bl 17 mit Bl 15, dem Rücken-Shu-Punkt des Herz-Xin, er tonisiert das Herz-Qi.

Wenn das Herz-Xin behandlungsbedürftig ist, ist es vielleicht auch die Niere-Shen. Ist das Herz-Xin beruhigt, sind auch Yin und Yang der Niere-Shen im Gleichgewicht.

Leber-Blut-Mangel zeigt sich folgendermaßen: Müdigkeit, Schwäche, Krämpfe, verschwommene Sicht, Kribbeln oder Taubheitsgefühl in den Gliedmaßen, brüchige Nägel, trockene Haut und mattes Haar.

Punkte für die Akupunkturbehandlung

Auch hier müssen wieder alle Punkte tonisiert werden.
- Bl 17 ist ein einflussreicher Punkt des Blut-Xue in Kombination mit Bl 18, dem Rücken-Shu-Punkt der Leber-Gan; Behandlung mit Moxa
- Le 8 nährt das Leber-Blut.

Ist die Milz-Pi im Mangel, kann sie kein Blut-Xue bilden, was zu einem Leber-Blut-Mangel führt. Akupunktieren Sie bei Leber-Blut-Mangel zusätzlich Milz-Punkte und tonisieren Sie Bl 20.

Abbildung 7.2
Nützliche Punkte bei der Behandlung von Anämie

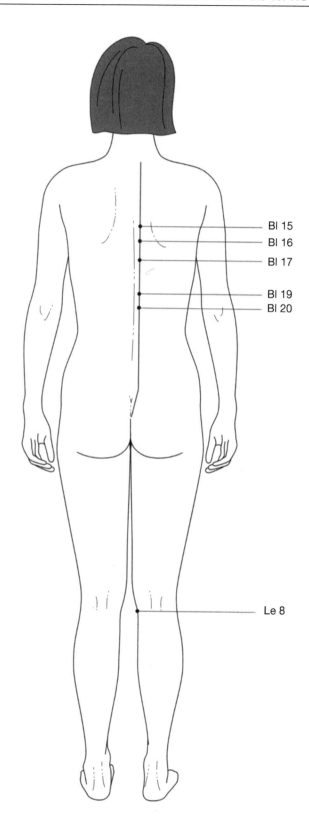

Krämpfe

Muskelkrämpfe treten gewöhnlich in den Beinen auf, sind sehr schmerzhaft und kommen in der Schwangerschaft häufig vor. Die Ursache ist unbekannt, kann aber mit einem Mangel an Magnesium, Kalzium oder Vitamin B zusammenhängen.

Regelmäßige leichte Bewegung, wie beim Spazierengehen, Schwimmen oder Yoga, verbessert die Blutzirkulation und verhindert Muskelkrämpfe. Bei einem Wadenkrampf lassen die Schmerzen nach, wenn man das Bein streckt und die Wadenmuskeln kräftig massiert. Linderung bei nächtlichen Krämpfen bringt eine Massage vor dem Einschlafen und ein um 20 bis 25 cm höher gestelltes Fußende.

In seltenen Fällen können Krämpfe auch auf eine tiefe Venenthrombose hinweisen; bei häufigem Auftreten sollte die Situation medizinisch abgeklärt werden.

Akupunkturbehandlung
Tonisieren Sie Le 8.

Schlaflosigkeit

Heute arbeiten Schwangere weit in die Schwangerschaft hinein. Häufig können sie sich nur schwer entspannen und ihr Verstand ist nachts noch so aktiv, dass sie nicht die dringend benötigte Ruhe finden. Deshalb sind sie müde und klagen, besonders um die 34. Woche, über Schlafmangel. Der dicker werdende Bauch und das damit einhergehende Unbehagen verschlimmern das Problem zusätzlich. Viele Frauen haben zunehmend Schwierigkeiten, bequem zu liegen. Schlafen sie auf dem Rücken, haben sie oft das Gefühl ohnmächtig zu werden, weil das Kind auf wichtige mütterliche Blutgefäße drückt. Die Bauchlage ist aus ersichtlichen Gründen überhaupt nicht mehr möglich. Doch auch die Seitenlage ist für viele Frauen unbequem. Zudem kann der Harndrang den Nachtschlaf unterbrechen.

Sodbrennen, der Reflux sauren Mageninhalts, kann ein Brennen in der Speiseröhre auslösen, was sich im Liegen verschlimmert und auch das kann den Schlaf beeinträchtigen. Sodbrennen verschlimmert sich meist gegen Ende der Schwangerschaft, wenn das wachsende Baby nach oben drückt und den Raum zwischen Magen und Speiseröhre einengt. Eine eher aufrechte oder sitzende Schlafposition kann dann Erleichterung verschaffen.

Die Westliche Medizin hat bei Schlaflosigkeit in der Schwangerschaft außer allgemeinen Hinweisen nicht viel anzubieten. Sie empfiehlt Zeit zur Entspannung und zum Loslassen am Abend, warme Bäder, ein heißes, beruhigendes Getränk oder eine entspannende Massage.

Chinesische Sichtweise

Mentale und körperliche Überarbeitung, viele Arbeitsstunden ohne angemessene Pausen über Wochen und Monate hinweg plus die Belastung der Schwangerschaft, all das schwächt das Nieren-Yin. Es kann deshalb das Herz-Yin nicht mehr ernähren; Niere-Shen und Herz-Xin sind nicht mehr im Gleichgewicht.

Sorge schädigt die Milz-Pi, und wenn schon ein Mangel vorliegt, kann sie nicht ausreichend Blut-Xue produzieren; dieser Blut-Mangel wiederum wirkt sich auf das Herz-Xin und den Geist aus.

In der Regel treten zwei Disharmonie-Muster auf: entweder Fülle-Syndrome oder Mangel-Syndrome. Der Mangel beeinträchtigt Herz-Xin, Milz-Pi und Leber-Gan.

Ein Milz- und Herz-Blut-Mangel ist bei anämischen Frauen ausgesprochen häufig. Frauen mit diesem Syndrom können schlecht einschlafen, leiden unter Palpitationen, Müdigkeit, schlechter Merkfähigkeit und leichten Angstzuständen.

Punkte für die Akupunkturbehandlung

Die Behandlung tonisiert Milz-Pi und Herz-Xin:

- tonisieren Sie Ma 36 und Bl 20, um die Blut-Bildung zu fördern
- tonisieren Sie Bl 15, um das Herz-Blut zu nähren
- tonisieren Sie Bl 17, um den Geist zu beruhigen und den Schlaf zu fördern; zusätzlich können Sie moxibustieren.

Bei Frauen mit IVF-Schwangerschaften oder Frauen, die nach medikamentöser Behandlung schwanger wurden – beides belastet die Niere-Shen stark –, sind Herz-Xin und Niere-Shen nicht in Harmonie. Dieses Ungleichgewicht äußert sich in folgenden Symptomen: häufiges nächtliches Erwachen, Nachtschweiß, schlechte Merkfähigkeit, mentale Unruhe und Rückenschmerzen.

Punkte für die Akupunkturbehandlung

- Bl 15 und Bl 23, um Herz-Xin und Niere-Shen zu harmonisieren
- He 7, um den Geist zu beruhigen.

Abdominalschmerzen

Leichte Bauchschmerzen können in der Schwangerschaft immer auftreten; in schlimmen Fällen würde ich der Frau dringend empfehlen, sich an ihren Arzt zu wenden. Zusätzlich biete ich Akupunkturbehandlungen an.

Abdominalschmerzen können von einer ektopen Schwangerschaft herrühren (der Fetus befindet sich in diesen Fällen nicht im Uterus, sondern im Eileiter). Dabei kommt es meist auch zu vaginalen Blutungen und zu Bauchschmerzen; sie ist potenziell tödlich.

Abbildung 7.3

Nützliche Punkte bei der Behandlung von Abdominalschmerz

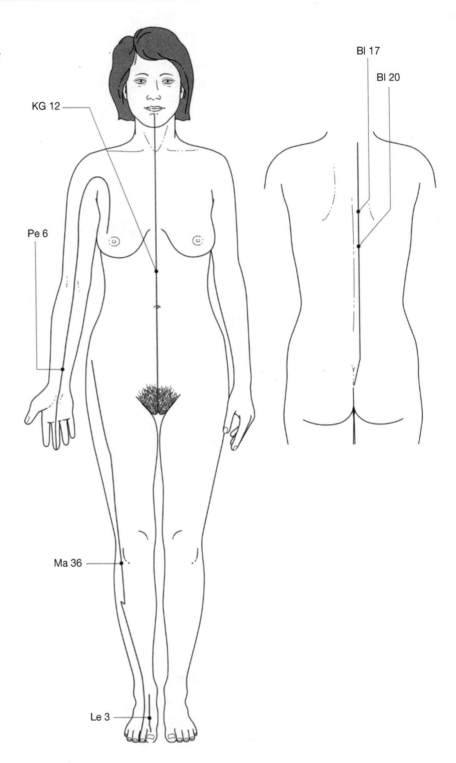

Eine andere Ursache sind eventuell Fibrome. Sie können schon vor der Schwangerschaft bestanden haben, aber durch die stärkere Blutversorgung in der Schwangerschaft gewachsen sein und häufig Bauchschmerzen verursachen. (Die Chinesische Medizin betrachtet sie als Blut-Stase.) Behandeln Sie keine Fibrome während der Schwangerschaft!

Akupunkturbehandlung

Nach chinesischer Sichtweise ist der Hauptgrund für Abdominalschmerz eine Blut-Stase, ein beeinträchtigter Fluss von Qi und Blut-Xue und Blut-Mangel. Auch ein bereits bestehender Blut-Mangel kann zu Abdominalschmerzen führen, weil das Blut dann zur Ernährung des Fetus herangezogen wird. Emotionale Probleme, vor allem Ärger und Groll, verursachen eine Leber-Qi-Stase.

Punkte für die Akupunkturbehandlung

Ich habe verschiedene Punkte ausprobiert (Abb. 7.3), Punkte direkt auf dem Abdomen aber immer vermieden. Nach meiner Erfahrung wirken Bl 17 und Bl 20 gut. Tonisieren Sie mit Moxakegeln. Die Milz-Pi gilt als Grundlage der nachgeburtlichen Energie und als Quelle des Blut-Xue; diese Punkte stärken die Milz-Pi und das Blut-Xue, vor allem wenn die Schmerzen von einem Blut-Mangel herrühren.

Werden sie jedoch von einer Qi-Stase verursacht, manifestieren sie sich als Blähungsschmerz im Unterbauch. Die Frauen sind dann häufig gereizt und deprimiert, wahrscheinlich haben sie auch schon vor der Schwangerschaft unter Leber-Qi-Stase gelitten. Ich akupunktiere Pe 6 und Le 3 neutral, um den Geist zu beruhigen und das Qi zu bewegen.

Eine meiner Patientinnen wurde mit starken Abdominalschmerzen ins Krankenhaus eingeliefert. Sie war ausgesprochen gereizt und deprimiert. Alle in Frage kommenden Untersuchungen wurden durchgeführt, doch man fand keine Schmerzursache. Ich akupunktierte die oben genannten Punkte und sie verspürte eine eindeutige Besserung.

Verursacht Kälte die Schmerzen und der Frau geht es mit Wärmeanwendungen besser, dann können KG 12 und Ma 36 (je nach Schwangerschaftswoche) moxibustiert werden.

Ödeme

Ein leichtes Anschwellen der Fußknöchel, der Füße und der Hände gilt in der fortgeschrittenen Schwangerschaft als normal. Schwellungen treten gewöhnlich im dritten Trimenon bei über der Hälfte der Schwangeren mit normalen Blutdruckwerten auf. Bei manchen Frauen jedoch ist die Schwellung so stark und so schmerzhaft, dass sie nicht mehr gehen können. Ein Anschwellen der Hände ist als Karpaltunnelsyndrom bekannt (siehe S. 135).

Der Körper besteht zu drei Fünfteln aus Wasser und dieses Wasser wird ständig zwischen dem Blut und dem Gewebe ausgetauscht. Dieser Austausch kann auf vielerlei Arten gestört sein. Während der Schwangerschaft wird das Blut dünner und nimmt an Volumen zu; die Schwerkraft lässt die zusätzliche Gewebsflüssigkeit in die Extremitäten fließen. Vorausgesetzt, Blutdruck und Urin werden häufig untersucht und sind normal, muss medizinisch nichts unternommen werden. Solche Schwellungen vergehen bei Ruhe. Leichte Übungen, die die Blutzirkulation unterstützen, das Beugen der Knie, Kreisen der Knöchel und Hochlagern der Füße beim Sitzen und Liegen bringen Erleichterung.

Ödeme können auch in Verbindung mit Bluthochdruck und Proteinurie auftreten (ein mögliches Anzeichen einer EPH-Gestose). Das ist häufig bei Frauen zu beobachten, die bereits vor der Schwangerschaft übergewichtig waren, und bei Frauen mit Empfängnisproblemen. Bei stark geschwollenen Händen und Füßen zusammen mit Kopfschmerzen muss die Schwangere ihren Arzt oder ihre Hebamme konsultieren, weil auch das auf eine EPH-Gestose hinweisen kann.

Ursachen

Mögliche Ursachen können sein: erhöhtes Blutvolumen, heißes Wetter, langes Stehen und eine Zwillingsschwangerschaft.

Empfehlungen

1. Die Frauen sollten drei- bis viermal täglich 20 Minuten lang die Füße hochlegen, vor allem während der Maximalzeit des Wasserelements zwischen 15 und 19 Uhr.
2. Die Frauen sollen eher zwischen als zu den Mahlzeiten trinken.
3. Die Frauen sollen auf der Seite schlafen, so kann das Blut besser zirkulieren und die Schwellungen gehen zurück.
4. Die Frauen sollen flache Schuhe tragen und enge Schuhe und Strümpfe vermeiden.
5. Die Frauen sollen ihre Ringe ablegen, wenn die Finger anschwellen.
6. Die Frauen sollen ihre Beine nicht übereinander schlagen.

Empfehlungen für die Ernährung

Petersilie, Zwiebel und Knoblauch fördern die Blutzirkulation, deshalb sollten die Mahlzeiten diese Nahrungsmittel reichlich enthalten. Nehmen Sie Lebensmittel oder Säfte zu sich, die natürlich diuretisch wirken, wie Karotten, Gurken, Weintrauben, Hülsenfrüchte, Ananas, Algen, Spinat, Brunnenkresse und Wassermelonen. Auch Vitamin C wirkt leicht entwässernd, essen Sie deshalb mehr Vitamin-C-haltiges Obst. Meiden Sie normales Speisesalz und ersetzen Sie es möglichst durch natürliches Salz aus einem Naturkostladen.

Akupunkturbehandlung

Ödeme während der Schwangerschaft sind schwer zu behandeln, weil sie meist im Schwangerschaftsverlauf aufgrund des steigenden Flüssigkeitsvolumens schlimmer werden. Da sie vor allem im dritten Trimester auftreten, können keine Abdominalpunkte verwendet werden.

Nach der chinesischen Sichtweise führt schlechte Ernährung zu Ödemen. Zu viel rohe oder kalte Lebensmittel in der Schwangerschaft können Ödeme hervorrufen, weil sie das Milz-Yang schädigen und die Milz-Pi die Nahrung dadurch nicht ausreichend transportieren kann.

Überarbeitung schädigt nach Ansicht der TCM das Nieren-Yang. Emotionale Faktoren wie Sorge, Furcht und Angst, können eine Qi-Stase verursachen.

Am häufigsten kommt ein Nieren-Yang-Mangel vor, deshalb ist die wichtigste Behandlungsmaßnahme eine Tonisierung des Nieren-Yang, zumal die Niere-Shen häufig im Verlauf der Schwangerschaft schwächer wird.

Punkte für die Akupunkturbehandlung:

- Bl 23 tonisiert das Nieren-Yang
- Ni 3 tonisiert die Niere-Shen
- LG 4 mit Moxa, aber erst als letzte Möglichkeit.

Andere Punkte bei Ödemen sind:

- Bl 20 mit Moxa tonisieren, falls ein Milz-Yang-Mangel die Ödeme hervorgerufen hat. Mi 3 zur Tonisierung
- Ma 36 zur Tonisierung bei allen Ödemen unabhängig von ihrer Genese.

Karpaltunnelsyndrom

Das Karpaltunnelsydrom kommt in der Schwangerschaft häufig vor; dabei wird der Nervus medianus im Handgelenk zusammengedrückt. Es äußert sich in Taubheitsgefühl, Kribbeln und Schmerzen in den Fingern, die Beschwerden treten häufiger nachts auf.

Die Westliche Medizin behandelt es meist mit Schienen oder Bandagen. Akupunktur erzielt sehr gute Ergebnisse, allerdings muss täglich genadelt werden. Ich akupunktiere den Punkt Pe 5 und steche die Nadel in Richtung Karpaltunnel und Ma 36, den empirischen Punkt für das Handgelenk. Ich löse das *De-Qi*-Gefühl aus und lasse die Nadeln ohne weitere Manipulation ruhen.

In der ersten Nacht verspüren die Patientinnen bereits eine Erleichterung, doch am nächsten Morgen kommen die Schmerzen wieder. Nach der Geburt lassen die Beschwerden von selbst nach.

Angstzustände

Eine Schwangerschaft ist zwar ein normales physiologisches Ereignis im Leben einer Frau, doch die bevorstehende Mutterrolle kann viele Ängste, Stress und Furcht auslösen. Folgende Ursachen können zugrunde liegen:

- Angst vor dem Unbekannten (bei der ersten Schwangerschaft)
- Angst vor Schmerzen, vor einem behinderten Kind oder vor Kontrollverlust
- Angst vor einer erneuten schlimmen Erfahrung (wie einem Abort, einem Abbruch, einer Totgeburt, dem Tod des Neugeborenen oder einer schweren Geburt)
- ambivalente Gefühle in Bezug auf die Schwangerschaft (dazu können viele Faktoren beitragen, die Einstellung zur Empfängnis, unglückliche familiäre Umstände, finanzielle Probleme oder eine ungeeignete Wohnsituation sind einige davon)
- persönliche Probleme (wie das Ende einer Beziehung mit dem Partner oder der Tod eines Familienmitgliedes)
- Krankheitsgefühl
- Schuldgefühle darüber, nicht mit dem Rauchen aufgehört zu haben
- chronischer Stress (aufgrund eines stressigen Arbeitsplatzes, zu vieler Reisen, zu wenig Zeit für die Geburtsvorbereitung gegen Ende der Schwangerschaft).

Diese Ängste lassen sich am besten lindern, wenn die Frau sie in einer sicheren Umgebung äußern kann und, wenn es angebracht ist, beraten wird.

Wahrscheinlich erhöhen die Ängste der Mutter auch ihre Schmerzwahrnehmung und sie braucht während der Wehen Schmerzmittel. Ängste können während der Wehen auch die normalen Uteruskontraktionen verlangsamen. Je realistischer die Unterstützung, die man der Frau anbieten kann und je besser sie deshalb mit ihren Ängsten umgehen kann, desto besser ist es.

Angstzustände in der Schwangerschaft aus chinesischer Sicht

Emotionale Probleme wie Sorge, Angst und Wut führen häufig zu Qi-Stagnation (siehe Kap. 5); die wiederum führt zu Feuer, das den Geist schädigt. Schwangere leiden oft unter Hitze und häufig hängen Angstzustände in der Schwangerschaft mit Hitze zusammen.

Zu Leere-Hitze kommt es gewöhnlich durch Yin-Mangel. Sie zeigt sich in psychischer Rastlosigkeit, Unruhe, trockenem Mund, Hitzewallungen und Nachtschweiß.

Punkte für die Akupunkturbehandlung
- KG 15 beruhigt den Geist und die Brust; nadeln Sie neutral und lassen Sie die Nadeln 20 Minuten ruhen

- Ni 2 beseitigt Leere-Hitze; mit neutraler Nadelung
- Ni 6 nährt das Nieren-Yin, verstärkt die Tonisierung
- Nullpunkt und Shenmen (Ohrakupunktur)

Falls die Leber-Gan mit betroffen ist, ist die Frau stärker gereizt und Träume stören ihren Schlaf.

Punkte für die Akupunkturbehandlung

- Le 2 beseitigt Leber-Feuer.

Phobien können auch von Schleim verursacht werden:

- Ma 40 beseitigt Schleim
- Ma 8 in neutraler Nadelung.

Retardierung des Kindes

Das Alter des Fetus muss vor der 24. Woche bestimmt werden, damit man sein Wachstum messen kann. Bei den Vorsorgeuntersuchungen wird regelmäßig der Fundusstand ermittelt. Erscheint das Baby für das Gestationsalter zu klein, kann eine Ultraschalluntersuchung weitere Aufschlüsse geben; bei einem möglichen Risiko werden Frau und Kind engmaschig überwacht. Alle vier Wochen werden Umfang des kindlichen Kopfes und Abdomens gemessen.

Zu einer intrauterinen Wachstumsverzögerung kann es kommen durch chronische und langsam zunehmende Hypoxie (Sauerstoffmangel); in diesem Fall wächst das Kind allgemein asymmetrisch. Bei anhaltendem Sauerstoffmangel können die kindlichen Organe aufhören zu arbeiten, die Plazenta altert rasch und der renale Blutfluss nimmt ab, dadurch wird das Fruchtwasser weniger. Bei Sauerstoffmangel im Zentralen Nervensystem nehmen die Kinds- und Atembewegungen sowie die Herztöne ab, die Variabilität der fetalen Herzfrequenz lässt nach, die mit im Cardiotokogramm (CTG) aufgezeichnet wird (siehe Kap. 10).

Per Ultraschall werden die kindliche Herzfrequenz, die Herztöne, die Atembewegungen gemessen und das Fruchtwasservolumen bestimmt. Mit dem Doppler-Ultraschall wird zudem das Blut gemessen, das durch die Nabelarterie fließt.

Stress für den Fetus und eine Wachstumsverzögerung hängen häufig mit sozialen Faktoren der Mutter zusammen:

- schlechte sozio-ökonomische Verhältnisse (sie sind nicht nur eine Frage des Einkommens, sondern auch von Ausbildung, Ernährung, körperlicher Gesundheit und Statur)
- das Alter der Mutter (schwangere Teenager und Frauen über 35 scheinen stärker gefährdet zu sein)
- Rauchen (Nikotin reduziert die Durchblutung des Uterus und das Kohlenmonoxid verringert den Sauerstofftransport)

- Drogenmissbrauch der Mutter während der Schwangerschaft (steht im Zusammenhang mit intrauteriner Wachstumsverzögerung, Hypoxie, vorzeitigen Wehen und perinatalem Tod)
- Überarbeitung – dynamische berufstätige Frauen, die während der ganzen Schwangerschaft arbeiten, ohne sich Ruhezeiten zu gönnen
- negative geburtshilfliche Vorgeschichte (frühere Aborte, vorzeitige Wehen oder Totgeburten).

Akupunkturbehandlung

Dass das Kind nicht wächst, hängt nach Ansicht der Chinesen mit einem Blut-Mangel der Mutter zusammen oder mit einer Schwäche der Niere-Shen, die den Fetus nicht ausreichend ernähren kann. Ich habe in diesen Fällen immer eine Form von Nieren-Schwäche festgestellt. Sie tritt häufig auch bei Frauen auf, die früher unter Infertilität litten, oder bei Frauen mit schwacher Konstitution und bei Frauen, die lang arbeiten.

Ich rate diesen Frauen im Allgemeinen, sich nachmittags ein bis zwei Stunden hinzulegen und sich eine Ruhepause zu verschaffen.

Punkte für die Akupunkturbehandlung

Hauptsächlich geht es darum, Punkte auszuwählen, die die Niere-Shen, Blut-Xue und Milz-Pi stärken.

- Bl 17, Bl 20 und Bl 23, um Niere-Shen und Milz-Pi zu tonisieren und Blut-Xue zu nähren; tonisieren Sie mit Moxa, falls viele Zeichen von Yang-Mangel in Milz-Pi und Niere-Shen vorliegen.

Einmal akupunktierte ich bei einer Frau, deren Baby in der 32. Woche sehr klein war, das Konzeptions- und das Durchdringungsgefäß. Der Herzschlag war nach dem CTG langsam und die Belegschaft wollte einen Kaiserschnitt möglichst hinauszögern. Ich akupunktierte Pe 6 links und Mi 4 rechts, löste das *De-Qi*-Gefühl aus und ließ die Nadeln 20 Minuten in situ. Außerdem nadelte ich Lu 7 rechts und Ni 6 links. Damit wollte ich die Blutversorgung der Plazenta verbessern. Das ist zwar nur ein Einzelfall, doch die Aufzeichnungen verbesserten sich, während die Nadeln noch wirkten.

Vorzeitige Wehen

Als vorzeitige Wehen werden Wehen definiert, die vor der 37. Schwangerschaftswoche auftreten (die regelrechten Geburtswehen treten zwischen der 38. und der 42. Woche auf. In den Industrienationen kommen vorzeitige Wehen bei 6 % bis 10 % aller Schwangerschaften vor, jedoch finden weniger als 25 % der vorzeitigen Entbindungen vor der 32. Woche statt (Griffin 1993). 75 % bis 90 % der Neugeborenensterblichkeit geht auf eine vorzeitige Geburt zurück.

Zu vorzeitiger Entbindung kann es kommen durch: vorzeitige Einleitung der Geburt (wegen schwerer EPH-Gestose, einer Nierenerkrankung der Mutter oder schwerer intrauteriner Wachstumsretardierung), vorzeitigen Blasensprung (siehe unten), eine komplizierte Notsituation (Plazentalösung, EPH-Gestose, Rhesus-Unverträglichkeit, eine mütterliche Infektion, einen Vorfall der Nabelschnur) oder durch spontane vorzeitige Wehen unbekannter Ursache (sie machen 40 % aller Frühgeburten aus).

Vorzeitige Wehen können zahlreiche Gründe haben. Durch folgende Faktoren sind Frauen am stärksten gefährdet:

- Alter der Mutter (unter 15 und über 35)
- niedriges Gewicht der Mutter (weniger als 50 Kilo bei der Empfängnis)
- Armut oder soziale Not
- Familienstand (vorzeitige Wehen kommen häufiger bei unverheirateten Frauen vor)
- mütterliche Berufstätigkeit mit schwerer körperlicher Arbeit
- psychischer Stress (emotionale Störungen können die Versorgung mit Nährstoffen beeinflussen)
- starke Schwermetallbelastung der Mutter oder ein Zink/Kupfer-Ungleichgewicht
- Nikotin-, Alkohol- oder Drogenmissbrauch
- schnell aufeinander folgende Schwangerschaften
- späte Wahl des Krankenhauses und laxe Vorsorge
- länger bestehender Bluthochdruck, eine Nierenerkrankung oder Diabetes mellitus der Mutter
- virale oder generalisierte Infektionen oder Infektionen im Genitaltrakt
- die Mutter hatte bereits Frühgeburten
- Blutungen in dieser oder einer vorangegangenen Schwangerschaft
- Uterusanomalien
- unzureichende Gewichtszunahme in dieser Schwangerschaft
- nicht entfernter Intrauterinpessar
- Operationen im Abdomen
- Mehrlingsschwangerschaften (46 % der Frauen entbinden vor dem Termin)
- Hydramnion
- fetale Fehlbildungen
- Rhesus-Unverträglichkeit
- Tod des Fetus

Eine vorzeitige Geburt lässt sich verhindern, indem man Uteruskontraktionen oder eine Öffnung des Muttermundes oder beides unterbindet. Gewöhnlich wird Bettruhe empfohlen. Manchmal hilft eine Behandlung mit Antibiotika, auch Nitroglycerin-Pflaster können Kontraktionen unterdrücken. Auch eine Zervixcerclage, die unter Narkose durchgeführt wird, kann hilfreich sein, wenn bereits eine Zervixinsuffizienz bekannt ist.

Die Mineralstoffe Magnesium und Kalzium helfen ebenfalls, eine vorzeitige Geburt zu verhindern.

Akupunkturbehandlung

Bevor man eine Patientin mit hypertonem Uterus (so bezeichnet man einen Uterus, der immer wieder kontrahiert und bei Ruhe meist entspannter ist) wegen früher Kontraktionen oder vorzeitiger Wehen akupunktiert, sollte man eine westliche Behandlung ebenfalls sicherstellen. Zu all diesen Maßnahmen ist die Akupunktur nur eine Ergänzung. Denken Sie auch daran, dass Sie vielleicht bei manchen Frauen Hausbesuche machen müssen, weil sich die Kontraktionen verschlimmern, wenn sie wegen der Behandlung das Haus verlassen müssen und sie das Energie kostet.

Aus chinesischer Sicht sind vorzeitige Wehen ein Zeichen von Qi- und Blut-Mangel (ebenso wie Anämie). Liegt ein Blut-Mangel vor, gilt es, das Blut-Xue zu tonisieren.

Punkte für die Akupunkturbehandlung

- Bl 17, Bl 20 und Bl 23 zur Blutbildung; diese Punkte wirken gut bei Mangel-Zuständen; wärmen Sie mit Moxa und nadeln Sie tonisierend
- Bl 23 und Bl 17, liegt ein Mangel in der Niere-Shen vor, tonisieren Sie und verwenden Sie Moxa
- Ni 6 und Bl 23, tonisieren Sie, aber verwenden Sie bei Nieren-Yin-Mangel kein Moxa
- andere Punkte, die meiner Erfahrung nach gut wirken (auch hier gebe ich meine persönlichen Erfahrungen wieder), liegen auf dem Gürtelgefäß. Ist das Gürtelgefäß in einem Mangel-Zustand, dann tritt dieser Mangel auch bald in Milz-Pi, Leber-Gan und Niere-Shen auf. Akupunktieren Sie Gb 41 rechts und 3E 5 links; lösen Sie das *De-Qi* aus und lassen Sie die Nadeln ohne Nadeltechnik 20 Minuten lang ruhen.

Bei vorzeitigen Wehen hat man meiner Ansicht nach mit der Akupunktur nichts zu verlieren, wohl aber viel zu gewinnen (siehe Fallbeispiele 7.1 und 7.2).

> **Fallbeispiel 7.1**
>
> Vicki war bereits siebenmal schwanger (zweimal davon hatte sie Fehlgeburten und die vierte Schwangerschaft war eine Zwillingsschwangerschaft). Sie hatte jedes Mal vorzeitige Wehen und/oder einen hypertonen Uterus, deshalb musste sie von der 20. Woche an immer wieder für absolute Bettruhe ins Krankenhaus eingeliefert werden. In ihren letzten drei Schwangerschaften habe ich sie ungefähr ab der 8. Woche einmal wöchentlich akupunktiert.
>
> Ihre Hauptprobleme sind Nieren-Yang- und Blut-Mangel.
>
> Wenn sich der Uterus zusammenzieht, nadle ich das Durchdringungsgefäß über Pe 6 rechts und Mi 4 links, außerdem Lu 7 und Ni 6, um die

> Schmerzen im Abdomen und ihre Angst zu lindern. Diese Behandlung tat Vicki sehr gut. Drei Tage später konnte ich sie wieder akupunktieren; diesmal verwendete ich außerdem noch andere Punkte, nämlich Bl 17, Bl 20 und Bl 23, um ihr Blut-Xue und die Nierenenergie mit Moxa zu tonisieren.
>
> In ihrer derzeitigen Schwangerschaft wurde Vicki erst in der 32. Woche ins Krankenhaus eingeliefert (in der letzten Schwangerschaft bereits in der 20. Woche!) und sie entband in der 38. Woche normal.

> **Fallbeispiel 7.2**
>
> Annabel hatte eine IVF-Schwangerschaft aufgrund vorheriger Unfruchtbarkeit. Sie kam in der 24. Woche zu mir, weil sie unter häufigen Kontraktionen und einem Reizuterus litt. Vorzeitige Kontraktionen hängen häufig mit einem Mangel in der Niere-Shen zusammen und übermäßiger Hitze. Annabel allerdings ärgerte sich über die Kontraktionen und war sehr frustriert. Zudem litt sie unter starken Rückenschmerzen und ihr Bauch fühlte sich schwer an: Sie hatte das Gefühl, das Baby würde herausfallen. Außerdem hatte sie zahlreiche Yin-Mangel-Symptome, wie trockenen Mund, Durst und nächtliche Hitzewallungen. Da Bewegung die Kontraktionen verstärkte, behandelte ich sie bei ihr zu Hause.
>
> Ich akupunktierte das Gürtelgefäß über Gb 41 rechts und 3E 5 links, Pe 6 rechts und Le 3 links. Ich löste das *De-Qi*-Gefühl aus und ließ die Nadeln 45 Minuten lang ruhen. Mit der Behandlung wollte ich ihre Angst lindern und ihr Qi bewegen. Zum Abschluss tonisierte Bl 23 und Ni 6, um ihr Yin zu nähren.

Vorzeitiger Blasensprung

Von vorzeitigem Blasensprung spricht man, wenn die Fruchtblase (die Eihäute) spontan vor der 37. Schwangerschaftswoche und vor Eintritt der Wehen springt. Die Ursache ist unbekannt, doch kann eine solche Ruptur mit einer Zervixinsuffizienz oder einer Infektion im Genitaltrakt zusammenhängen. Häufig setzen die Wehen kurz darauf ein, doch wenn das nicht innerhalb weniger Tage geschieht, ist die Uterushöhle und der Fetus bereits mit Bakterien besiedelt, die das Kind gefährden. Außerdem besteht die Gefahr eines Nabelschnurvorfalls.

Reißen die Eihäute zu Hause, sollte die Frau in ein Krankenhaus mit Kinderklinik gebracht werden. Temperatur und Puls der Frau sollten mindestens zweimal täglich gemessen werden, falls die Wehen nicht sofort einsetzen; bei Hinweisen auf eine Infektion sind Antibiotika zu verabreichen. Eine Untersuchung auf Blutungen hin ist ebenfalls wichtig, falls eine Volumenabnahme der Fruchthöhle die Plazentalösung verursachte. Zwischen der 24. und 32. Woche werden gern Steroide verschrieben, um die Reifung der fetalen Lunge zu fördern und das Risiko eines Atemnotsyndroms bei der Geburt zu verringern.

Jedes Krankenhaus hat seine eigene Vorstellung von der Notwendigkeit eines Krankenhausaufenthaltes. Ich habe einen vorzeitigen Blasensprung nie mit Akupunktur behandelt, weil ich es für unangebracht halte.

Ernährung im dritten Trimenon

Obwohl das Kind, wie in Kapitel 3 beschrieben, in diesem Zeitraum rasch wächst, muss die Mutter nur ungefähr 200 Kalorien pro Tag zusätzlich zu sich nehmen. Mehr würde nur zu weiterer Gewichtszunahme führen, Gewicht, das sie nach der Geburt nur schwer wieder abnehmen kann. Empfehlenswert ist eine ausgewogene Ernährung mit viel Obst, Gemüse, Nüssen, Zerealien, Samen, Linsen und Vollkornprodukten – mit viel Ballaststoffen und wenig Fett und Zucker. Der Eiweißbedarf des Körpers steigt leicht.

Außerdem brauchen Frauen alle wichtigen Vitamine und Mineralstoffe. Auch diese und die Nahrungsmittel, in denen sie vorkommen, sind in Kapitel 3 aufgeführt.

Das sich entwickelnde Gehirn des Kindes besteht zu 60 % aus Lipiden oder Fetten, vor allem aus langkettigen mehrfach ungesättigten Fettsäuren. Die beiden wichtigsten Fettsäuren für die Entwicklung des Gehirns und die Gehirnfunktionen sind Arachidonsäure und DHA (Docosahexaensäure) (siehe Kap. 3).

Zusammenfassung

- Häufige Probleme im dritten Trimenon sind: Anämie, Krämpfe, Schlaflosigkeit, Abdominalschmerz, Ödeme, Karpaltunnelsyndrom, Angstzustände, vorzeitige Wehen, vorzeitiger Blasensprung und eine Mangelentwicklung des Kindes.

- Folgende Akupunkturpunkte kommen im dritten Trimester in Frage:
    - *Anämie*: Bl 17, Bl 15 (bei Milz-Qi-Mangel); Bl 17, Bl 18 und Le 8 (bei Leber-Blut-Mangel)
    - *Krämpfe*: Le 8
    - *Schlafstörungen*: Ma 36, Bl 20, Bl 15, Bl 17 (bei Herz- und Milz-Blut-Mangel); Bl 15 und Bl 23, He 7 (wenn Herz-Xin und Niere-Shen nicht harmonisch zusammenarbeiten)
    - *Abdominalschmerz*: Bl 17 und Bl 20; zusätzlich Pe 6 und Le 3 (bei Leber-Qi-Stase), KG 12 und Ma 36 (Moxa gegen Kälte)
    - *Ödeme und Karpaltunnelsyndrom*: Bl 23, Ni 3, LG 4 (mit Moxa als letzte Möglichkeit); zusätzlich Bl 20 (mit Moxa bei Milz-Yang-Mangel), Mi 3 und Ma 36; Pe 5 und Ma 36 (bei Karpaltunnelsyndrom)

- *Angstzustände*: KG 15, Ni 2 und Ni 6, Nullpunkt und Shenmen (Ohrakupunktur); zusätzlich Le 2 (bei Leber-Feuer), Ma 40 und Ma 8 (bei Schleim)
- *Baby wächst nicht (Intrauterine Wachstumsretardierung)*: Bl 17, Bl 20, Bl 23
- *vorzeitige Wehen*: Bl 17, Bl 20 und Bl 23 (bei Mangelzuständen); Bl 23 und Ni 6 (bei Nieren-Yin-Mangel); zusätzlich Gb 41 rechts und 3E 5 links.

Quellenangaben

Barker DJP: Diet for a Lifetime. Mothers' and Babies' Health in Later Life. Churchill Livingstone, New York 1992

Crawford M, Doyle A: Fatty Acids During Early Human Development, in: Journal of Internal Medicine 225, 1989, S. 159–169

Department of Health: Dietary Reference Values for Food Energy and Nutrients for the United Kingdom. HMSO, London 1991

Griffin J: Born too soon. Office of Health Economics, 12. Whitehall, London 1993

Sweet BR (Hrsg.): Mayes' Midwifery, 12. Ausg. Baillière Tindall, New York 1997, S. 584

KAPITEL 8 Risikoschwangerschaften

Dieses Kapitel dient dem Akupunkteur als Nachschlagewerk. Wer Frauen mit einer Risikoschwangerschaft akupunktiert, tut gut daran, sich Hintergrundwissen über mögliche Komplikationen anzueignen. Ich bin zutiefst davon überzeugt, dass alle Frauen mit irgendwelchen Komplikationen während der Schwangerschaft am besten immer in Zusammenarbeit mit dem Arzt oder der Hebamme behandelt werden sollten.

Risikoschwangerschaft heißt einfach, der Fetus ist gefährdet (OPCS 1994).

Zwillings- und Mehrlingsschwangerschaften

In vielen Ländern treten zur Zeit häufiger Mehrlingsschwangerschaften auf. 1994 kamen auf 1000 Lebendgeburten ungefähr 13 Zwillinge, 1982 hingegen waren es zehn pro 1000 Geburten. Außerdem kamen auf 1000 Einlingsgeburten 14 Drillinge auf die Welt, im Jahr 1982 waren es neun (Sweet 1997). Diese Zunahme hängt mit den vermehrten Sterilitätsbehandlungen zusammen.

Komplikationen

Man sollte Mehrlingsschwangerschaften nicht als unnormal betrachten. Doch mit mehr als einem Kind verstärken sich leicht all die kleineren Schwangerschaftsbeschwerden wie morgendliche Übelkeit, Sodbrennen, Rückenschmerzen, Schlaflosigkeit und Erschöpfung.

Die Mutter soll sich möglichst viel ausruhen, um das Risiko dieser Beschwerden zu verringern. Besonders wichtig ist auch eine gute und ausgewogene Ernährung. Während der Wehen sind Mutter und Kinder stärker gefährdet. Jedes Krankenhaus geht auf seine Art mit diesem Risiko um und entscheidet, ob es der Mutter einen Kaiserschnitt anbietet oder sie vaginal entbinden lässt.

Folgende medizinische Komplikationen können auftreten:

- Schwangerschafts-induzierte Hypertonie (SIH) häufiger bei Zwillingen
- *Anämie* – was nicht weiter überrascht; denn die Eisen- und Folsäurevorräte der Mutter werden von mehr als einem Baby stärker beansprucht
- *vorzeitige Wehen* – ein häufiges Risiko und gewöhnlich sind die Babys auch zu leicht für ihr Alter

- *präpartale Blutungen* – sie kommen bei Mehrlingsschwangerschaften deutlich häufiger vor
- *Placenta praevia* – häufiger aufgrund der Größe und des Sitzes der Plazenta.

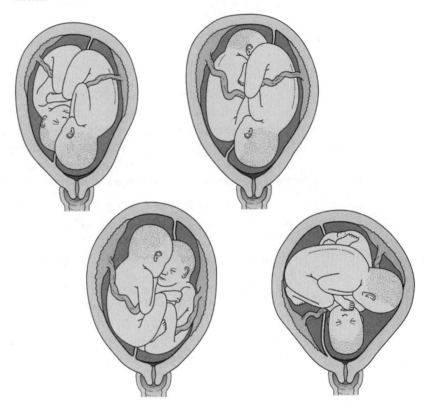

Abbildung 8.1
Lagen von Zwillingen im Uterus

Blutungen in der Schwangerschaft

Eine unregelmäßige und unausgewogene Ernährung über einen langen Zeitraum hinweg kann Blut- und Qi-Mangel hervorrufen. Bei einem Blut-Mangel wird der Fetus nicht ausreichend ernährt. Emotionale Probleme, wie Sorgen, Ärger, Angst und Trauer, können zu Leber-Qi-Stase führen. Besteht dieser lange genug, kann er sich in Hitze verwandeln, die Blutungen auslöst. Überarbeitung und lange Arbeitszeiten ohne angemessene Ruhepausen können einen Nieren-Yin-Mangel verursachen.

Bei Blutungen ist entscheidend, ob sie früh oder spät in der Schwangerschaft auftreten. Die 24. Woche gilt als Wendepunkt.

Blutungen vor der 24. Woche

Blutungen vor der 24. Woche können kommen von: Implantation, Abort, Blasenmole, ektoper Schwangerschaft, Verletzungen des Muttermundes oder Vaginitis. Jede vaginale Blutung gilt als unnatürlich und sollte dem Arzt gemeldet werden.

Implantationsblutung

Wenn sich das Ei im Uterus einnistet, kann es zu einer leichten Blutung kommen. Gewöhnlich ist das Blut hellrot und die Blutung dauert nicht lang. Die Implantation findet acht bis zehn Tage nach der Befruchtung statt.

Abort

Spontanabort Mindestens 15 % der bestätigten Schwangerschaften gehen als Spontanabort vor der 12. Schwangerschaftswoche ab (Lewis & Chamberlain 1990). Recht häufig kommt das bei der ersten Schwangerschaft vor. Folgende Faktoren können zu einem Spontanabort führen:

- *Fehlentwicklung des Fetus* – ca. 70 % der Chromosomenaberrationen führen zu Fehlentwicklung mit Spontanabort (Lewis & Chamberlain)
- *Erkrankungen der Mutter* – eine akute Erkrankung wie Virusgrippe, Röteln, Appendizitis oder Pneumonie kann, besonders wenn sie mit hohem Fieber einhergeht, zu einem Spontanabort führen. Infektionskrankheiten wie Toxoplasmose und Listeriose sowie Harnwegsinfektionen, die durch die Schwangerschaft verursacht werden, stellen ebenfalls eine Gefahr dar. Erkrankungen wie Diabetes und Schilddrüsenerkrankungen erhöhen das Risiko eines Aborts erheblich
- *Immunreaktion der Mutter*
- *Uterusfehlbildungen* – strukturelle Fehlbildungen des Uterus können eine gesunde Schwangerschaft unmöglich machen
- *Umweltfaktoren* – Bleibelastung, Strahlung, Drogen, Alkohol und Rauchen können Fehlgeburten verursachen
- *Stress* – starke emotionale Erregung kann zu einem Abort führen
- *IVF-Schwangerschaft* – ungefähr 21 % der IVF-Schwangerschaften gehen spontan ab.

Drohender Abort In den ersten drei Schwangerschaftsmonaten können leichte Blutungen auftreten. Sie können schmerzlos verlaufen oder mit Bauch- oder Rückenschmerzen einhergehen, selbst wenn der Muttermund nicht geöffnet ist. Die konventionelle westliche Behandlungsmethode ist Bettruhe (häufig in der Klinik), bis die Blutungen aufhören. Stärkere Blutungen sind ein bedenkliches Zeichen und können auf eine bevorstehende Fehlgeburt hinweisen, doch die Westliche Medizin kann nur zu „Bettruhe und Abwarten" raten. In solchen Fällen kann die Akupunktur einen wertvollen Beitrag leisten.

Unvermeidbarer Abort Alle oben genannten Zustände lassen sich mit Akupunktur behandeln; ist jedoch der Muttermund geöffnet, kommt es unweigerlich zu einer Fehlgeburt. Die Blutungen sind hier stärker als beim drohenden Abort.

Missed abortion (Verhaltener Abort) Der Begriff ‚missed abortion' beschreibt das Verbleiben des toten Fetus im Uterus, er geht nicht ab. Dieser Zustand kann unbemerkt einige Wochen anhalten.

Habitueller Abort Vom habituellen Abort spricht man bei drei oder mehr aufeinander folgenden Fehlgeburten. Nach drei oder vier Aborten wird die Patientin meist untersucht und die Untersuchungen ergeben meist einen der folgenden Gründe: Uterusfehlbildung, Zervixinsuffizienz, eine Erkrankung der Mutter, genetische Ursachen, Hormonmangel oder eine mütterliche Immunreaktion.

Chinesische Sichtweise

Ich werde oft gefragt, ob ein Eingriff durch Akupunktur nicht irgendwie „der Natur zuwiderläuft". Die Chinesen betrachten einen drohenden Abort als Ungleichgewicht eines natürlichen Zustands, den man durchaus wiederherstellen darf. Sie unterscheiden zwischen vaginalen Blutungen (es handelt sich um leichte Blutungen als einziges Symptom) und dem „unruhigen Fetus" (hier kommt es zu Schmerzen im unteren Abdomen und Rückenschmerzen). Beide bezeichnen ein unterschiedliches Stadium des gleichen Problems.

Ursachen

Die Hauptursache eines Spontanaborts ist ein Ungleichgewicht von Qi und Blut-Xue im Konzeptions- und Durchdringungsgefäß. Das Durchdringungsgefäß heißt auch ‚Meer des Blutes' und muss den Fetus ernähren. Falls er nicht wächst, wird er schwächer und es kann zu einer Fehlgeburt kommen.

Doch auch andere Faktoren können eine Rolle spielen. Bei einem Mangel in Magen-Wei und Milz-Pi kann das Qi absinken und folglich den Fetus nicht halten. Dazukommen kann noch ein Mangel in der Niere-Shen, eine konstitutionelle Schwäche oder eine Disharmonie im Herz-Xin. Ebenso können emotionale Faktoren, wie Sorge, Ärger und Trauer, eine Rolle spielen. Letztlich wird das Leber-Qi in Mitleidenschaft gezogen, verwandelt sich in Leber-Feuer und zu Blut-Hitze.

Bei vorangegangenen Fehlgeburten kann eine gute Vorsorge vor der Empfängnis das Risiko einer weiteren reduzieren. Dazu gehört vor allem eine optimale Ernährung, die die Frau mit ausreichend Vitaminen und Mineralstoffen wie Zink, Magnesium und essenziellen Fettsäuren versorgt (siehe Kap. 3).

Eine Frau mit Qi- und Blut-Mangel sieht meist blass, schwach und müde aus. Diesen Gesamteindruck bestätigen eine blasse Zunge und schwache Pulse.

Punkte für die Akupunkturbehandlung

Üblicherweise tonisiere ich folgende Punkte:

- Bl 17 und Bl 20 – eine gute Kombination für die Moxibustion, um das Blut-Xue zu nähren und die Blutbildung anzuregen

- Bl 17 und Bl 18 – mit Moxa für das Leber-Blut
- Ma 36 – um das Qi zu tonisieren.

Ich behandle dazu immer auch den empirischen Punkt Mi 1 mit Moxakegeln auf dem Punkt; manchmal benutze ich bis zu zehn Moxakegel. Je nach der Stärke der Blutung akupunktiere ich den Punkt aber auch und belasse die Nadeln. Ich fordere die Patientinnen auch auf, die Behandlung zu Hause fortzusetzen und sich selbst zu moxibustieren. Meiner Erfahrung nach kann diese kontinuierliche Behandlung Blutungen sehr wirkungsvoll stoppen.

Schwäche der Niere-Shen

Gehen die Symptome des drohenden Aborts mit Rückenschmerzen, periodenartigen Schmerzen, leichtem Schwindel und häufigem Wasserlassen einher, weist das auf eine Nieren-Schwäche hin. Sie tritt bei Patientinnen, die bereits Fehlgeburten hatten, häufiger auf.

Punkte für die Akupunkturbehandlung

- Tonisieren Sie Bl 17 und Bl 23 und den Quellpunkt der Niere-Shen, Ni 3
- verwenden Sie Moxa auf Mi 1 und ermuntern Sie die Patientin, die Behandlung zu Hause fortzuführen.

Fallbeispiel 8.1

Celia war bereits drei Mal nach einer IVF-Behandlung schwanger, doch alle Schwangerschaften hatten mit einer Fehlgeburt geendet. Einmal hatte sie das Kind trauriqerweise in der 24. Woche verloren. Sie kam zu mir und wollte sich ganz verzweifelt vor der vierten IVF-Behandlung akupunktieren lassen.

Sie litt hauptsächlich unter einer Nieren-Schwäche, die durch all die Medikamente im Zusammenhang mit der IVF-Behandlung noch verstärkt wurde. Sie wurde schwanger, begann jedoch in der 5. Woche zu bluten. In meiner Behandlung konzentrierte ich mich auf Mi 1, das ich mit Moxakegeln wärmte. Ich gab ihr ausreichend Moxa mit nach Hause, damit ihr Partner sie einmal täglich behandeln konnte. Ich tonisierte Bl 17 (für das Blut-Xue) und Bl 23 (für die Niere-Shen). Die Blutungen hörten auf.

Im weiteren Schwangerschaftsverlauf traten alle zwei bis drei Wochen Blutungen auf. Sie hatte verständlicherweise große Angst und verweigerte eine Ultraschalluntersuchung, denn sie hatte das Gefühl, die möglichen Auswirkungen waren das Risiko nicht wert. Sie fuhr mit der Akupunkturbehandlung fort und die intermittierenden Blutungen hielten ohne erkennbare Ursache bis zur 20. Woche an. In der 39. Woche brachte sie einen gesunden Jungen zur Welt.

Hitze

Meiner Erfahrung nach führt Hitze häufig zu Fehlgeburten. Typischerweise leiden die Patientinnen unter Abdominalschmerz, Obstipation und hellroten Blutungen. Die Zunge ist rot mit gelbem Belag.

Die Akupunktur zielt darauf ab, die Hitze zu klären und richtet sich natürlich nach der Stärke der Blutungen.

Punkte für die Akupunkturbehandlung

Bei der ersten Behandlung würde ich folgende Punkte nadeln:

- Mi 10 und Di 11, die Nadeln 30 bis 40 Minuten ruhen lassen; diese Punkte sind bekannt dafür, dass sie das Blut-Xue kühlen
- zum Abschluss der Sitzung würde ich Bl 23 und immer Bl 17 tonisieren.

Habitueller Abort

Ich behandle Punkte auf dem Durchdringungs- und dem Konzeptionsgefäß, denn eine Empfängnis kann nur eintreten, wenn Konzeptions- und Durchdringungsgefäß genügend Energie haben. Bei habituellem Abort liegt immer eine Form von Nieren-Schwäche vor. Hier gelten die gleichen Regeln wie beim drohenden Abort: Das Hauptaugenmerk sollte auf der Nieren-Leitbahn liegen und darauf, die Niere-Shen vor der Schwangerschaft zu stärken.

Punkte für die Akupunkturbehandlung

Als Präventivmaßnahme behandle ich vor der Schwangerschaft folgende Punkte:

- KG 6 tonisiert die Niere-Shen
- KG 7 nährt das Nieren-Yin.

Blutungen nach der 24. Woche

Präpartale Blutungen

Blutungen nach der 24. Woche werden als präpartale Hämorrhagie bezeichnet. Dabei handelt es sich um eine schwere Komplikation, die zum Tod der Mutter und des Kindes führen kann. Es gibt zwei Formen:

- *Placenta praevia* – die Blutungen treten als Folge einer Ablösung oder einer Lageanomalie der Plazenta auf, die über dem Muttermund liegen kann (Abb. 8.2)
- *Plazentalösung* – Blutungen aufgrund einer Ablösung der Plazenta (Abb. 8.3)

Bei Blutungen in der fortgeschrittenen Schwangerschaft würde ich Akupunktur nicht empfehlen. Alle Frauen mit Blutungen in der fortgeschrittenen Schwangerschaft müssen ärztlich betreut werden, weil ein starker Blutverlust zum Tod des Kindes führen kann.

Abbildung 8.2

Vier Arten von Placenta praevia (Abdruck mit freundlicher Genehmigung aus Sweet 1997, S. 253)

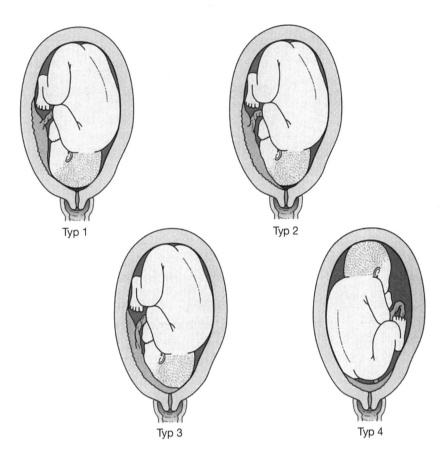

Blutdruckerkrankungen während der Schwangerschaft

Schwangerschafts-induzierte Hypertonie (SIH)

Blutdruckwerte ab 140/90 werden als Hypertonie oder Bluthochdruck definiert. Wenn nach der 20. Schwangerschaftswoche bei mindestens zwei verschiedenen Untersuchungen solche Werte gemessen werden, gilt das als potenziell ernst. Gewöhnlich haben die Frauen dann auch Eiweiß im Urin und Ödeme.

Trotz vieler Untersuchungen sind die Ursachen unbekannt. Manche Frauen haben mehr prädisponierende Faktoren:

- Frauen, die erstmals schwanger sind
- Teenager
- Frauen über 35
- übergewichtige Frauen.

Ich behandle Frauen selten wegen SIH, falls es nötig ist, unterstütze ich sie mit Akupunkturpunkten gegen Stress.

Abbildung 8.3

Plazentalösung: A Blutung nach innen B Blutung nach außen (Abdruck mit freundlicher Genehmigung aus Sweet 1997, S. 527)

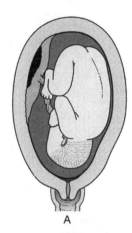
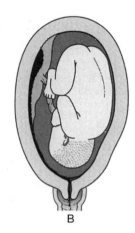

Nierenerkrankungen in der Schwangerschaft

Pyelonephritis ist eine Entzündung des Harntrakts aufgrund einer bakteriellen Infektion. Sie tritt in der Schwangerschaft aufgrund der hormonellen Veränderungen häufiger, das heißt bei 1 % bis 2 % aller Schwangeren auf (Sweet 1997). Die auslösenden Mikroorganismen sind *Escherichia coli*.

Anzeichen und Symptome

Eine Nierenentzündung beginnt meist um die 20. Schwangerschaftswoche. Die Frauen klagen über Schmerzen in den Lenden (häufig rechts), gelegentlich über Kopfschmerzen und Übelkeit, erhöhte Temperatur und eine erhöhte Pulsfrequenz, sie haben Schmerzen und vermehrten Harndrang.

Diagnose und Behandlung

Für die Diagnose Pyelonephritis wird eine Urinprobe mikroskopisch untersucht. Die Frau wird ins Krankenhaus eingeliefert; dort wird sie beobachtet und sie bekommt Bettruhe und ein Breitband-Antibiotikum verordnet.

Harnwegsinfektionen erhöhen das Risiko eines Aborts und vorzeitiger Wehen; außerdem besteht die Gefahr, dass die Nierenschmerzen die Uteruskontraktionen vorzeitiger Wehen verschleiern. Ist die Mutter bei der Geburt infiziert, besteht für das Kind die Gefahr einer angeborenen Infektion.

Akupunktur bei Harnwegsinfektionen

Harnwegsinfektionen treten in der Schwangerschaft recht häufig auf, sollten aber immer behandelt werden, weil sie in der fortgeschrittenen Schwangerschaft zu einer Fehlgeburt führen oder vorzeitige Wehen auslösen können. Dann ist die Westliche Medizin gefragt, doch auch Akupunktur kann helfen.

Punkte für die Akupunkturbehandlung
- Bl 63 Xi-Grenzpunkt beseitigt Hitze und stillt Schmerzen
- Ni 2 und He 6 beseitigen Leere-Hitze.

Diabetes

Beim Diabetes mellitus produziert das Pankreas nicht genügend Insulin. Zwar wirkt sich das hauptsächlich auf den Glukosestoffwechsel aus, doch sind die meisten Stoffwechselvorgänge in Mitleidenschaft gezogen und die Krankheit wirkt systemisch. Das Risiko perinataler Komplikationen und perinataler Sterblichkeit ist erhöht.

Unterschiedliche Arten von Diabetes

Insulinabhängiger Diabetes (Typ I)

Die Patientinnen haben beim Glukosetoleranztest abnorme Werte und fast überhaupt kein Insulin. Die Symptome sind massiv (unter anderem exzessive Harnausscheidung und Dehydratation); die Erkrankung ist behandlungsbedürftig. Sie tritt am häufigsten bei Jugendlichen auf.

Nicht insulinabhängiger Diabetes (Typ II)

Auch diese Patientinnen haben beim Glukosetoleranztest abnorme Werte, aber keine Symptome. Diese Art von Diabetes tritt häufiger im späteren Leben auf und vor allem bei Übergewichtigen.

Gestationsdiabetes

Hier entwickelt die Patientin während der Schwangerschaft eine Hyperglykämie, die meist über die Ernährung und mit Insulintherapie behandelt wird.

Gallenstau in der Schwangerschaft

Zu einem solchen Gallenstau kommt es, wenn die Galle überläuft und den diaplazentaren Weg findet. Sie wirkt sich toxisch auf das Kind aus und kann unbehandelt zu einer Totgeburt führen.

Sie äußert sich in starkem Juckreiz im dritten Trimenon (ab der 28. Woche), der so schlimm ist, dass die Frau sich ständig kratzen muss.

Diagnostiziert wird über eine Blutuntersuchung und einen Leberfunktionstest; meist entbindet die Frau in der 37. oder 38. Woche.

Seien Sie immer vorsichtig, wenn eine Frau mit starkem Juckreiz zur Akupunktur kommt. Es ist wichtig, dass sie ihren Arzt oder ihre Hebamme konsultiert; ich selbst behandle dann nur in Zusammenarbeit mit dem

Arzt. Akupunktur kann zwar das Hautjucken lindern, beseitigt aber nicht die zugrunde liegende Erkrankung.

Punkte für die Akupunkturbehandlung

Behandeln Sie Punkte, um das Blut-Xue zu kühlen:

- Mi 10
- Di 11
- tonisieren Sie Bl 17 und Bl 19, um das Leber-Blut zu nähren.

Totgeburt

Als Totgeburt wird ein Kind bezeichnet, das nach der 24. Schwangerschaftswoche auf die Welt kam, aber nicht atmete und keine Lebenszeichen zeigte.

Meist sind die Ursachen kongenitale Anomalien oder fetale Hypoxie, die verschiedene Ursachen haben kann: Nabelschnurvorfall, Plazentainsuffizienz, Plazentalösung, Erkrankungen wie Diabetes, intrauterine Infektionen oder eine traumatische Entbindung. Akupunktur nach einer Totgeburt tut der Mutter sehr gut und hilft ihr, wieder Mut zu fassen.

Intrauteriner Fruchttod

Er kann ausgelöst werden durch Stress des Kindes und sich in verringerten Kindsbewegungen äußern. Bei mindestens 75 % der Frauen setzen in diesem Fall spontan die Wehen ein; sollte das nicht der Fall sein, wird sofort nach der Diagnose die Geburt eingeleitet. Die Akupunktur kann bei der Geburtseinleitung helfen, doch wenn der Fruchttod vor dem Termin stattfand, müssen die Wehen künstlich eingeleitet werden.

Zusammenfassung

- Risiken liegen vor bei: Zwillings- oder Mehrlingsschwangerschaften, Blutungen während der Schwangerschaft, Schwangerschafts-induzierter Hypertonie (SIH), Nierenerkrankungen, Diabetes und Gallenstauung in der Schwangerschaft.

- Bei Risikoschwangerschaften kommen folgende Akupunkturpunkte in Frage:
  - *habitueller Abort:* KG 6 und KG 7
  - *drohender Abort*: Bl 17, Bl 18, Bl 20, Ma 36 (bei Qi- und Blut-Mangel); Bl 17 und Bl 23 und Ni 3 (bei Nieren-Schwäche); Mi 10, Di 11, Bl 23 und Bl 17 (bei Hitze)
  - *Nierenerkrankungen*: Bl 63, Ni 2 und He 6
  - *Gallenstauung in der Schwangerschaft:* Mi 10, Di 11, Bl 17 und Bl 19.

Quellenangaben

Lewis T, Chamberlain GVP: Obstetrics by 10 Teachers. Hodder & Stoughton, London 1990

OPCS: GRO Scotland and GRO Northern Ireland, Tabelle 1. OPCS, London 1994

Sweet BR (Hrsg.): Mayes' Midwifery, 12. Ausg. Baillière Tindall, New York 1997, S. 556

KAPITEL 9 Lageanomalien

Im letzten Kapitel wurden die regelrechten Lagen des Fetus besprochen, in diesem nun soll auf die regelwidrigen und ihre Auswirkungen auf die Geburt eingegangen werden.

Die Akupunktur kann außer bei der Beckenendlage bei Lageanomalien nur wenig ausrichten. Die folgenden Hinweise können jedoch das Verständnis vertiefen und den Behandler für mögliche Probleme sensibilisieren, die sich aus Lageanomalien ergeben können.

Regelwidrige Lagen sind:

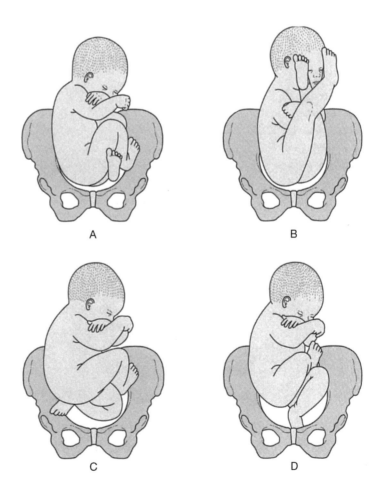

Abbildung 9.1

Formen der Beckenendlage:

A vollkommene Steiß-Fuß-Lage

B reine Steißlage (extended legs)

C Knielage

D unvollkommene Fußlage

(Abdruck mit freundlicher Genehmigung aus Sweet 1997, S. 640)

Abbildung 9.2
Gesichtslage (Abdruck mit freundlicher Genehmigung aus Sweet 1997, S. 652)

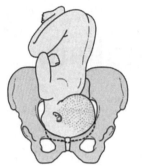
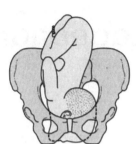
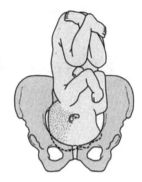

Abbildung 9.3
Stirnlage (Abdruck mit freundlicher Genehmigung aus Sweet 1997, S. 654)

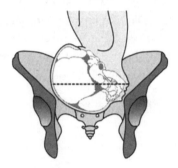

Abbildung 9.4
Armvorfall (Abdruck mit freundlicher Genehmigung aus Sweet 1997, S. 652)

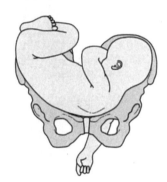

- Beckenendlage (Abb. 9.1)
- Querlage oder häufige Lageänderung
- Gesichtslage (Abb. 9.2)
- Stirnlage (Abb. 9.3)
- Armvorfall (Abb. 9.4).

Beckenendlage/Steißlage

Zwischen der 29. und 32. Schwangerschaftswoche sind ungefähr 15 % der Feten in der Beckenendlage (Kauppila 1975), doch nur 3 % bis 4 % bleiben bis zur Geburt in dieser Lage. Je länger das Kind allerdings diese Lage beibehält, desto geringer sind die Chancen, dass es sich noch dreht.

Heute werden die Kinder, die in der 38. Woche immer noch in Beckenendlage sind, meist mit einem Kaiserschnitt geboren. Als Folge davon können heute viele Hebammen keine Babys aus der Beckenendlage mehr entwickeln.

Hinweis: Es lohnt sich, die Mutter über die Risiken aufzuklären, eine Beckenendlage vaginal zu entbinden, doch die endgültige Entscheidung trifft die Mutter.

Formen der Beckenendlage

- *vollkommene Steiß-Fuß-Lage* – die Beine sind gebeugt (Abb. 9.5 A)
- *reine Steißlage* – die Beine sind nach oben ausgestreckt (extended legs) (Abb. 9.5 B)
- *unvollkommene Steiß-Fuß-Lage* – ein Fuß geht dem Beckenende voran (Abb. 9.5 C).

Ursachen der Beckenendlage

Jeder vierte Fetus nimmt irgendwann in der Schwangerschaft die Beckenendlage ein, doch um die 34. Woche haben sich die meisten gedreht. Meist gibt es keine eindeutige Ursache für eine Steißlage, doch eine Rolle spielen können: tief sitzende Plazenta, Frühgeburt, eine Mehrlingsschwangerschaft, Hydramnion, Hydrozephalus, Fibrome oder Uterusanomalie.

Gefahren für das Kind bei einer Geburt in der Beckenendlage

Intrakranielle Blutungen

Es kann zu Blutungen innerhalb des kindlichen Schädels kommen, weil der nachkommende Kopf rasch durch den Geburtskanal gedrückt wird. Bei einer normalen Entbindung kommt der Kopf zuerst und hat dadurch Zeit, sich an den Geburtskanal anzupassen.

Sauerstoffmangel

Ein Sauerstoffmangel kann durch Kompression der Nabelschnur oder Umschlingung eintreten oder weil das Baby vorzeitig zu atmen beginnt.

Verletzungen des kindlichen Körpers

Kommt das Baby mit der Hand zuerst auf die Welt, kann der Humerus (Oberarmknochen) brechen bei dem Bemühen, den Kopf zu entwickeln.

Ferner können die Oberarm-Arterie beschädigt und das Rückenmark gequetscht werden.

Abbildung 9.5
Formen der Beckenendlage:
A *vollkommene Steiß-Fuß-Lage*
B *reine Steißlage (extended legs)*
C *unvollkommene Steiß-Fuß-Lage*

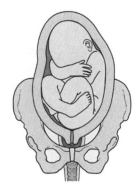
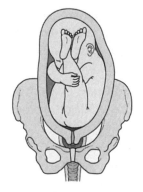
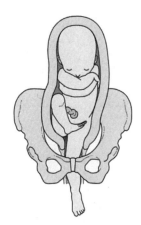

Diagnose

Durch ein Abtasten des Abdomens während einer Routineuntersuchung können Arzt oder Hebamme eine Beckenendlage diagnostizieren. Der Kopf des Kindes ist dann oben im Uterus zu spüren, statt üblicherweise weiter unten. Der Behandler hört die kindlichen Herztöne ab; gewöhnlich sind auch sie weit unten zu hören, bei einem Baby in Beckenendlage dagegen in Nabelhöhe.

Geburtshilfliche Maßnahmen bei Beckenendlage

Wird eine Steißlage um die 32. Woche diagnostiziert, besteht noch die Chance, dass sich das Kind in den nächsten zwei Wochen spontan von selbst dreht. Einige Geburtshelfer erwägen eine äußere Wendung (Abb. 9.6). Dafür legen Hebamme oder Arzt die Hand auf den Bauch der Mutter und drehen das Kind durch sanftes Schieben, bis das Baby mit dem Kopf nach unten im Uterus liegt. Wegen der unten aufgeführten Risiken sind nicht alle Ärzte und Hebammen dazu bereit; heute wenden wahrscheinlich nur die älteren, erfahreneren Hebammen und Ärzte diese Technik an.[8]

Risiken bei der äußeren Wendung

Bei einer äußeren Wendung sind zahlreiche Risiken gegeben. Erstens kann die Fruchtblase springen. Zweitens kann sich die Plazenta lösen. Drittens würde man sie nicht durchführen, wenn die Mutter Rhesus-negativ ist, weil sich dann ihr Blut mit dem kindlichen Blut mischen könnte und das Kind Rhesus-positiv sein könnte (siehe Kap. 4). Viertens können Probleme auftreten, wenn die Mutter unter Hypertonie leidet. Und fünftens kann bei einem vorangegangenen Kaiserschnitt die Narbe Komplikationen hervorrufen.

---

8) In Deutschland wird eine äußere Wendung nur in der Klinik in Kaiserschnittbereitschaft und unter Ultraschall-Kontrolle durchgeführt. Anm. d. Ü.

Chinesische Sichtweise

Das Uterusgefäß (Bao Mai) verbindet die Niere-Shen mit dem Uterus. Bei einer konstitutionellen Schwäche der Niere-Shen aufgrund von exzessivem Sexualleben oder zahlreichen Geburten, kann nach Ansicht der Chinesen die Niere-Shen geschädigt sein und zu einem Mangel an Essenz-Jing und Blut-Xue führen. Vor einer Schwangerschaft sammeln sich Essenz-Jing und Blut-Xue, um den Fetus über das Uterusgefäß zu nähren. Ist die Niere im Mangel, kann sie den Fetus nicht stabilisieren.

Akupunkturbehandlung

In Anbetracht all der Gefahren und Möglichkeiten einer Geburt in Beckenendlage verwundert es nicht weiter, dass Schwangere bei der Akupunktur Hilfe suchen, statt sich zu einem Kaiserschnitt zu entscheiden. Jedoch sollte man diverse unten aufgeführte Punkte beachten und sich streng an die Regeln halten, um die nötige Sicherheit zu gewährleisten.

Ich habe schon viele Beckenendlagen gedreht, am erfolgreichsten zwischen der 32. und 35. Woche. Nachdem ich meinen Patientinnen dies mitgeteilt hatte, gelang es einigen auch noch in der 38. Woche. Ein Versuch lohnt sich allemal, um so einen Kaiserschnitt zu vermeiden. Zudem hat diese Behandlung keine Nebenwirkungen. Die bedeutendste Komplikation, die ich je erlebt habe, war bei einer Frau, deren Kind sich gedreht hatte: bei der Entbindung fand sich ein richtiger Knoten in der Nabelschnur; ob der von der Akupunktur herrührte oder nicht, wird immer ein Geheimnis bleiben.

Gehen Sie mit gesundem Menschenverstand vor: Wenn eine Frau zur Behandlung kommt und berichtet, dass sich das Baby bewegt hat, dann soll sie es von einer Hebamme überprüfen lassen – Sie wollen ja schließlich nicht, dass sich ein Baby, das sich gedreht hat, wieder umdreht.

Nach Aussage mancher Frauen bewegen sich die Babys während der Moxabehandlung stark, nur bei wenigen haben sich die Kinder wenig bewegt. Wichtig ist, die neue Lage des Kindes überprüfen zu lassen.

Gründe, warum sich das Kind nicht dreht

Zwillingsschwangerschaft

Zwillinge zu drehen kann gefährlich sein, weil in seltenen Fällen die Köpfe verhaken oder die Nabelschnüre zusammendrücken können.

Wiederholte Beckenendlage

Eine zweite Steißlage kann darauf hinweisen, dass das mütterliche Becken zu klein ist für das Kind.

Abbildung 9.6

Schritte bei einer äußeren Wendung (Abdruck mit freundlicher Genehmigung aus Sweet 1997, S. 697)

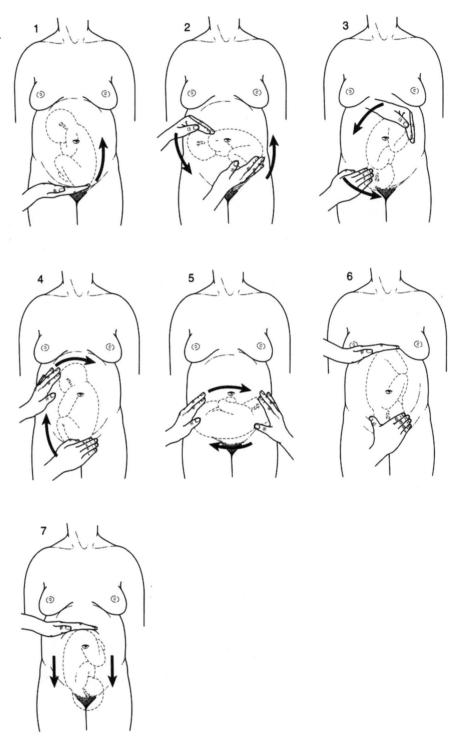

Lageanomalien

Bluthochdruck

Bei Bluthochdruck sollten Sie immer vorsichtig sein und alle Maßnahmen vermeiden, die den Blutdruck weiter ansteigen lassen könnten.

Blutungen in der Schwangerschaft

Seien Sie auch bei allen Frauen vorsichtig, die während der Schwangerschaft schon Blutungen hatten.

Rhesus-Inkompatibilität

Die Blutgruppe des Kindes kennt man nicht, sie kann sich durchaus von der mütterlichen unterscheiden. Wenn die Mutter Rhesus negativ ist, besteht bei einer äußeren Wendung das Risiko darin, dass sich mütterliches und kindliches Blut vermischen.

Babys in Beckenendlage mit Moxibustion drehen

Das Drehen von Babys in Beckenendlage mit Moxibustion ist viel beachtet worden (Abb. 9.7). Bei der Moxibustion stimuliert man Akupunkturpunkte mit Wärme, dadurch regt man das Kind dazu an, sich zu drehen. Dafür hält man eine brennende Moxazigarre an den Punkt Bl 67 an der kleinen Zehe. Dabei geschieht Folgendes: Mütterliche Hormone (die Plazentahormone Östrogen und Prostaglandin) (Budd 1992) (Abb. 9.8) lösen Kontraktionen der Gebärmutter aus, was wiederum Kindsbewegungen stimuliert. Schwangere, die ich moxibustiert habe, berichten einhellig, dass sie praktisch sofort beim Anzünden der Moxazigarre Kindsbewegungen spürten, selbst wenn sich das Baby nicht drehte; offizielle Studien darüber gibt es allerdings nicht. Die oben angeführten Gründe, warum sich ein Kind in Beckenendlage nicht dreht, gelten auch bei einer Moxabehandlung.

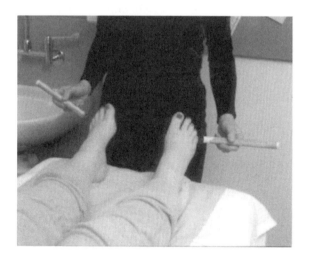

Abbildung 9.7
Babys in Beckenendlage mit Moxibustion drehen

Abbildung 9.8
Hypothetische hormonelle Auswirkung von Moxa auf den Punkt Zhiyin (Abdruck mit freundlicher Genehmigung aus Tiran & Mack 1995, S. 232)

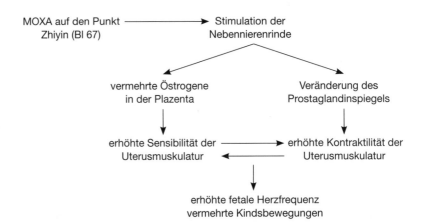

Vorgehen

Die Patientin kann die Moxabehandlung mithilfe ihres Partners zu Hause durchführen.

1. Die Frau soll sich bequem hinsetzen und ihre Beine hochlegen. Dabei soll sie vor allem um den Bauch lockere Kleidung tragen.
2. Die Behandlerin oder der Partner soll die Moxazigarren anzünden und sie gleichzeitig bei beiden Füßen neben Bl 67 halten.
3. Die Zigarren sind so nah an die Punkte zu halten, dass die Frau eine angenehme Wärme spürt.
4. Behandeln Sie 15 Minuten lang, einmal oder besser noch zweimal täglich und führen Sie insgesamt zehn Behandlungen durch.
5. Es kann durchaus sein, dass die Frau gleich während der Behandlung deutliche Kindsbewegungen spürt.
6. Wenn die Schwangere das Gefühl hat, das Kind habe sich erheblich bewegt, soll die Behandlung abgebrochen werden. Dann muss die Hebamme prüfen, ob sich die Lage des Kindes geändert hat. Bei zu intensiver Behandlung kann sich das Kind erneut in die Beckenendlage drehen.
7. Moxa entflammt sehr leicht; drücken Sie die Zigarren nach der Behandlung gut aus. Lassen Sie die Zigarren nicht nass werden.

Falls sich das Baby nicht dreht, findet man sich am besten mit dem Unvermeidlichen ab. Kinder, die in Beckenendlage bleiben, haben sich entschieden, so auf die Welt zu kommen. Betrachten Sie das als frühe Lektion, dass Kinder nicht immer das tun, was wir wollen!

Untersuchungen zur Beckenendlage

Nach Untersuchungen in China zeigt die Methode unterschiedliche Erfolgsquoten zwischen 80 % und 90 % (Cardini & Huang 1998). Diese Studien belegen auch, dass die Zeit um die 34. Woche die optimale Zeit für die Moxabehandlung ist. Die neueste Untersuchung war ein randomisierter Kontrollversuch, den Francisco Cardini und Huang (1998) in Italien durchführten. Seine 260 Patientinnen waren alle Erstgebärende in der 33. Schwangerschaftswoche mit normalem Verlauf; über Ultraschall hatte er bei den Kindern jeweils eine Beckenendlage diagnostiziert. 130 Frauen wurden willkürlich für die Gruppe ausgewählt, die sieben Tage lang eine Moxabehandlung am Punkt Bl 67 erhalten sollten. Sie wurden noch eine weitere Woche behandelt, falls sich das Baby bis dahin nicht gedreht hatte. Die anderen 130 Frauen waren die Kontrollgruppe, die routinemäßig betreut wurde, aber nicht moxibustiert wurde. Bei Frauen, deren Kinder nach der 32. Woche immer noch in Beckenendlage waren, konnte zwischen der 35. Woche und der Entbindung eine äußere Wendung durchgeführt werden.

Ergebnisse

In einer einstündigen Beobachtung eine Woche lang während der 35. Schwangerschaftswoche erlebte die Gruppe mit Moxabehandlung durchschnittlich 48,5 Kindsbewegungen, die Frauen in der Kontrollgruppe nur 35,5. 98 Kinder, das sind 75,4 %, in der Gruppe mit Moxabehandlung hatte sich in die Schädellage gedreht, von den Kindern in der Kontrollgruppe waren es nur 62, das sind 47,7 %. Außerdem entschied sich nur eine Schwangere aus der Gruppe mit Moxabehandlung für eine anschließende äußere Wendung, die erfolglos verlief. 24 Frauen der Kontrollgruppe ließen eine äußere Wendung durchführen, bei 19 klappte sie. Die Ergebnisse unterscheiden sich immer noch stark, 98 Kinder aus der Gruppe mit Moxabehandlung drehten sich, aus der Kontrollgruppe hingegen waren es nur 81.

Daraus zog man folgenden Schluss: Bei Erstgebärenden mit Beckenendlage erhöhte eine ein- bis zweiwöchige Moxibustionsbehandlung um die 33. Woche die Kindsbewegungen während der Behandlung; nach der Behandlung waren mehr Babys in Schädellage. Weiter beobachtete man, dass 82 der 98 Kinder, die sich selbst gedreht haben, in der ersten Woche nach der Behandlung so blieben und 16 während der zweiten Woche nach der Behandlung. Nach der 35. Woche blieben alle Kinder, die sich vorher nicht gedreht hatten, in Beckenendlage, außer den 19, bei denen eine äußere Wendung durchgeführt wurde.[9]

Querlage und häufige Lageänderung

Lageänderung bezeichnet einen Zustand, in dem das Kind nach der 36. Woche noch nicht permanent mit dem Kopf nach unten liegt, sondern seine Lage von einer Untersuchung zu nächsten wechselt.

---

9) In Deutschland wurden an der Universität Mannheim Studien dazu durchgeführt. Anm. d. Ü

Enge Überwachung in der fortgeschrittenen Schwangerschaft

Meist wird die Mutter um die 37. Woche ins Krankenhaus eingeliefert und bleibt bis zur Entbindung dort. Denn in solchen Fällen besteht das Risiko, dass die Wehen einsetzen und die Nabelschnur vorfällt, weil das untere Uterinsegment leer ist.

Geburtshilfliche Maßnahmen

Gewöhnlich wird ein Kaiserschnitt durchgeführt. Ich möchte darauf hinweisen, dass ich Moxa niemals bei einer Lageänderung angewandt habe; meiner Meinung nach sollte man das auch besser unterlassen.

Gesichtslage

Bei einer normalen Entbindung ist der Kopf des Kindes gebeugt. Ca. jedes 500ste Kind (Sweet 1997) jedoch hat den Kopf gestreckt, es befindet sich in Gesichtslage, wie in Abb. 9.2 dargestellt.

Ursachen

Kinder in Gesichtslage sind häufiger bei Frauen, die bereits Mehrlingsschwangerschaften hatten, weil das Gewebe gedehnt ist, sowie bei Frauen mit kleinem Becken, bei Hydramnion oder Anenzephalus.

Gefahren für das Kind

Zum einen könnte es zu einem Nabelschnurvorfall kommen, weil das untere Uterinsegment leer ist. Zum zweiten könnte der Kopf stecken bleiben – dabei handelt es sich um einen geburtshilflichen Notfall (siehe nächster Abschnitt).

Diagnose

Vor der Geburt ist eine Gesichtslage schwer zu diagnostizieren. Man sollte sie bei einer vaginalen Untersuchung feststellen, wenn man statt der glatten harten Schädeloberfläche weiche und unregelmäßige Gesichtszüge tastet.

Geburtshilfliche Maßnahmen

Das Gesicht als vorangehender Teil passt nicht so gut durch das Becken wie der Schädel, deshalb löst es auch keine starken Kontraktionen aus und öffnet den Muttermund nicht ausreichend. 75 % der Kinder sind Spontangeburten (Sweet 1997).

Stirnlage

Die Stirnlage hat die gleichen Ursachen wie die Gesichtslage, doch hier ist die Stirn der vorangehende Teil (Abb. 9.3).

Diagnose

Wird bei einer vaginalen Untersuchung ein unnatürlich großer Kopf getastet, kann das auf ein Kind in Stirnlage hinweisen.

Geburtshilfliche Maßnahmen

Wenn die Mutter ein großes Becken hat und das Baby klein ist, kann es vielleicht mit der Zange geholt werden. Doch bei der Mehrzahl der Fälle kommt es zu einer protrahierten Geburt und wahrscheinlich ist ein Kaiserschnitt notwendig.

Querlage und Schultereinkeilung mit Armvorfall

Bei ungefähr jedem 250. Kind kommt die Schulter zuerst auf die Welt (Sweet 1997) (siehe Abb. 9.4). Dazu kommt es, wenn das Baby quer im Uterus liegt. Eine Querlage mit Schultereinkeilung tritt bei Frauen, die mehrfach entbunden haben, fünfmal so häufig auf.

Ursachen

Die Ursachen können Frühchen, eine Mehrlingsschwangerschaft oder ein Hydramnion sein.

Diagnose und Behandlung

Eine Schultereinkeilung sollte aufgrund der Querlage bereits vor der Geburt diagnostiziert werden. Es wäre ein grober Fehler, sie nicht pränatal festzustellen und die Folgen können furchtbar sein. Eine Schultereinkeilung kann den Geburtsverlauf verzögern, zu einer Uterusruptur und zum Tod von Mutter und Kind führen. In diesen Fällen *muss* ein Kaiserschnitt durchgeführt werden.

Die Rolle des Akupunkteurs

Die Begriffe Gesichts-, Stirn- und Querlage sind selbstredend und beschreiben regelwidrige Lagen. Sie werden Ihnen vielleicht in der Praxis begegnen, deshalb habe ich sie zur Information hier kurz vorgestellt. Sie stellen Komplikationen dar und sind manchmal selbst für Arzt und Hebamme schwer zu palpieren. Vielleicht lesen Sie diese Diagnosen in den Aufzeichnungen oder Ihre Patientinnen werden deswegen ins Krankenhaus eingeliefert.

Als Akupunkteur können Sie in solchen Fällen direkt nur wenig machen, doch Sie können natürlich die Mutter unterstützen, mit ihrer Angst und ihrem Stress besser umzugehen. Wichtig ist auch, dass Sie mit der Terminologie vertraut sind, damit Sie besser verstehen, was bei einer regelwidrigen Geburt passieren kann. In all diesen Fällen setzen die Wehen ganz normal ein, auch wenn die Komplikationen vorher nicht festgestellt wurden. Deshalb können Sie die gleichen Akupunkturpunkte verwenden wie bei einer normalen Entbindung.

Am wahrscheinlichsten bemerken Sie Probleme, wenn Sie die vaginale Untersuchung der Hebamme an der Mutter verfolgen. Wenn die Hebamme sich über die Lage des Kindes im Unklaren ist oder feststellt, dass die Herztöne schwächer werden, ruft sie wahrscheinlich einen Arzt. Verständlicherweise nimmt die Angst der Mutter in einer solchen Situation zu. Mit Akupunktur können Sie die Mutter emotional unterstützen, sodass sie sich entspannen und so ruhig wie möglich bleiben kann.

Punkte für die Akupunkturbehandlung
- He 7 ist gut bei Schock und Angst, stechen Sie die Nadel ein, tonisieren Sie und entfernen Sie sie wieder.

Geburtshilfliche Notfälle und operative Maßnahmen kurz erklärt

Andere Komplikationen können auftreten und zu Notfällen werden. Alle geburtshilflichen Notfälle können katastrophal enden, da sie zum Tod oder zur Retardierung des Kindes oder zum Tod der Mutter führen können. Akupunkteure müssen sich des Ernstes der Situation bewusst sein, auch wenn sie selbst dann nur wenig tun können. Dann müssen Arzt und Hebamme dringend und schnellstens eingreifen.

Folgende Komplikationen sollen kurz erklärt werden:
- Schulterdystokie
- Vorliegen und Vorfall der Nabelschnur
- Protrahierte Geburt
- Missverhältnis zwischen kindlichem Kopf und mütterlichem Becken
- Uterusruptur.

Schulterdystokie

Schulterdystokie bezeichnet eine Geburt, bei der die Schultern des Kindes stecken bleiben (Abb. 9.9). Sie kommt bei zwei von tausend Geburten vor (Sweet 1997). Eine Schulterdystokie kommt für das ganze Team unerwartet und ist bedrohlich, denn es muss die Schultern des Babys entwickeln, weil der Kopf schon geboren ist, das Kind wahrscheinlich zu atmen versucht und blau wird.

Lageanomalien 169

Abbildung 9.9

Schulterdystokie (Abdruck mit freundlicher Genehmigung aus Sweet 1997, S. 661)

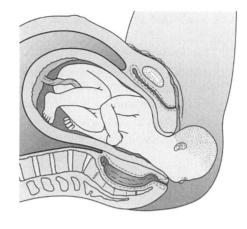

Abbildung 9.10

A *Vorliegen der Nabelschnur*
B *Vorfall der Nabelschnur (Abdruck mit freundlicher Genehmigung aus Sweet 1997, S. 669)*

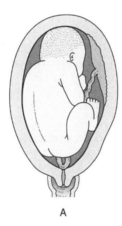 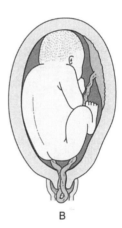

Diagnose

Obwohl eine sorgfältige Beobachtung während der Wehen die Hebamme vor einem möglichen Problem warnen sollte, treten die ersten Anzeichen erst bei der Entbindung auf, wenn das Kind das Kinn fest gegen den Damm presst, während der Kopf geboren wird.

Geburtshilfliche Maßnahmen

Die Hebammen lernen spezielle Techniken, um das Kind zu entwickeln. Mit bestimmten Manövern wird das Kind schnellstmöglich geholt, um das Risiko zu minimieren, doch es wird mehr Kraft angewandt als bei der sanften Abwärtsbewegung einer normalen Geburt. Es muss sofort ein Arzt informiert werden.

Bei der Mutter kann eine Schulterdystokie Blutungen und vaginale Risswunden verursachen, die zum Tod führen können.

Beim Kind kann eine Schulterdystokie zu einer Neugeborenenasphyxie und zu Mekoniumaspiration führen.

Vorliegen und Vorfall der Nabelschnur

Ein Vorliegen oder Vorfall der Nabelschnur kommt bei ca. einer von 300 Geburten vor (Lewis & Chamberlain 1990). Beim Vorliegen liegt eine Schlinge unter dem Kopf des Kindes im Geburtskanal. (Abb. 9.10A). Die Fruchtblase hält die Nabelschnur an ihrem Platz bis sie springt, dann tritt die Nabelschnur vor dem Kopf aus dem Geburtskanal aus; dies wird als Nabelschnurvorfall bezeichnet (Abb. 9.10B).

In einer solchen Situation wird die Nabelschnur während der Geburt vom kindlichen Kopf zusammengedrückt, die Blutversorgung in den Umbilikalgefäßen wird abgeschnitten. Dadurch kann es zu Gehirnschädigungen kommen.

Ursachen

Mögliche Ursachen können eine lange Nabelschnur sein, eine Beckenendlage, Frühchen oder eine Lageanomalie des Kindes.

Gefahren für das Kind

Das Baby kann aufgrund der unterbrochenen Sauerstoffversorgung sterben oder das Gehirn kann geschädigt werden.

Diagnose

Gewöhnlich ist ein Vorliegen oder Vorfall der Nabelschnur im Ultraschall erkennbar. Bei einer vaginalen Untersuchung während der Wehen kann die Hebamme die weiche und eindeutige Form der Nabelschnur tasten. Ist die Fruchtblase bereits gesprungen, kann durch eine vaginale Untersuchung ein Nabelschnurvorfall festgestellt werden, dann schlägt auch das Herz des Kindes langsamer.

Geburtshilfliche Maßnahmen

Die Frau muss in die Knie-Brust-Lage gebracht werden, damit der Kopf des Kindes nicht auf die Nabelschnur drückt.

Die Hebamme wird zusätzlich den Kopf mit ihren Fingern hochschieben, um den Druck zu reduzieren, den die mütterlichen Kontraktionen ausüben. Zudem wird ein Arzt informiert.

Protrahierter Geburtsverlauf

Der Geburtsverlauf wird protrahiert, wenn das Kind auf seinem Weg durch den Geburtskanal nicht weiterkommt.

Ursachen

Eine Lage-, Haltungs- und Stellungsanomalie, das Missverhältnis zwischen Kopf und Becken und ein großer Fetus können den Ablauf der Geburt verzögern.

Anzeichen und Symptome

Geburtsstillstand, der Kopf des Kindes tritt während der Wehen nicht tiefer, der Muttermund öffnet sich nicht.

Hält dieser Zustand an, werden die Kontraktionen häufiger und stärker. Die Mutter verspürt ständige und starke Schmerzen. Eventuell erbricht sie und zeigt Zeichen einer Dehydratation. Der Puls ist sehr schnell.

Prävention

Eine gute Geburtsvorbereitung und genaue Beobachtung im frühen Stadium der Wehen sollten einem verzögerten Geburtsablauf vorbeugen. Bei einer Hausgeburt verlegt die Hebamme die Frau in die Klinik. Dort wird gegebenenfalls ein Kaiserschnitt durchgeführt.

Missverhältnis zwischen Kopf und Becken und protrahierter Geburtsverlauf

Bei einem Missverhältnis zwischen Kopf und Becken kann der Kopf während der Uteruskontraktionen nicht ins Becken absteigen. Das an sich ist noch kein geburtshilflicher Notfall, doch ein solches Missverhältnis verzögert häufig den Geburtsablauf. Bei kräftigen Kontraktionen sollte der Kopf leicht absteigen; ist das nicht der Fall, besteht oft ein Missverhältnis zwischen kindlichem Kopf und mütterlichem Becken oder eine oben beschriebene Lageanomalie. Der Kopf ist der größte Körperteil des Fetus, kann er den Geburtskanal passieren, dann kann es auch der übrige Körper.

Diagnose

Die Mutter kann früher schon eine Wirbelsäulenverletzung gehabt haben oder es kann eine angeborene Beckenanomalie vorliegen; eine frühere Geburt kann protrahiert oder schwierig gewesen sein, sodass ein Kaiserschnitt durchgeführt wurde. In den letzten Schwangerschaftswochen stellt man wahrscheinlich fest, dass der Kopf sich nicht ins Becken eingestellt hat und in einigen Fällen auch nicht dazu gebracht werden kann.

Uterusruptur

Eine Uterusruptur ist ein schwerer geburtshilflicher Notfall, der häufig zum Tod des Kindes und manchmal auch zum Tod der Mutter führt. Sie ist in den Teilen der Welt häufiger, in denen Schwangerschaftsvorsorge und Geburtsbegleitung selten sind.

Ursachen

In der modernen Geburtshilfe wird eine Uterusruptur hauptsächlich von einer unsachgemäßen Oxytocin-Gabe verursacht. Diese soll die mütterlichen Kontraktionen in Gang setzen und aufrechterhalten (siehe Kap. 12, Förderung der Wehen).

> **Narbenruptur:** Der Uterus kann aufgrund eines früheren Kaiserschnitts weniger elastisch und dünner sein. Deshalb kann diese Narbe in der fortgeschrittenen Schwangerschaft oder in einer frühen Wehenphase reißen.
>
> **Uterus ohne Narbe:** Ungefähr 60 % bis 70 % der Uterusrupturen treten bei einem nicht operierten Uterus auf.
>
> **Traumatische Ruptur:** Kommt es zu einer Ruptur aufgrund von äußeren Faktoren, spricht man von einer traumatischen Ruptur. Typischerweise wird sie von einem unsachgemäßen Umgang mit Instrumenten oder einer unsachgemäßen Oxytocin-Gabe verursacht.
>
> **Spontanruptur:** Von einer Spontanruptur spricht man, wenn keine äußeren Einflüsse feststellbar sind. Sehr starke Kontraktionen können zu einer Ruptur führen. Die Ursache ist nicht immer eindeutig, oft liegen eine nicht diagnostizierte Verletzung oder Narben von früheren Schwangerschaften vor.

Anzeichen und Symptome

Bei einer Uterusruptur verschlechtert sich der Zustand der Mutter massiv und plötzlich. Sie gerät in einen Schockzustand, der sich in Blässe, schnellem Puls, flachem Atem und einem Blutdruckabfall äußert. Sie hat starke Schmerzen und blutet stark.

Unvollständige Ruptur

Eine unvollständige Ruptur ist weniger dramatisch, aber auch schwieriger zu diagnostizieren, weil die Symptome langsam auftreten. Die Schwangere kann über ständige Bauchschmerzen klagen. Wie man im Einzelfall mit einer unvollständigen Ruptur umgeht, hängt vom Zustand der Frau ab, doch immer wird eine Notsectio durchgeführt.

Wehenbelastungstest

Bei einer Schulterdystokie, protrahiertem oder schwierigem Geburtsverlauf bei einer früheren Schwangerschaft und bei einem vermuteten Kopf-Becken-Missverhältnis bietet man Müttern einen Wehenbelastungstest an, um zu sehen, ob sie natürlich gebären können. Dieser wird wie eine normale Geburt im Krankenhaus durchgeführt, doch die Mutter wird dabei genau kontrolliert. Man will der Schwangeren damit die größtmögliche Chance geben, vaginal zu entbinden; allerdings wird bei den ersten Anzeichen von Stress das Kind mit einem Kaiserschnitt geholt.

Mit diesem Kapitel will ich den Akupunkteur nicht in Angst und Schrecken versetzen, sondern darüber informieren, wie man mit eventuellen Komplikationen und Notfällen bei der Geburt umgeht. In solchen Fällen ist schnelles Handeln erforderlich; dann ist keine Zeit, die Geschehnisse zu erklären. Während das Geburtsteam auf die Situation reagiert, geraten die Schwangere und ihr Partner häufig in Verwirrung und bekommen Angst. Hier kann der Akupunkteur gut unterstützen und so den Hebammen und Ärzten den Rücken freihalten, damit sie die nötigen Schritte unternehmen können. Sekunden können über Leben und Tod entscheiden und jede Maßnahme des Akupunkteurs, um die Patientin zu beruhigen und zu bestärken, ist entscheidend.

Zusammenfassung

- Folgende regelwidrige Lagen kann der Fetus einnehmen: Beckenendlage, Querlage und häufige Lageänderung und Schultereinkeilung
- Zu folgenden geburtshilflichen Notfällen kann es kommen: Schulterdystokie, Vorliegen und Vorfall der Nabelschnur, protrahiertem Geburtsverlauf, Kopf-Becken-Missverhältnis und Uterusruptur
- Akupunkturpunkte bei Lageanomalien:
  – um das Baby zu drehen: Moxa auf Bl 67
  – Schock und Angst: He 7.

Quellenangaben

Budd S: Traditional Chinese Medicine in Obstetrics. Midwives Chronicle 105 (1253), 1992, S. 140–143

Cardini F, Huang W: Moxibustion for the Correction of Breech Babies, a Clinical Study with Retrospective Controls; Journal of the American Medical Association 280 (18), 1998, S. 1580–1584

Kauppila O: The Perinatal Mortality in Breech Deliveries and Observations on Affecting Factors, a Retrospective Study of 2227 Cases; in: Acta Obstetrica et Gynecologica Scandinavica Supplement (44), 1975, S. 13–19

Lewis T, Chamberlain GVP: Obstetrics by 10 Teachers. Hodder & Stoughton, London 1990

Sweet BR (Hrsg.): Mayes' Midwifery, 12. Ausg. Baillière Tindall, New York 1997, S. 640, 652, 654, 661, 669, 697

Tiran D, Mack S (Hrsg.): Complementary Therapies in Pregnancy and Childbirth. Baillière Tindall, London 1995, S. 232

KAPITEL 10 # Geburtsvorbereitung

Die Geburt ist für die werdende Mutter, besonders für Erstgebärende, eine Reise ins Ungewisse. Die Unterstützung vom Betreuerteam um sie herum, von ihrem Partner und von Ihnen, dem Akupunkteur, wird ihr ein ganzes Stück weiterhelfen, sie aufbauen und ihre Ängste lindern. Deshalb müssen Sie mit dem Ablauf im Krankenhaus und den medizinischen Maßnahmen ebenso vertraut sein wie mit den physiologischen und emotionalen Prozessen Ihrer Patientin. In diesem und im nächsten Kapitel will ich Ihnen deshalb verschiedene Aspekte des Geburtsbeginns vorstellen, die Ihnen wahrscheinlich begegnen werden.

Dieses Kapitel behandelt:
- wie Sie das Einsetzen der Wehen erkennen
- Einlieferung ins Krankenhaus
- Einleitung der Geburt
- die optimale Ernährung in der letzten Woche vor der Geburt.

Das Einsetzen der Wehen erkennen

Zahlreiche physiologische Veränderungen in der fortgeschrittenen Schwangerschaft weisen auf das Einsetzen der Wehen hin. Diese Zeichen sind bei den meisten Frauen ähnlich, jedoch gibt es individuelle Abweichungen, weil Frauen Schmerz unterschiedlich wahrnehmen, unterschiedlich reagieren und verschiedene Erwartungen haben.

Das Zeichnen

Es ist oft das erste Anzeichen, dass die Wehen bevorstehen oder bereits eingesetzt haben. Es handelt sich um einen häufig blutigen Schleimpfropf, der vorher den Gebärmutterhals verschlossen hatte und jetzt abgeht. Der abgegangene Schleimpfropf weist auf eine Zervixreifung hin.

Uteruskontraktionen

In der fortgeschrittenen Schwangerschaft nehmen viele Frauen schmerzlose und unregelmäßige Kontraktionen wahr, die als Braxton-Hicks-Kontraktionen bezeichnet werden. Mit dem Einsetzen der Wehen werden die Kontraktionen regelmäßig und schmerzhaft und können mit Bauch- oder/ und Rückenschmerzen einhergehen. Im weiteren Geburtsverlauf werden die Kontraktionen länger, stärker, häufiger, schmerzhafter und führen zu einer allmählichen Öffnung des Muttermundes.

Falsche Kontraktionen

Bei den so genannten falschen Kontraktionen kommt es zwar zu regelmäßigen (und schmerzhaften) Uteruskontraktionen, doch der Muttermund öffnet sich nicht. Das ist häufig bei Frauen, die mehrfach entbunden haben, der Fall. Für die Frauen kann es sehr anstrengend sein, wenn sie merken, dass die Wehen eingesetzt haben und dann wieder aufhören, ohne dass sich dabei etwas tut. In solchen Situationen tut Bestätigung und Unterstützung Not.

Blasensprung

Bei der Öffnung des Muttermundes bildet die Fruchtblase eine kleine Tasche aus Fruchtwasser, die Vorblase, die in den Muttermund gedrückt wird. Wenn der Kopf des Kindes absteigt, trennt der Kopf die Vorblase vom restlichen Fruchtwasser, dem Nachwasser. Die Vorblase erleichtert die frühe Öffnung des Muttermundes, das verbleibende Fruchtwasser gleicht während der Kontraktionen den Druck in der Gebärmutter aus und schützt so Uterus und Plazenta.

Der Blasensprung kann vor dem Einsetzen der Wehen oder während der Wehen erfolgen. Er ist zwar wichtig, aber kein untrügliches Anzeichen einsetzender Wehen, wenn sich nicht auch der Muttermund öffnet. Wie viel Flüssigkeit abgeht, hängt von der Lage, Haltung und Stellung des Kindes ab. Hat sich der Kopf nicht richtig ins Becken eingestellt, kann sehr viel Fruchtwasser abgehen. Hat sich der Kopf hingegen richtig eingestellt, geht nur ganz wenig Fruchtwasser ab und ein weiterer Abgang von Fruchtwasser wird fälschlicherweise für Harninkontinenz gehalten. Ist die Vorblase intakt und tritt nur wenig Amnionflüssigkeit aus, kann das auf einen hohen Blasensprung hinweisen.

Sobald der Blasensprung erfolgt ist, wird eine Frau meist in die Klinik eingeliefert, falls die Kontraktionen nicht von selbst einsetzen, weil dann die Gefahr einer Uterusinfektion und eines Nabelschnurvorfalls besteht.

Geburtshilfliche Maßnahmen

Hausgeburt

Heutzutage werden Hausgeburten stärker propagiert als noch in den letzten Jahren. Es ist nämlich nicht überzeugend und schlüssig erwiesen, dass in den meisten Fällen die Sicherheit von Mutter und Kind im Krankenhaus besser gewährleistet ist. Es ist zwar möglich, aber nicht bewiesen, dass sogar das Gegenteil zutreffen kann (House of Commons Health Committee 1992).

Frauen, die sich für eine Hausgeburt entschieden haben, können die Situation besser kontrollieren und sind ungestörter, fühlen sich in ihrer heimischen Umgebung wohler, denn hier herrscht keine Hektik, das Umfeld ist entspannt. Sie fühlen sich sicher und sind ihren Kindern und dem Partner näher. Bei einer Hausgeburt ist mehr Raum für emotionale und körperliche Spontaneität. Viele Frauen entscheiden sich für eine Hausgeburt, weil sie in der Klinik schlechte Erfahrungen gemacht haben oder weil sie ihre Hebamme kennen und sich deshalb sicherer fühlen. Nach Beobachtung von Hebammen brauchen Frauen zu Hause seltener Schmerzmittel.

Vorbereitungen für eine Hausgeburt

Folgende Vorbereitungen haben Hebamme und Schwangere getroffen und verfügbar sind: fließendes Wasser, Heizung, Licht, Plastikplane, Mülltüten, Handtücher, Decken und eine gepackte Tasche, falls die Frau ins Krankenhaus gebracht wird. Die Hebamme, die die Hausgeburt betreut, wird alles Notwendige mitbringen.

Der Akupunkteur muss folgendes mitbringen:

- ein Elektroakupunktur-Gerät
- Nadeln für die Ohrakupunktur (2,5 cm- und 3,8 cm- Nadeln (1-Inch- und 1½-Inch-Nadeln))
- Geburts-Massageöl
- Notfallmedizin
- ein Getränk, um bei Kräften zu bleiben.

Vorbereitung einer Wassergeburt zu Hause

Geburtspools sind speziell für diesen Zweck angefertigt und mit einem Thermometer ausgestattet. Die Wassertemperatur beträgt meist zwischen 36,5 und 37,5° Celsius (das heißt, sie ist leicht unter der Körpertemperatur). Frauen, die sich für eine Wassergeburt zu Hause entscheiden, mieten sich den Geburtspool selbst.

Um eine Wassergeburt zu Hause durchführen zu dürfen, muss eine Frau folgende Kriterien erfüllen:

- sie muss sich selbst für diese Art der Geburt entscheiden
- die Schwangerschaft muss normal und ohne Komplikationen verlaufen sein
- das Baby darf nicht vor dem Termin kommen, das heißt nicht vor der 36. Woche[10]
- das Baby muss in Schädellage liegen
- die Gebärende und ihr Partner müssen zustimmen, dass die Frau den Geburtspool auf Anweisung der Hebamme verlässt
- Werte und Befinden von Mutter und Kind müssen normal sein.

---

10) In Deutschland 38. Woche, Anm. d. Ü.

Wassergeburt bedeutet nicht automatisch, dass das Kind tatsächlich im Wasser auf die Welt kommt. Manche Frauen erleben die Wehen gern im Wasser, bringen aber das Kind außerhalb des Pools auf die Welt.

Der richtige Zeitpunkt, um in die Klinik aufzubrechen

Unabhängig davon, ob sich eine Frau für eine Haus- oder Klinikgeburt entscheidet, die erste Phase der Wehen verbringt eine Frau am besten zu Hause in ihrer vertrauten Umgebung, wo sie es sich möglichst bequem machen kann.

Die Hebamme wird wahrscheinlich als erste über das Einsetzen der Wehen verständigt. Auch mit dem Akupunkteur hat die Mutter entsprechende Vereinbarungen getroffen. Wenn die Gebärende ins Krankenhaus geht, soll sie sich am besten von der Intensität, Stärke und Dauer der Kontraktionen leiten lassen. Sobald diese 60 Sekunden oder länger dauern, öffnet sich der Muttermund. Dann kann auch mit der Akupunkturbehandlung begonnen werden.

Ankunft in der Klinik

Unmittelbar nach der Ankunft in der Klinik muss die Wehenhäufigkeit und -intensität kurz überprüft werden, um so das weitere Vorgehen zu beurteilen. Eine gründlichere Untersuchung kann anschließend stattfinden.

Das Betreuerteam muss ein gutes Verhältnis zur Frau und ihrem Partner aufbauen, um Vertrauen und Zuversicht zu stärken und Gefühle von Angst und Kontrollverlust bei der Frau zu verringern.

Die Rolle der Hebamme

Die Hebamme muss sich, falls sie die Frau und ihren Hintergrund nicht kennt, gründlich mit dem Mutterpass und anderen wichtigen Aufzeichnungen, darunter dem Geburtsplan, vertraut machen. (Natürlich kann sie die Frau auch schon gut kennen.)

Allgemeine Beobachtungen werden notiert, zum Beispiel Temperatur, Blutdruckwerte, die Ergebnisse einer Urinuntersuchung auf Glukose, Eiweiß und Ketonkörper.

Die Hebamme palpiert das Abdomen der Schwangeren, um Lage, Haltung und Einstellung des kindlichen Kopfes zu ermitteln.

Sie hört die fetalen Herztöne ab, die kräftig und regelmäßig mit einer Frequenz zwischen 110 und 150 Schlägen pro Minute schlagen sollten.

Die Hebamme wird eine vaginale Eingangsuntersuchung durchführen, um die Öffnung des Muttermundes festzustellen. An ihr lässt sich das Wehenstadium am genauesten messen. Sie wird in Zentimetern von null bis zehn gemessen; als grober Anhaltspunkt gilt also, wenn bei einer Frau der Muttermund vier bis fünf Zentimeter bei der Einlieferung in die Klinik geöffnet ist, hat sie die Hälfte der Wehen hinter sich.

Die Hebamme kann auch eine CTG-Kontrolle durchführen; hierbei werden die kindlichen Herztöne elektronisch abgehört (siehe Abb. 11.5, S. 199). Dabei werden zwei Elektroden auf dem mütterlichen Abdomen angebracht, die eine misst die Stärke der Kontraktionen, die andere zeichnet die fetale Herztätigkeit auf. Die Elektroden bleiben gewöhnlich 20 bis 30 Minuten am Abdomen, damit will man prüfen, ob das Kind normal reagiert.

Die Werte werden im Partogramm aufgezeichnet; über das Partogramm zeichnet die Hebamme alle Informationen über den Geburtsverlauf auf.

Außer bei einer Kontraindikation nimmt die Frau vielleicht gern ein warmes Bad oder duscht. Das beste Kleidungsstück ist sicher ein weites Nachthemd, das sie so oft wie nötig wechseln kann.

Routinemäßiges Rasieren und ein Einlauf tragen nach heutiger Ansicht nicht mehr zu einer sicheren Geburt bei.

Einleitung der Geburt

Eine Einleitung ist ein bewusster Versuch, mit künstlichen Mitteln dem spontanen und natürlichen Einsetzen der Wehen zuvorzukommen. Je nach Klinik und einzelnen Betreuern wird die Geburt unterschiedlich häufig eingeleitet; heute sind Einleitungen weit seltener als in den vergangenen Jahrzehnten, weil man um die Nachteile einer nicht indizierten Einleitung weiß.

In einigen Situationen ist das Risiko einer weiterbestehenden Schwangerschaft größer als das mögliche Risiko einer Einleitung. Das ist der Fall bei:
- Frauen über der 41. Schwangerschaftswoche[11]
- Bluthochdruck
- Erkrankungen wie Diabetes mellitus
- spontanem vorzeitigem Blasensprung
- Plazentalösung
- Risikoanamnese und negativen Erfahrungen
- Hinweis auf fetale Auffälligkeiten
- Tod des Kindes
- Rhesus-Inkompatibilität
- schwerer angeborener Fehlbildung.

Mit folgenden Methoden können die Wehen eingeleitet werden:
- über ein Vaginalzäpfchen wird Prostaglandin in kleiner Menge verabreicht, um die Öffnung des Muttermundes zu fördern
- Eipollösung
- Blasensprengung (Amniotomie)
- intravenöse Oxytocin-Infusionen.

---

11) In Deutschland 42. Woche, Anm. d. Ü.

Eine Einleitung ist immer ein bewusster Versuch, mit künstlichen Methoden die Wehen auszulösen. Je nach Krankenhaus werden Einleitungen verschieden häufig durchgeführt, allgemein ist eine Tendenz möglichst weg von der Einleitung zu beobachten. Dennoch gibt es Situationen, in denen ein Weiterbestehen der Schwangerschaft über die 40. Woche oder auch vor der 40. Woche das Leben von Mutter und Kind gefährden würde und eine Einleitung folglich ratsam ist.

Indikationen für eine Geburtseinleitung

Überreife Von Überreife spricht man, wenn ein Kind sieben Tage oder mehr über dem Termin ist. Jedes Krankenhaus geht in einer solchen Situation anders vor, manche warten sogar bis zu 14 Tage nach dem Termin. Das Geburtsteam bittet die Mutter wahrscheinlich, auf Änderungen der Kindsbewegungen zu achten und diese zu melden. Häufig wird die Mutter zur Untersuchung und Überwachung ins Krankenhaus eingeliefert.

Bluthochdruck Die Einleitung der Geburt hängt von der Schwere der Erkrankung ab. Gewöhnlich wird auch das Maß an Eiweiß im Urin und die Reife des Kindes in die Überlegungen mit einbezogen. In einigen Fällen kann die Geburt auch schon um die 34. Woche eingeleitet werden, wenn die Lungen genügend ausgereift sind. Bei einer EPH-Gestose oder einer Schwangerschafts-induzierten Hypertonie kann ein Kaiserschnitt erforderlich sein.

Diabetes Mütterlicher Diabetes verursacht häufig den Tod des Kindes in der fortgeschrittenen Schwangerschaft, deshalb wird oft um die 37. Woche ein Kaiserschnitt durchgeführt, wenn es Hinweise gibt, dass das Wohlergehen des Kindes beeinträchtigt ist. Solche Anzeichen können eine Mangelentwicklung, verminderte Kindsbewegungen oder schwache Herztöne sein.

Vorzeitiger Blasensprung Bei vorzeitigem Blasensprung wird in der Regel die Geburt eingeleitet.

Andere Erwägungen Bei älteren Müttern und Frauen mit negativem geburtshilflichen Hintergrund, das heißt bei Frauen mit Totgeburten oder Kindern mit Fehlentwicklungen etc., kann die Geburt eingeleitet werden.

Geburtseinleitung aus nicht-medizinischen Gründen

Leider wollen immer mehr Frauen genau wissen, wann ihr Kind auf die Welt kommt, und drängen deshalb geradezu auf eine Geburtseinleitung. Alle Einleitungen bergen ein gewisses Risiko, das ist ausdrücklich zu betonen. Bei Induktionen können Komplikationen auftreten und ich habe nur allzu oft erlebt, dass ein Problem in einer Negativspirale zum nächsten führte. Wenn Sie die Natur treten, hat sie die unangenehme Angewohnheit zurückzutreten!

Die Negativspirale der Geburtseinleitung (Abb. 10.1)

Meistens setzen die Wehen spontan ein und die Frauen können sich an die Schmerzen gewöhnen; dank der natürlichen Endorphine, die der Körper ausschüttet, können sie mit den Schmerzen umgehen. Bei einer Einleitung wird dieser natürliche Prozess umgangen, das heißt, die Schmerzen treten rasch und akut auf. Zwangsläufig verlieren viele Frauen viel eher die Kontrolle. Dadurch verlangen sie früher Schmerzmittel und bekommen eine Epiduralanästhesie, wenn der Muttermund gerade erst zwei Zentimeter geöffnet ist. Nach einer Periduralanästhesie kommt es häufiger zu einer Zangengeburt oder einem Kaiserschnitt mit allen einhergehenden Risiken.

Erfolgreiche Geburtseinleitung

Der Erfolg einer Geburtseinleitung hängt von verschiedenen Faktoren ab.

> **Öffnung des Muttermundes:** Ist der Muttermund weich oder öffnet sich, kann eine Einleitung erfolgreich sein. Ist die Zervix jedoch hart und gibt nicht nach, hat die Frau wahrscheinlich größere Schwierigkeiten, Wehen zu bekommen.
>
> **Gestationsdauer:** Je näher die Mutter am Termin ist, desto besser stehen die Chancen, dass die Wehen von selbst einsetzen.
>
> **Die Ebene, in der sich der kindliche Kopf befindet:** Hat sich der Kopf weit ins Becken gesenkt, hat eine Einleitung bessere Erfolgsaussichten.
>
> **Wehenbereitschaft:** Je besser der Uterus reagiert, desto leichter können die Wehen einsetzen.

Beginn und Durchführung einer Geburtseinleitung

Jede Klinik geht bei der Geburtseinleitung anders vor. In einigen müssen die Frauen bereits am Abend vorher kommen, in anderen erst am Morgen der Einleitung.

Die Hebamme überprüft die Öffnung, Länge und Position der Zervix. Jedes Ergebnis wird nach dem Bishop-Score eingestuft, die allgemeine Geburtsbereitschaft wird ebenfalls ermittelt.

Ist eine Geburtseinleitung indiziert, wird Prostaglandingel in die Vagina eingeführt und die Frau muss eine Stunde im Bett bleiben, damit ihr Körper die Substanz resorbieren kann. Die Hebamme überwacht die fetalen Herztöne und die Kontraktionen.

Prostaglandin Prostaglandine sind Hormone, die Kontraktionen auslösen. Vor dem Geburtstermin wird Prostaglandin verwendet, um den Muttermund vor einer Einleitung weich zu machen und um die Wehen einzuleiten. Zum Geburtstermin helfen Prostaglandine zum

Einsetzen der Wehen ohne Oxytocin-Infusion oder Blasensprengung. Das Prostaglandingel wird um den Muttermund aufgetragen. Falls die Kontraktionen nicht einsetzen, kann dieser Vorgang nach sechs Stunden wiederholt werden. Bei Frauen, deren Fruchtblase bereits gesprungen ist, wird es nicht verwendet.[12]

Abbildung 10.1

Die einzelnen Schritte einer Geburtseinleitung und ihre möglichen Folgen

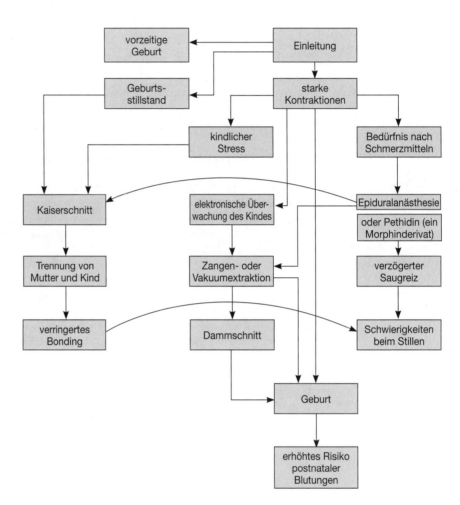

Auswirkungen des Prostaglandins auf die Mutter

Vorteile: Prostaglandin setzt physiologischere Wehen in Gang als andere Einleitungsmethoden.

Nachteile: Wenn sich der Muttermund schon geöffnet hat, kann es starke spontane Wehen auslösen. Das Infektionsrisiko steigt. Es kann Übelkeit, Erbrechen und Diarrhö verursachen, zudem ist die Gefahr postpartaler Blutungen erhöht.

---

12) In Deutschland schon, Anm. d. Ü.

> **Auswirkungen einer Einleitung mit Prostaglandin auf das Kind**
>
> **Vorteile:** Die Wehen setzen sanfter ein als bei anderen Einleitungsmethoden.
>
> **Nachteile:** Das Kind erlebt erhöhten Stress.

Wehenvorbereitung mit Akupunktur

Drei Disharmoniemuster gehen mit Problemen während der Wehen einher, nämlich ein Mangel von Qi und Blut-Xue, Nieren-Schwäche und ein Qi-Mangel in Magen-Wei und Milz-Pi. Akupunktursitzungen vor der Entbindung zur Beseitigung dieser Ungleichgewichte können hier helfen.

Mangel an Qi und Blut-Xue

Blut-Xue- und Qi-Mangel tritt häufig bei Frauen mit niedrigen Hämoglobinwerten auf. Sie profitieren von Akupunkturbehandlungen vor der Geburt enorm (siehe Anämie Kap. 7 wegen der geeigneten Punkte).

Mangel an Blut-Xue und Qi kann zu vorzeitigem Blasensprung führen.

Punkte für die Akupunkturbehandlung
- Bl 17 und Ma 36 tonisierend
- auch Moxa kann sehr hilfreich sein.

Nieren-Schwäche

Eine Nieren-Schwäche ist oft festzustellen bei Frauen mit IVF-Schwangerschaften, bei Frauen, die lange und/oder bis zum Geburtstermin arbeiten.

Punkte für die Akupunkturbehandlung
- Bl 23 zum Tonisieren der Niere-Shen.

Schwäche von Magen-Wei und Milz-Pi

Typischerweise geht ein Mangel in Magen-Wei und Milz-Pi mit vermindertem Appetit und Schlafmangel in den letzten Schwangerschaftswochen einher.

Punkte für die Akupunkturbehandlung
- Bl 17 und Bl 20, um die Milz-Pi zu stärken.

Akupunktur zur Einleitung der Geburt

Meiner Erfahrung nach lassen sich Geburten mit Akupunktur sehr gut und für die Schwangeren positiv einleiten (siehe Abb. 10.2, 10.3, S. 184), denn die Akupunktur lindert vor allem die akuten Schmerzen, die oft bei einer

Einleitung der Wehen auftreten (siehe oben). Wirksam sind besonders die Ohrpunkte Uterus und Shenmen, wenn die Nadeln an ein TENS-Gerät angeklemmt werden.

Ich habe bei vielen Frauen die Wehen mit Akupunktur eingeleitet, allerdings nur bei gesunden Frauen, deren Schwangerschaft komplikationslos verlief. Ich würde nicht mit Akupunktur einleiten, wenn die Frauen unter einer der folgenden Beschwerden leiden: schwere EPH-Gestose, Nierenerkrankung, Herzerkrankung, Diabetes, Blutungen jeder Art oder wenn sie erst kurz vorher mit einem Kaiserschnitt entbunden haben.

Zu Anfang soll sich die Patientin im Bett aufsetzen und ihre Beine auf einen Stuhl daneben ausstrecken, damit ich an ihren Rücken komme. Dann insertiere ich vier 3,8 cm- (1½-Inch-) Nadeln, 34 Gauge, beidseitig in Bl 31 und Bl 32. Sie wirken direkt auf den Plexus sacralis und das löst meiner Ansicht nach die Kontraktionen aus.

Außerdem akupunktiere ich Di 4 und Mi 6 oder Le 3 beidseitig, wobei ich Le 3 bevorzuge. Dann wende ich mich wieder dem Rücken zu und stimuliere Bl 31 und Bl 32 so stark ich kann. Das mache ich zehn Minuten lang und unterbreche dabei nach einer Minute jeweils kurz.

Abbildung 10.2

Eine Mutter, bei der die Wehen mit Akupunktur eingeleitet werden

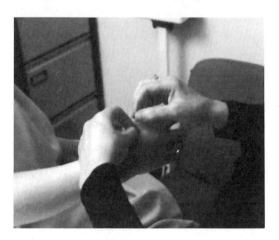

Abbildung 10.3

Einleitung

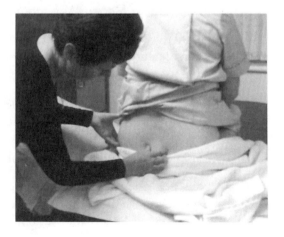

Zum Schluss wende ich mich wieder den anderen Punkten Di 4 und Le 3 zu und stimuliere sie. Dieses Vorgehen hat sich als äußerst effektiv erwiesen.

Behandlungshäufigkeit

Im Idealfall dauert die erste Behandlung 45 Minuten. Das genügt durchaus, denn sie ist für die meisten Frauen nicht sonderlich angenehm. Der Erfolg hängt davon ab, wie weit die Frau den Geburtstermin bereits überschritten hat; die besten Ergebnisse erziele ich zwischen dem 10. und dem 14. Tag nach dem errechneten Termin.

Durch die Behandlung verhärtet sich der Uterus und häufig setzen Kontraktionen ein, die allerdings oft nicht anhalten; dann muss die Behandlung wiederholt werden. In der Praxis kann man häufig nicht mehr als einmal täglich akupunktieren; zwei oder mehr Behandlungen würden allerdings größeren Erfolg zeigen (Kubista u. a. 1975). Untersuchungen haben ergeben, dass die Kontraktionen zwischen 3 und 60 Stunden nach der Akupunktur einsetzen.

Wirkung der Punkte

- Bl 31 und Bl 32 wirken auf den Plexus sacralis, den Uterus und lösen so Kontraktionen aus
- Di 4 verstärkt die Kontraktionen
- Mi 6 öffnet den Muttermund, stechen Sie die Nadel senkrecht in Flussrichtung ein
- Le 3 ist ein sehr wirkungsvoller Punkt, meiner Erfahrung nach löst er sehr effektiv Kontraktionen aus
- außerdem habe ich den Uterus- und Blasen-Punkt am Ohr mit 0,6 cm- (¼-Inch-)Nadeln akupunktiert, um die Wehen einzuleiten.

Ich stimuliere die Nadeln lieber manuell, das liegt mir mehr.

Die Akupunktur hilft nicht nur Frauen bei der Einleitung während der schmerzhaftesten Phase, der Akupunkteur stärkt mit seiner Behandlung auch das Vertrauen der Gebärenden und reduziert Angst und Anspannung, die den physischen Schmerz verschlimmern.

> **Fallbeispiel 10.1**
>
> Sharon war schon zehn Tage über dem Termin, am 14. Tag sollten im Krankenhaus die Wehen eingeleitet werden. In diesen verbleibenden Tagen kam sie zu mir und wollte es mit Akupunktur probieren. Sie hatte ständige leichte, aber zermürbende Schmerzen und hatte ständig das Gefühl, die Wehen würden gleich einsetzen. Ich ließ sie auf ein Bett setzen und die Füße auf einen Stuhl daneben stellen und insertierte Nadeln in Bl 31 und Bl 32, die ich zwei bis vier Minuten lang sehr stark

manipulierte. Dann setzte ich Nadeln in Di 4, Le 3 und manipulierte auch diese Nadeln stark.

Ich bearbeitete die Punkte 35 Minuten lang, hielt nur dann und wann inne, um zu prüfen, ob Kontraktionen eingesetzt hätten. Der Uterus begann sich nach 20 Minuten zu kontrahieren. Sharon bekam Rückenschmerzen und einen leichten, aber unangenehmen Schmerz in den Lenden, wie bei ihrer Menstruation.

Die Kontraktionen dauerten an, nachdem ich die Nadeln entfernt hatte, auch während sie herumlief, und hielten die ganze Nacht bis zum nächsten Vormittag um 11 Uhr an. Ich akupunktierte wieder die gleichen Punkte, die Kontraktionen setzten ein und hielten den Tag über und bis in den Abend hinein an. Sie hörten einige Stunden lang wieder auf und setzten wieder ein. Am nächsten Morgen um 7 Uhr setzten regelmäßige Wehen ein.

Fallbeispiel 10.2

Eine befreundete Nachbarin war sieben Tage über dem Termin und kam fünf Tage lang jeden Abend zu mir nach Hause. Nichts tat sich, sie musste zur Einleitung der Wehen ins Krankenhaus gebracht werden.

Als jedoch das Gel aufgetragen wurde, setzten die Wehen sehr rasch ein und sie gebar drei Stunden später, um 2 Uhr morgens. Leider verpasste ich die Geburt, weil ich zu Hause schlief.

Fallbeispiel 10.3

Mit diesem Beispiel möchte ich zeigen, wie die Akupunktur einer Frau über die ersten Schmerzen hinweghelfen kann, ohne dass es zu einer Periduralanästhesie kommt. Um 7 Uhr morgens wurden bei Caron die Wehen eingeleitet. Sie war überfällig, und ihr Muttermund war zwei bis drei Zentimeter geöffnet. Bei einer Geburtseinleitung hat die Gebärende keine Zeit, natürliche Endorphine zu bilden (siehe Kap. 11), deshalb setzen die Schmerzen sehr schnell ein. Die Schmerzen können ihr im wahrsten Sinn des Wortes den Atem rauben und dafür sorgen, dass sie mit den Schmerzen nicht umgehen kann, oft verlangt sie dann bereits in einem frühen Stadium ein Schmerzmittel. Die Geburtseinleitung kann so eine Negativspirale weiterer Interventionen in Gang setzen (siehe Abb. 10.1). In dieser Phase brauchen Frauen sehr viel Unterstützung und Bestätigung, weil sie auf so starke Schmerzen nur selten vorbereitet sind. Leicht verlieren sie dann ihr Selbstvertrauen und können nicht mit der Situation umgehen. Caron hatte starke Schmerzen und war sehr verkrampft.

> Zuerst ließ ich sie rittlings auf einen Stuhl setzen und schob ihr Kissen unter, damit sie bequemer saß; so konnte ich ungehindert ihren Rücken akupunktieren und die nötigen Punkte stimulieren. Ich verwendete diesmal mein TENS-Gerät auf Impulsbreite 2,5 bei 200 Hz, die Elektroden hatte ich beidseitig auf Bl 31 und Bl 32 angelegt. Ich beließ sie 20 Minuten. Ich benutzte diesmal das TENS-Gerät, weil sie bereits starke Schmerzen hatte und keine Nadeln wollte. Nach 20 Minuten ließ ihre Anspannung etwas nach und sie schien sich besser unter Kontrolle zu haben. Ich entfernte die Elektroden und insertierte 0,6 cm-(¼-Inch-)Nadeln in die Ohrpunkte Uterus und Shenmen. Ich befestigte die Nadeln am V-TENS-Gerät und stellte es ein, wie oben beschrieben. Caron war ruhig und spürte nur ein warmes Pulsieren in ihrem Ohr. Nach 20 Minuten zeigte die Behandlung Wirkung, sie konnte aufstehen und herumlaufen und in ihre Wehen hineinatmen. Sie hatte die Situation besser unter Kontrolle und konnte mit den Schmerzen umgehen. Die Nadeln blieben zwei Stunden lang in situ; bis dahin hatte sich der Muttermund 4 bis 5 cm geöffnet und sie stieg in den Geburtspool.

Wissenschaftliche Untersuchungen zur Weheneinleitung mit Akupunktur

Zur Geburtseinleitung mit Akupunktur wurden zahlreiche klinische Versuche durchgeführt; untersucht wurde die Wirkung auf den verzögerten Blasensprung und die Wirkung nach dem Blasensprung (Kubista u. a. 1975). Außerdem wurde das Verhältnis zwischen Stärke der Kontraktionen und Öffnung des Muttermundes untersucht. Hunderte von Studien belegen, dass praktisch jede Akupunkturstimulation hormonal wirkende Neurotransmitter beeinflussen kann.

Eine Studie in Deutschland ergab, dass bei Frauen, die vor der Geburt akupunktiert wurden, die *Wehen kürzer* waren. Tsuei & Leuizi untersuchten die Wirkung von Elektroakupunktur zur Geburtseinleitung. An ihrer ersten Studie (Tsuei & Leuizi 1977) nahmen zwölf Frauen zwischen der 19. und 43. Schwangerschaftswoche teil. *Unter ihnen waren auch Fälle mit induziertem Abort.* Hauptsächlich wurden die Punkte Mi 6 (nach einem alten Lehrbuch) und Di 4 verwendet. Drei der Frauen entbanden mit der Elektroakupunktur vaginal. Zwischen dem Einsetzen der Kontraktionen und der Entbindung vergingen zwischen 3 und 60 Stunden.

Andere Untersuchungen wurden durchgeführt mit dem TENS-Gerät an den Punkten Mi 6 und Le 3 (Dunn, Rogers & Halford 1989). Aus diesen Studien ergibt sich, dass eine Geburt sehr wohl mit Elektroakupunktur eingeleitet werden kann, doch das muss eindeutig noch gründlicher erforscht werden.

Ernährung für die Geburtsvorbereitung

Die letzten Schwangerschaftswochen sind sehr wichtig im Countdown bis zur Geburt und die Mutter kann zu ihrer optimalen Vorbereitung viel selbst beitragen. Im Körper finden enorme Veränderungen statt und das Baby wächst jetzt schneller als zu irgendeinem anderen Zeitpunkt in der Schwangerschaft. Deshalb sollte die Mutter versuchen, die benötigten zusätzlichen Kalorien über nährstoffreiche Lebensmittel zu sich zu nehmen. Sie sollte frisches Obst und Gemüse essen, Vollwertgetreide, Samen, Hülsenfrüchte und Nüsse, Fisch und Geflügel, Milch und Eier.

Komplexe Kohlenhydrate sind die Hauptenergiequelle des Körpers; füllt die Frau ihre Energiespeicher in diesem Stadium auf, speichert sie genug Glykogenreserven in den Muskeln und der Leber; so hat sie auch für die Wehen genug Energie. Bei einem Energiemangel während der Wehen kann eine Negativspirale in Gang kommen von Müdigkeit, Dehydratation, Schwäche und Niedergeschlagenheit, die dann häufig ein medizinisches Eingreifen erforderlich macht.

Die oben aufgeführten Lebensmittel stellen sicher, dass die Mutter die wichtigsten Vitamine A, B, C und E in ausreichendem Maß zu sich nimmt und ihren Körper auf die Milchproduktion vorbereitet. Weitere Ernährungstipps sind in Kapitel 3 beschrieben. Folgende Vitamine sind in der Zeit unmittelbar vor der Geburt besonders wichtig.

Vitamin K

Vitamin K ist in den letzten Schwangerschaftswochen insbesondere wichtig, um Blutungen beim Neugeborenen zu verhindern. Ein Baby kann in den ersten Lebenstagen Vitamin K noch nicht selbst produzieren, es hängt also mit seinem Bedarf von der Mutter ab. (Dieses Vitamin wird in Kap. 14 ausführlich beschrieben.)

Vitamin F (Essenzielle Fettsäuren)

Essenzielle Fettsäuren sind ein Hauptbestandteil der Zellmembran und Vorstufe von Prostaglandinen. Sie beeinflussen alle Körpersysteme, aktivieren zahlreiche Enzyme und sind an der Hormonproduktion beteiligt (Crawford 1992, Crawford & Doyle 1989). Außerdem sind sie unentbehrlich für das Gehirn des Kindes und die Entwicklung der Augen (Näheres siehe Kap. 3).

Himbeerblättertee steht in dem Ruf, den Uterus zu tonisieren, ab der 36. Woche ist er empfehlenswert. Während der Wehen getrunken, verbessert er die Kontraktionen.

Andere Empfehlungen

Geburtsvorbereitung für den Damm

Der Damm ist das rautenförmige Areal zwischen den Oberschenkeln und dem Gesäß, das den Bereich der Vagina und des Anus mit einschließt.

Bei einer Massage des Damms wird dieser Bereich fünf bis zehn Minuten täglich massiert. Ab der 34. Woche kann man Frauen die Damm-Massage mit Öl durchaus empfehlen, um die Flexibilität und Elastizität zu verbessern. Untersuchungen haben ergeben, dass sich dadurch Dammrisse und die Notwendigkeit eines Dammschnitts während der Geburt verhindern lassen. Vor der Massage sollten die Schwangeren die Blase entleeren und ein Bad nehmen, um das Gewebe vorzubereiten. Anfangs können sie sich mithilfe eines Spiegels mit dem Körperbereich vertraut machen. Die Patientin sollte die Daumen in die Vagina einführen und an den Seiten entlang u-förmig nach oben streichen. Olivenöl und Weizenkeimöl sind gleichermaßen geeignet. Bei einer regelmäßigen täglichen Massage wird die Frau bald feststellen, dass sich das Gewebe entspannt und dehnt.

Beckenbodenübungen

Beckenbodenübungen erleichtern die Geburt ebenfalls, weil trainierte Muskeln sich leichter dehnen und entspannen. Auch diese Übungen sollten Schwangere regelmäßig ausführen. Sie können in jeder bequemen Körperhaltung absolviert werden; die Beine sind dabei leicht gespreizt.

Als erstes presst man den Anus zusammen, als wollte man den Stuhlgang verhindern, dann presst man die vorderen Muskeln zusammen, als wollte man das Urinieren verhindern. Verweilen Sie so zehn Sekunden lang und atmen Sie dabei normal, entspannen Sie sich dann und ruhen Sie sich aus. Wiederholen Sie die Übung so oft wie möglich bis zu zehn Mal.

Alternative Methoden zur Weheneinleitung

> **Sex:** Spermien enthalten Prostaglandin und wirken deshalb wie Prostaglandingel. Obwohl das Prostaglandin im Sperma weniger konzentriert ist, soll Sex hilfreich sein.
>
> **Rizinusöl:** ein traditionelles Mittel; es schmeckt zwar so fürchterlich, dass es nicht wirklich empfohlen werden kann, doch manchmal löst es tatsächlich Wehen aus.
>
> **Curry:** Curry ist ein Purgativ und wirkt nach dem gleichen Prinzip wie Rizinusöl.
>
> **Homöopathie:** Caulophyllum C 30 kann zweimal stündlich genommen werden, bis die Kontraktionen einsetzen.

> **Kraniosakral-Therapie:** tonisiert die Hirnanhangdrüse sehr wirksam; sie schüttet bestimmte für die Wehen wichtige Hormone aus.
>
> **Kupfer:** ist eine weitere bewährte Methode, um die Wehen auszulösen; dafür legt sich die Schwangere eine Kupfermünze unter die Zunge. Man weiß, dass der Kupferspiegel gegen Ende der Schwangerschaft steigt, die Ursachen dafür sind allerdings nicht ganz geklärt.

Zusammenfassung

- Folgende Probleme können bei der Geburtsvorbereitung auftreten: Mangel von Qi und Blut-Xue, Nieren-Schwäche und Schwäche von Magen-Wei und Milz-Pi.
- Akupunkturpunkte zur Geburtsvorbereitung:
  - *Mangel von Qi und Blut-Xue*: Bl 17 und Ma 36
  - *Nieren-Schwäche*: Bl 23
  - *Schwäche von Magen-Wei und Milz-Pi*: Bl 17 und Bl 20
  - *Einleitung der Geburt*: Bl 31 und Bl 32, Di 4 und Mi 6 oder Le 3, zusätzlich die Punkte Uterus und Harnblase am Ohr.

Quellenangaben

Crawford MA: The role of dietary fatty acids in biology: their place in the evolution of the human brain, in: *Nutritional Review* 1992, 50, S. 3–11.

Crawford M, Doyle A: Fatty Acids during early human development, in: *Journal of Internal Medicine* 1989, 225, S. 159–169.

Dunn PA, Rogers D, Halford K: Transcutaneous electrical stimulation at acupuncture points in the induction of uterine contractions, in: Obstetrics and Gynaecology, 1989, 73, S. 286–290

House of Commons: House of Commons Health Committee, The Stationary Office, London 1992

Kubista E u. a.: Initiating contractions of the gravid uterus through electro acupuncture, in: American Journal of Chinese Medicine 1975, 3, S. 343

Tsuei J, Leuizi F: The influence of acupuncture stimulation during pregnancy, in: Obstetrics and Gynaecology 1977, 50, S. 479–488

KAPITEL 11 Wehenbeginn

Entscheidend für die Wehen und die Geburt ist vor allem, wie die Angst der Mutter abgebaut und die Frau selbst bestärkt werden kann. Lassen Sie sich von ihrem natürlichen Verhalten leiten, dann geht in den meisten Fällen alles gut. Die Akupunkturbehandlung wird von Ihrem Wissen um die Rolle des Beckens bei der Geburt und um die Zusammenhänge zwischen Hormonen und Schmerz profitieren.

In diesem Kapitel soll eingegangen werden auf:

- die Rolle des Beckens während der Wehen
- die Einstellungen des kindlichen Kopfes zu Wehenbeginn
- die unterschiedlichen Wehenarten und die Dauer der jeweiligen Phasen
- emotionale Aspekte
- das Hormonsystem während der Geburt
- Überwachung
- mögliche Schmerzmittel während der Wehen
- verschiedene geburtshilfliche Interventionen
- Anwendungsmöglichkeiten der Akupunktur während der Wehen.

Anatomie und Physiologie

Das Becken während der Wehen

Das Becken ist wie eine knöcherne Wiege, die das wachsende Kind in der Schwangerschaft beherbergt und bei der Geburt einen Tunnel bildet. Während der Schwangerschaft wirken Hormone auf die Haltebänder des Beckens (siehe unten). Progesteron und Relaxin erhöhen die Elastizität der Gelenke, dadurch sind die Beckenknochen während der Wehen leicht verschieblich.

Haltung und Schwerkraft

Durch die entsprechende Einstellung und den Druck des Kopfes auf den Muttermund öffnet sich dieser. Je aufrechter sich die Mutter hält, desto wirksamer ist der Druck, denn so können die Schwerkraft und das Gewicht des Kindes ihre Wirkung entfalten. Eine aufrechte Haltung verkürzt die Wehen, so haben Untersuchungen ergeben, und machen die Kontraktionen weniger schmerzhaft.

Einstellung

Die Einstellung des Kindes wird in Fünfteln gemessen, das entspricht dem kindlichen Kopf, wie er über der Beckeneingangsebene getastet werden kann.

5/5 der kindliche Kopf ist zu fünf Fünfteln tastbar; das heißt, der gesamte Kopf kann über der Beckeneingangsebene getastet werden.

4/5 vier Fünftel des kindlichen Kopfes sind über der Beckeneingangsebene tastbar; ein Fünftel ist unter der Beckeneingangsebene.

3/5 drei Fünftel des kindlichen Kopfes ist über der Beckeneingangsebene tastbar, zwei Fünftel sind darunter.

2/5 zwei Fünftel sind über der Beckeneingangsebene tastbar und drei Fünftel darunter.

1/5 ein Fünftel des kindlichen Kopfes ist über der Beckeneingangsebene tastbar, vier Fünftel befinden sich darunter; der Kopf wird als „ausrotiert" bezeichnet.

Diese Details notiert die Hebamme gewöhnlich.

Einstellungen des Kindes vor Wehenbeginn[13]

Die verschiedenen Einstellungen sind in Abb. 11.1 dargestellt.

Vordere Hinterhauptslage (voHHL) (Abb. 11.2)

Diese Lage ist die optimale vor Wehenbeginn. Kopf und Wirbelsäule des Kindes sind gebeugt, die Arme vor der Brust verschränkt. So bildet der Fetus ein vollständiges Oval, das gut mit dem Kopf nach unten in den Uterus passt. Aufgezeichnet wird, ob es sich um eine rechte oder linke vordere Hinterhauptslage handelt, je nachdem wie das Kind im mütterlichen Becken liegt.

In dieser Lage drückt die kindliche Wirbelsäule gegen das weiche Abdomen der Mutter. Bei gebeugtem Kopf ist der Durchmesser so gering wie möglich, das Kind passt gut durch den Geburtskanal und normale Wehen sind an der Tagesordnung. Hält das Kind den Kopf gebeugt und ist es so im Becken eingestellt, drückt der Kopf gleichmäßig auf den Muttermund und löst so angemessen starke Kontraktionen aus.

---

13) „Nimmt der Kopf unter der Geburt nicht die physiologische Beugehaltung, sondern eine Streckhaltung unterschiedlichen Grades ein, so resultieren ... Deflexionslagen. Alle Varianten haben als Folge der Streckhaltung gemeinsam, dass sich ... stets **Hinterhaupt und Rücken nach hinten drehen.** (Darauf beruht auch die in den angelsächsischen und romanischen Ländern übliche Klassifizierung der hinteren Hinterhauptslage, Scheitel- und Vorderhauptslage als gemeinsame Gruppe der okzipitoposterioren Lageatypien)." (Zitat aus Knörr, Knörr-Gärtner, Beller, Lauritzen: Geburtshilfe und Gynäkologie, Physiologie und Pathologie der Reproduktion, Springer Verlag Berlin, Heidelberg, 3. Aufl. 1989. Das Zitat wurde für ein besseres Verständnis von der Übersetzerin eingefügt.)

Abbildung 11.1

Lagen des Kindes vor Wehenbeginn

A I a / *Rücken links vorne*

B II / *rechte Lage*

C II b / *Rücken rechts hinten*

D II a / *Rücken rechts vorne*

E I / *linke Lage*

F I b / *Rücken hinten links*

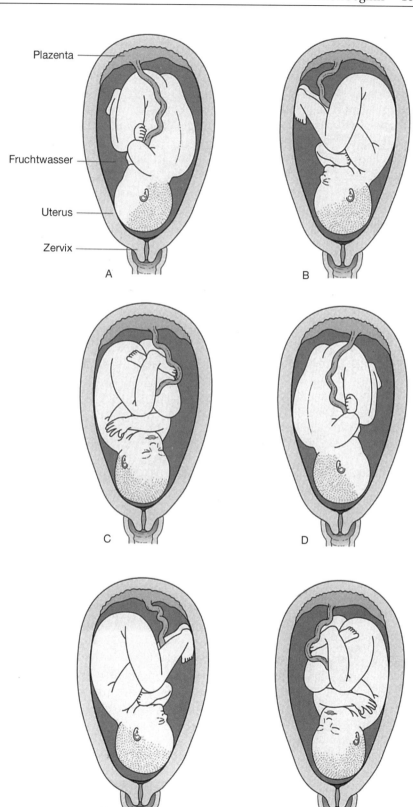

Hintere Hinterhauptslage (hiHHL) (Abb. 11.3)

Im Gegensatz zur oben genannten Haltung ist bei der hinteren Hinterhauptslage die Wirbelsäule *in Richtung* der mütterlichen Wirbelsäule ausgerichtet. Die Beugung des Kopfes ist deshalb schwieriger; ein nicht gebeugter Kopf wiederum kann schlechter ins Becken eintreten. Das Risiko dieser Haltung besteht darin, dass der Kopf *überstreckt* sein kann, das heißt im Nacken nach hinten gebeugt, statt nach vorn in der normalen *gebeugten* Haltung. Dadurch stellt sich der Kopf nicht mit dem kleinsten Durchmesser ins Becken ein. Die Kontraktionen sind dadurch weniger effektiv und der Muttermund öffnet sich wahrscheinlich ungleichmäßig, weil der Kopf nicht genau auf die Zervix drückt.

Die Ursachen einer hinteren Hinterhauptslage sind nicht bekannt, doch sie kommt häufig bei Frauen mit männlich geformtem Becken vor (siehe Kap. 8).

Diagnose einer hinteren Hinterhauptslage (hiHHL)

Die Hebamme stellt eine hiHHL bei einer Untersuchung des Abdomens fest. Oft ist das Abdomen etwas flacher, unter dem Nabel ist eine leichte Mulde wahrnehmbar. Falls der Kopf zum Ende der Schwangerschaft sich noch nicht im Becken eingestellt hat, kann man eine hiHHL vermuten.

Während der Wehen wird eine hiHHL durch eine vaginale Untersuchung festgestellt. Ist der Kopf ausreichend gebeugt, wie bei einer vorderen Hinterhauptslage, ist die vordere Fontanelle vorn im Becken spürbar. Ist der Kopf wie bei der hiHHL überstreckt, ist die große Fontanelle in Führung zu tasten.

Wehenverlauf bei hinterer Hinterhauptslage

Bei ausreichend gebeugtem Kopf verlaufen die Wehen ganz normal. Bei überstrecktem Kopf kann sich zwar im Verlauf der Wehen der Kopf beugen, vorausgesetzt, die Wehen sind kräftig genug. Doch effektive Kontraktionen hängen auch von der Einstellung des Kopfes im Becken ab; bleibt der Kopf hoch im Becken, verlaufen die Wehen wahrscheinlich langsam und werden erst spät regelmäßig und effektiv. Eine hintere Hinterhauptslage bereitet der Mutter häufig Beschwerden, vor allem Rückenschmerzen. Häufig läuft diese Lage auf einen medizinischen Eingriff hinaus, wenn die Wehen nicht richtig einsetzen.

Gerade bei Erstgebärenden mit Kindern in der hinteren Hinterhauptslage setzen die Wehen häufig zu Hause ein und hören wieder auf. Das kann zwei oder drei Tage so gehen, den Schlafrhythmus unterbrechen, sodass die Patientin, wenn sie dann ins Krankenhaus kommt, schon sehr müde und erschöpft ist.

Abbildung 11.2
vordere Hinterhauptslage

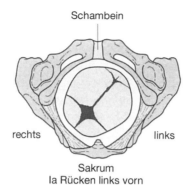 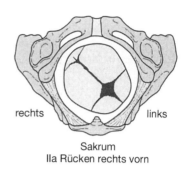

Ia Rücken links vorn — IIa Rücken rechts vorn

Abbildung 11.3
hintere Hinterhauptslage

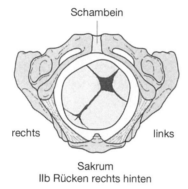 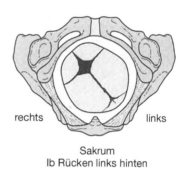

IIb Rücken rechts hinten — Ib Rücken links hinten

Wie lang dauern die Wehen?

Die Dauer der Wehen lässt sich unmöglich vorhersagen, weil es so viele verschiedene Formen gibt und jede Frau ihr Kind anders zur Welt bringt. In der Regel dauert die Geburt des ersten Kindes länger als die weiteren. Durchschnittlich dauern Wehen zwischen zwölf und 14 Stunden. Das zweite Stadium, die Austreibungsperiode, kann zwischen einer halben Stunde und 2½ Stunden dauern. Solange es Mutter und Kind gut geht, besteht kein Grund zur Besorgnis.

Unterschiedliche Wehenarten

Langsame und schwache Wehen mit Rückenschmerzen

Solche Wehen weisen meist auf ein Kind in hinterer Hinterhauptslage hin, das heißt, das Kind schaut nach vorn, sein Rücken zeigt zur mütterlichen Wirbelsäule. Diese Haltung kann die Geburt protrahieren, denn das Baby kann lang brauchen, bis es in die vordere Hinterhauptslage kommt und dadurch sein Gesicht dem mütterlichen Rücken zuwendet.

Überstürzte Geburt

Diese Geburt verläuft sehr schnell und kann recht unangenehm sein, weil sich die Kontraktionen nicht allmählich und rhythmisch steigern und die Frau die Geschehnisse nicht richtig einschätzen kann. Das Kind kann in wenigen Stunden geboren sein, bevor die Frau überhaupt Kontraktionen gespürt hat und die Fruchtblase gesprungen ist. Oft erleiden Frauen als Folge einer überstürzten Geburt einen Schock.

Emotionale Aspekte der Wehen

Jede Frau bringt zur Geburt andere Themen und Erfahrungen mit. Meiner Erfahrung nach arbeiten Frauen heute die ganze Schwangerschaft hindurch bis zur 36. Woche und die Wehen setzen bereits zwei Wochen später ein, ohne dass sie sich mental auf die Geburt vorbereiten können, wodurch sie nach der Geburt besser mit dem Kind zurechtkämen.

Emotionaler Stress beeinflusst eine Schwangerschaft, die Wehen und die Zeit nach der Entbindung erheblich. (Die spezielle Wirkung der Emotionen aus der Sicht der TCM wurde in Kap. 5 dargestellt.) Bei Frauen, die in der Vergangenheit zu emotionalen Problemen neigten, können diese wieder auftreten. Erfahrungen mit körperlichem oder sexuellem Missbrauch kann das Herz-Xin schädigen: das Herz-Xin hängt mit dem Uterus zusammen, ebenso kann der Fluss von Qi und Blut-Xue beeinträchtigt sein.

Das Hormonsystem

Wenn eine Frau um die Bedeutung der Hormone während der Geburt weiß, nimmt sie die Abläufe in ihrem Körper deutlicher wahr und kann Stress und Angst möglichst gering halten.

Folgende drei Hormone üben den stärksten Einfluss aus:

- Oxytocin
- Endorphine
- Adrenalin.

Oxytocin

Die Oxytocin-Konzentration bestimmt die Kontraktionen. Der Druck des Kindes auf den Muttermund löst die Ausschüttung von Oxytocin aus (deshalb ist die Lage so wichtig.) Sitzt der kindliche Kopf gut auf dem Muttermund, sind die Kontraktionen regelmäßig und stetig.

Solange die Fruchtblase noch intakt ist, wird der Druck des kindlichen Kopfes von der Vorblase abgemildert. Bei guter Einstellung des Kopfes und intakter Fruchtblase sind die Kontraktionen gewöhnlich wirkungsvoll. Sobald die Fruchtblase gesprungen ist (ungefähr in der Übergangsphase), werden die Kontraktionen schmerzhafter. Soweit es keine Probleme gibt, sollte eine Frau meiner Meinung nach ermuntert werden, die Fruchtblase nicht sprengen zu lassen.

Während der kindliche Kopf in der Austreibungsperiode absteigt, sich der Damm dehnt und der kindliche Kopf die Scheidenöffnung durchschneidet, schüttet die Hirnanhangdrüse weiterhin Oxytocin aus.

Verschiedene Faktoren beeinträchtigen diese Ausschüttung allerdings, nämlich Angst, Narkosemittel oder eine Periduralanästhesie (PDA), eine Einleitung, ein Dammschnitt und eine negative Einstellung oder Erinnerungen an schlimme Erfahrungen. Ein reduzierter Oxytocinspiegel ist niemals hilfreich, denn die Kontraktionen finden dann seltener statt, der Muttermund öffnet sich langsamer, der Geburtsverlauf verzögert sich und die Schmerzen werden extremer.

Angst- und Stressabbau haben folglich beträchtliche körperliche und emotionale Auswirkungen. Eine glückliche, entspannte Frau, die sich in ihrer Umgebung sicher fühlt und sich in guten Händen weiß, erlebt wahrscheinlich kürzere und weniger schmerzhafte Wehen als eine besorgte und ängstliche Frau, die sich außer Kontrolle fühlt.

Die sensorischen Nerven im Uterus werden während der Wehen stimuliert und senden Schmerzsignale ans Gehirn. Im Verlauf der Wehen werden die Schmerzen stärker und die Kontraktionen verändern sich. Wie viel Schmerz eine Frau verspürt, hängt von körperlichen und psychischen Faktoren ab. Der Schmerz kann sich beispielsweise durch etwas so Banales wie eine volle Harnblase, einen vollen Darm oder schlicht und einfach Angst verstärken.

Endorphine

Die so genannten Beta-Endorphine nehmen während der Wehen zu und haben zur Geburt die höchste Konzentration. Endorphine sind natürliche Substanzen, ähnlich den Opiaten, die der Körper immer in Stress-Situationen ausschüttet.

Endorphine haben drei Hauptwirkungen:
1. sie lindern Schmerzen,
2. sie verändern die Wahrnehmung von Raum und Zeit,
3. sie verhelfen uns zu einem Wohlgefühl.

Mit dem Einsetzen der Wehen steigt der Endorphinspiegel, dadurch kommt die Frau mit den Kontraktionen besser zurecht und kann sich zwischen den Wehen etwas ausruhen. Bonica berichtete 1994 (Wall & Melzack 1994) von einem Phänomen, das als Schwangerschafts-induzierte Analgesie oder Hypalgesie, also eine verminderte Schmerzempfindung, bezeichnet wird; danach steigt die Schmerztoleranz gegen Ende der Schwangerschaft ganz von selbst an. Er vermutet, dass die Schwangerschafts-induzierte Hypalgesie von Dynorphin-Opiat-Rezeptoren im Rückenmark herrührt, die Wehenschmerzen lindern können.

Eine sehr entspannte Gebärende, selbst wenn sie wie in Trance zu sein scheint, zeugt von einem angemessenen Endorphinspiegel. Wie beim Oxytocin beeinträchtigen bestimmte Faktoren auch die natürliche Endorphinausschüttung, beispielsweise eine Periduralanästhesie, massive Angst und großer Stress.

Adrenalin

Der Akupunkteur muss vor allem die Auswirkungen von Angst auf die Geburt verstehen und einfache, die Angst lindernde Mittel kennen. Bei Angst und Schmerz erhöht der Körper automatisch die Katecholamine und schüttet das Hormon Adrenalin aus. Dadurch wird der Kampf-Flucht-Mechanismus ausgelöst, ein Verhaltensmuster, das Menschen vor Gefahren schützen soll (Abb. 11.4). Dieser Mechanismus wirkt sich auf das Herz-Kreislauf-System, den Atemtrakt, das Urogenitalsystem, den Magen-Darm-Trakt und die Muskulatur aus; er äußert sich in erhöhten Blutzuckerwerten, einer beschleunigten Herzfrequenz, erhöhtem Blutdruck und einer verlangsamten Verdauung. Alle Situationen, die die Mutter als bedrohlich empfindet, können diesen Mechanismus auslösen, so natürlich auch die körperliche Belastung der Wehen (Simkin 1989).

Während der Wehen können sich diese Veränderungen manifestieren als:

- Unruhe und Angst
- das Bedürfnis zu schreien
- stärkere Schmerzen
- verlangsamte Kontraktionen, weil der Oxytocinspiegel sinkt
- verminderte Endorphine, deren Konzentration erst wieder steigt, wenn die Störungsursache beseitigt ist

Abbildung 11.4

Auswirkungen von Stress

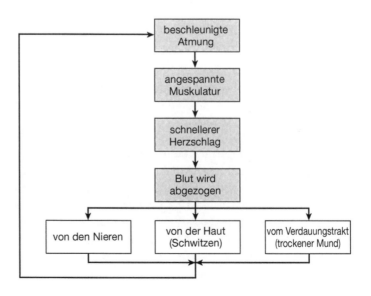

Abbildung 11.5

Fetale Überwachung (Abdruck mit freundlicher Genehmigung aus Sweet 1997, S. 25)

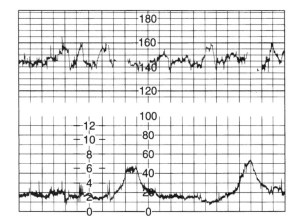

- veränderte Blutverteilung, denn das Blut wird in die lebenswichtigen Organe geleitet. Dadurch werden Uterus und Plazenta schlechter durchblutet und das bedeutet Stress für das Baby.

Eine unangenehme Umgebung, entmutigende Bemerkungen und eine unbequeme Haltung können die Schmerzen verschlimmern und Angst auslösen. Die Gebärende regt sich auf und als Folge davon werden die Kontraktionen schwächer.

Geburtshilfliche Maßnahmen

Die Rolle der Hebamme

Fetale Überwachung

In der Eröffnungsphase überwacht die Hebamme die fetalen Herztöne, um zu prüfen, wie das Kind auf die Kontraktionen reagiert. Eine deutliche Veränderung des individuellen Schlagmusters ist wichtig und kann auf Stress des Kindes hinweisen. Diese Überwachung geschieht extern mit Transducern auf dem Abdomen oder intern mit Kopfschwarten-Elektroden. Das CTG misst die kindlichen Herztöne und die Uteruskontraktionen, zeichnet sie auf und stellt die Ergebnisse in Form einer Grafik dar.

Mit folgenden Techniken kann das Kind überwacht werden.

CTG

Die elektronische Überwachung des Fetus wird eifrig diskutiert, weil noch nicht eindeutig bewiesen ist, dass sie die Geburt verbessert, vielmehr wird sie mit vermehrten medizinischen Interventionen in Zusammenhang gebracht. Als Vorteil gilt, dass es Vertrauen schaffen kann, weil es die Mutter und das Team über den Zustand des Kindes informiert. Die meisten Frauen empfinden die Unterstützung ihres Partners und ihrer Betreuer aber als hilfreicher.

Während der Wehen wird die Mutter alle paar Stunden für 20 bis 30 Minuten an das CTG angeschlossen. Nur wenn die kindlichen Herztöne auffällig sind, legt man ihr eine ständige Überwachung nahe. Mit den modernen Geräten kann die Gebärende während der Überwachung auf sein und sich bewegen.

Intermittierende Überwachung

Auch mit weniger High-Tech-Methoden lassen sich die fetalen Herztöne zuverlässig beobachten. Traditionellerweise verwendet die Hebamme ein Pinard-Hörrohr, durch das sie das Herz schlagen hört und die Schläge zählt. Die Mutter ist dabei an keine bestimmte Haltung gebunden, sie kann knien, stehen oder sitzen.

SONICAID

Mit dieser Ultraschallmethode kann auch die Mutter die kindlichen Herztöne hören. Wie beim Hörrohr übermittelt das SONICAID eine intermittierende Überwachung des Kindes, die Mütter während der Wehen als weniger aufdringlich empfinden.

Kopfschwarten-Elektrode

In einer späten Wehenphase nach dem Blasensprung, wenn der kindliche Kopf bereits durch die gedehnte Vagina der Mutter sichtbar ist, kann man auch direkt am kindlichen Schädel Elektroden anbringen. Das wird häufig gemacht, wenn das Kind gefährdet ist und sorgfältig beobachtet werden muss – vor allem, wenn der Herzschlag schwächer wird. Der Gründlichkeit halber sollte dieses Verfahren mit einer Blutprobe einhergehen; dieses Vorgehen betrachten viele Geburtshelfer als die beste Art, das kindliche Wohlergehen sicherzustellen. Der Nachteil besteht darin, dass es invasiv und für das Kind schmerzhaft ist, die Mutter kann sich nicht uneingeschränkt bewegen.

Schmerzmittel unter der Geburt

Schmerzmittel können gegeben werden, meist geschieht das in der Eröffnungsphase, um die Schmerzen mit möglichst wenigen Nebenwirkungen zu verringern.

Pethidin

Pethidin gehört zu den am häufigsten eingesetzten Mitteln, weil es zuverlässig und rasch wirkt und relativ sicher ist. Es wird intramuskulär verabreicht und wirkt ca. drei bis vier Stunden. Meist werden zwischen 50 und 200 mg verabreicht, je nach Körpergewicht der Mutter, Schmerzintensität und Wehenhäufigkeit.

Als Nebenwirkungen kann es bei der Mutter zu Übelkeit, einem Absinken des Blutdrucks und Schwitzen kommen, beim Fetus und Neugeborenen zu einer Atemdepression.[14]

Inhalationsanalgesie

Inhalationsanalgesie lindert zwar die Schmerzen, ist aber keine Betäubung.

Entonox ist eine Mischung aus gleichen Teilen Lachgas und Sauerstoff (Sauerstoff fördert die fetale Oxygenierung). Verabreicht wird es über eine Maske, die sich die Mutter vors Gesicht hält.

Entonox wirkt nur, während es eingeatmet wird und dann noch ca. 15 Sekunden länger. Um das Gerät in Gang zu setzen, muss die Gebärende tief atmen, das Gerät gibt dann gurgelnde Geräusche von sich. Die Mutter wird angehalten, die Maske aufzusetzen, sobald sie die Wehe spürt, um so möglichst viel schmerzstillende Wirkung zu bekommen, während die Wehe ihren Höhepunkt erreicht. Zwischen den einzelnen Kontraktionen wird die Maske meist abgenommen.

Bei langen und starken Kontraktionen wirkt diese Methode gut; sie kann auch während der Austreibungsphase und des Nähens eingesetzt werden. Nachteilig ist, dass es bei der Mutter zu leichter Übelkeit und Schläfrigkeit kommen kann.[15]

Periduralanästhesie (PDA)

Periduralanästhesie ist eine invasive Methode, bei der ein Lokalanästhetikum in den Periduralraum injiziert wird (Abb. 11.6). Sie muss von einem erfahrenen Anästhesisten durchgeführt werden.

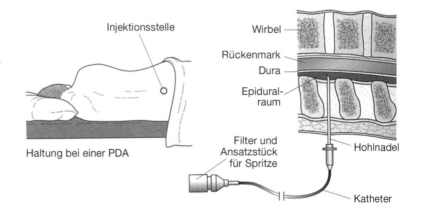

Abbildung 11.6
Periduralanästhesie (Abdruck mit freundlicher Genehmigung aus Sweet 1997, S. 225)

---

14) In Deutschland wird häufig Meptid verwendet, Anm. d. Ü.

15) Inhalationsanalgesie ist in Deutschland nicht üblich, Anm. d. Ü.

Bei der Periduralanästhesie wird ein Lokalanästhetikum in den Periduralraum zwischen dem dritten und vierten Lendenwirbel injiziert. Dadurch wird der Körper unterhalb der Injektionsstelle betäubt und so die Schmerzen durch die Kontraktionen gelindert. Sie wird entweder als Einmalinjektion verabreicht oder kontinuierlich über eine Infusion, bei dem über einen Katheder immer wieder Medikamente verabreicht werden. Diese Methode lindert die Schmerzen wirkungsvoll und wird auch häufig bei einem Kaiserschnitt als Anästhesie verwendet.

In immer mehr Kliniken bietet heute die Anästhesie eine Bereitschaft rund um die Uhr an; sie führt eine PDA durch, wann immer die Frau es wünscht.

Frauen mit folgenden Indikationen sprechen gut auf Periduralanästhesie an:

Bluthochdruck: Eine PDA ist zwar kein blutdrucksenkendes Mittel, doch der Blutdruck steigt bei einer PDA mit geringerer Wahrscheinlichkeit (er kann sogar sinken). Zusätzlich verhindert eine wirksame Schmerzlinderung den Stress, der den Blutdruck in die Höhe treiben könnte.

Vorzeitige Wehen: Weil Medikamente wie Pethidin das Atemzentrum des Kindes beeinflussen, bieten alternative Schmerzmittel wie die Periduralanästhesie bei vorzeitigen Wehen zahlreiche Vorteile. Auch bei einer Zangengeburt wirkt sie gut, die oft nötig ist bei frühreifen Babys, um jeglichen Druck auf den Kopf zu verhindern.

Protrahierte Geburt: Eine PDA lindert die Schmerzen und kann eine Erschöpfung der Mutter verhindern, weil sich die Mutter ausruhen und sogar schlafen kann.

Lage-, Haltungs- und Stellungsanomalie: Bei einer hinteren Hinterhauptslage des Kindes bekommt die Mutter wahrscheinlich starke Rückenschmerzen. Auch hier hilft die PDA.

Mehrlingsschwangerschaft: Mit einer PDA kann der Geburtshelfer bei einer Zwillingsgeburt alle nötigen Maßnahmen durchführen. Das zweite und folgende Kinder können schneller entwickelt werden.

Bei einer PDA kann es zu folgenden Komplikationen kommen:

Hypotonie ist die häufigste Komplikation und tritt bei 5 % aller Frauen auf. Sie kann verhindert werden, indem man ausreichend Infusionen zuführt und die Mutter auf der linken Seite liegen lässt.

Verletzung der Dura passiert, wenn die Dura mater punktiert wird und die Rückenmarksflüssigkeit ausläuft. Das passiert bei 1 % aller Fälle.

> Die Mutter bekommt innerhalb von ein bis drei Tagen starke Kopfschmerzen, die bis zu einer Woche anhalten können.
>
> **Vergiftungsreaktion auf das Betäubungsmittel:** Dazu kann es bei Lokalanästhetika in hoher Dosierung kommen. Eine leichte Vergiftungsreaktion kann Unruhe, Schwindel und Schläfrigkeit auslösen, eine starke kann Krämpfe hervorrufen.
>
> **Harnretention:** Da durch die Periduralanästhesie der Harndrang nicht mehr zu spüren ist, sollte die Gebärende dazu angehalten werden, alle zwei Stunden Wasser zu lassen.
>
> **Einseitige oder nicht ausreichende Anästhesie:** Aus verschiedenen Gründen wirkt das Schmerzmittel nur auf einer Seite. Das kann für die Mutter sehr stressig sein, lässt sich aber durch eine weitere Injektion von Lokalanästhetika beheben.
>
> **Infektionen** treten nur selten auf, weil aseptisch vorgegangen wird.
>
> **„Verpasste Erfahrungen":** Gebärende, die sich auf starke Schmerzen eingestellt haben, fühlen sich manchmal dieser Erfahrung beraubt und sind unzufrieden, wenn die Geburt dank der PDA schmerzfrei verläuft. Andererseits sind Frauen auch dann enttäuscht und ärgerlich, wenn sie sich für eine PDA entscheiden und mehr Schmerzen verspüren als erwartet.

Eingriffe

Wehentropf

Mit einem Wehentropf wird die Wehenintensität und -häufigkeit durch eine intravenöse Oxytocin-Infusion verstärkt.

Das wird bei protrahierter Geburt gemacht, wenn Mutter und Kind in gutem Zustand sind. Als Folge davon braucht die Mutter eventuell stärkere Schmerzmittel. Das Medikament Syntocinon erhält die Wehen künstlich aufrecht; gewöhnlich wird es über den Infusomat verabreicht, der das Mittel regelmäßig und in gleicher Menge dosiert. Es wird langsam gegeben, man beginnt mit zehn IE in 500 ml Kochsalzlösung, mit einer Geschwindigkeit von 4 ml pro Minute. Diese Dosis wird alle 15 Minuten erhöht, wie es im Krankenhaus jeweils üblich ist. Syntocinon lässt den Uterus kontrahieren und unterstützt so die Öffnung der Zervix. Es wird verwendet, wenn Frauen erschöpft sind und die Kontraktionen nachlassen (Lamont 1990).

Zange/Forceps

Die Zange oder Forceps (Abb. 11.7A) ist ein geburtshilfliches Instrument, um die Geburt des Kindes zu beschleunigen. Für eine Zangengeburt gibt es folgende Indikationen: Verzögerung in der Austreibungsphase, hintere

Hinterhauptslage des Kindes, Stress des Kindes oder der Mutter, schwere EPH-Gestose, Bluthochdruck, Herzerkrankungen oder Tuberkulose, um der Mutter körperliche Anstrengungen zu ersparen, vorzeitige Entbindung oder zur rechtlichen Absicherung, um das Kind zu schützen.

Vakuumextraktion

Eine Vakuumextraktion (Abb. 11.7B) ist eine weitere instrumentelle Geburtsmethode, die in bestimmten Situationen ratsam ist, beispielsweise bei Nabelschnurvorfall, wenn der Muttermund mehr als sieben Zentimeter geöffnet ist, oder bei der Geburt eines zweiten Kindes. Das Gerät besteht aus einer Saugglocke aus Metall oder Gummi. Sie wird auf den kindlichen Kopf gesetzt und mithilfe eines angeschlossenen Schlauches und einer Vakuumpumpe wird gepumpt. So kann das Kind sanft entwickelt werden.

Kaiserschnitt

Ein Kaiserschnitt kann zu jedem Zeitpunkt während der Eröffnungsphase durchgeführt werden, unter besonderen Umständen auch in der Austreibungsphase. Die häufigsten Indikationen für einen Kaiserschnitt sind: kindlicher Stress, frustrane Geburtseinleitung, regelwidrige Lage, Schulterdystokie, eine nicht diagnostizierte Beckenendlage oder Risikoschwangerschaft (zum Beispiel Diabetes).

Vorgehen bei einem Kaiserschnitt

Ein Kaiserschnitt umfasst folgende Schritte:
1. Rasieren des Schamhaars
2. Katheterisierung der Blase, um sie vorab zu leeren
3. Intravenöser Zugang
4. Vollnarkose
5. Sobald die Frau nicht mehr bei Bewusstsein ist, wird das untere Abdomen oberhalb der Symphyse, dicht unterhalb des Schamhaaransatzes,

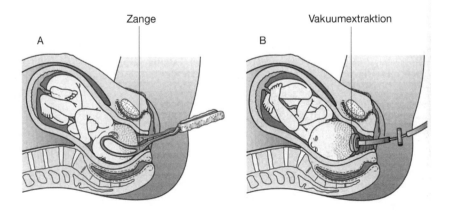

Abbildung 11.7
A *Forceps/Zange*
B *Vakuumextraktion*

geöffnet. Als nächstes wird der Uterus geöffnet, das Fruchtwasser um das Kind abgesaugt und das Baby herausgehoben, eingewickelt und von einem Neonatologen untersucht
6. Nach der Geburt werden Uterus und Abdomen wieder zugenäht.

Vorteile eines Kaiserschnitts Sichere Geburt eines gesunden Kindes, die Operation kann sehr schnell durchgeführt werden.

Nachteile Weil es sich um eine größere Operation im Bauchraum handelt, dauert die Genesung länger, es kann länger dauern, bis die Mutter stillen kann und die Kinder haben häufiger Atemprobleme.

In den letzten Jahren ist die Zahl der Kaiserschnitte gestiegen, doch diese Zahlen schwanken von Land zu Land stark. Allein aufgrund der Möglichkeit einer Operation entscheiden sich viele Frauen wegen ihres Zeitplans für einen Kaiserschnitt, trotz der eindeutigen Nachteile, wenn er geburtshilflich nicht indiziert ist.

Episiotomie

Die Episiotomie oder Dammschnitt (Abb. 11.8) ist ein Schnitt in den Damm und den Dammmuskel. Durch einen Dammschnitt vergrößert man die Dammöffnung für die Geburt. Er wird unmittelbar vor der Geburt mit einer speziellen Schere ausgeführt. Obwohl er in den 1970er- und 1980er-Jahren bei mehr als 50 % aller Geburten durchgeführt wurde (Lamont 1990, Sleep 1984), ist nicht erwiesen, dass ein glatter Schnitt besser heilt als ein unregelmäßiger Riss. Heutzutage empfiehlt man ihn nur bei folgenden fetalen Indikationen:

- um die Geburt zu beschleunigen, wenn der kindliche Kopf bereits am Damm ist und es Anzeichen für kindlichen Stress gibt
- um das Risiko einer intrakraniellen Verletzung oder Schadens bei einer vorzeitigen Geburt und bei einer Beckenendlage zu verringern.

Abbildung 11.8
Episiotomie/Dammschnitt

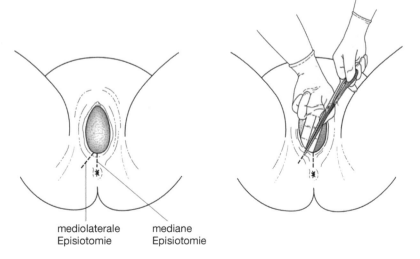

Die Rolle des Akupunkteurs

Am besten hilft der Akupunkteur, indem er die Schmerzen der Mutter reduziert und ihre Entspannung unterstützt. Bei einer hinteren Hinterhauptslage kann die Akupunktur auch die Rückenschmerzen lindern; dann sind sowohl Elektroakupunktur als auch ein V-TENS-Gerät recht wirksam. Die Ohrpunkte sind häufig am leichtesten zugänglich und stören die Wehen am wenigsten.

Akupunkturbehandlung während der Wehen

Vor den Wehen

Die Akupunktur vor den Wehen sollte vor allem mit folgenden Punkten ein Gleichgewicht im Körper wieder herstellen. (Die Auswirkungen der verschiedenen Emotionen auf das Qi wurden ausführlich in Kapitel 5 besprochen, hier folgt nur eine kurze Zusammenfassung.)

> **Sorge** verursacht eine Qi-Stase und sorgt dafür, dass sich das Qi in Herz-Xin, Milz-Pi und Lunge-Fei verknotet.
>
> **Ärger** ruft eine Leber-Qi-Stase hervor.
>
> **Angst:** Ein Schock entleert Herz-Xin, Milz-Pi und Niere-Shen; sie kann von einer unangenehmen Erfahrung herrühren, von Erinnerungen an eine frühere Geburt, von einer überstürzten Geburt oder Angst vor während der Schwangerschaft entdeckten Fehlbildungen.
>
> **Überarbeitung:** Frauen, die viele Stunden hintereinander und bis kurz vor der Geburt arbeiten, kommen schon erschöpft in die Wehen. Überarbeitung und mangelnde Ruhe kann die Niere-Shen erschöpfen. Außerdem haben sich diese Frauen mental nicht auf die Geburt vorbereitet, obwohl man jemandem im Voraus nur schwer klarmachen kann, wie schwierig es sein kann, mit einem Kind umzugehen.
>
> **Übermäßiger Sport** schwächt die Milz-Pi und in der Schwangerschaft auch Durchdringungs- und Konzeptionsgefäß.
>
> **IVF-Schwangerschaften** führen oft zu einer Schwäche der Niere-Shen. Frauen mit IVF-Schwangerschaften sind anfälliger für Komplikationen und neigen zu Frühgeburten (siehe Kap. 8).

Deflexionslage

Hier sollte vor allem gegen die Rückenschmerzen akupunktiert werden (Martoudis & Christfides 1990). Ich verwende Elektroakupunktur mit meinem V-TENS-Gerät auf Bl 31 und Bl 32, um die Rückenschmerzen zu lindern. Wenn die Mutter starke Schmerzen hat, kann es sehr schwierig sein, bestimmte Punkte zu akupunktieren. Vielleicht kann sie sich mit angezogenen Beinen auf die Seite legen, damit der Akupunkteur an ihren Rücken kann. In dieser Position ist auch eine Massage der schmerzenden Stellen sehr hilfreich.

Ohrpunkte
- Blasenpunkt am Ohr – Behandlung mit Elektroakupunktur und die Nadeln einfach belassen
- Shenmen – mit Elektroakupunktur oder einfache Nadelung; wird das Ohr mit Elektroakupunktur stimuliert, schüttet der Körper mehr Endorphine aus.

Sorgen Sie dafür, dass die Gebärende ausreichend Flüssigkeit zu sich nimmt und ermuntern Sie sie, zu schlafen, wenn der Schmerz nachlässt.

> **Fallbeispiel 11.1 Deflexionslage**
>
> Maddie war mit ihrem ersten Kind in der 38. Woche; die ganze Nacht war sie wach und hatte Kontraktionen; sie hatte das Gefühl, die Wehen setzten ein. Sie rief mich um 7.30 Uhr morgens an, weil sie den Eindruck hatte, es gehe los. Ich war an diesem Tag in meiner Praxis, deshalb rief ich sie im Laufe des Tages zurück und fragte, was sich tat. Weil es das erste Kind war, wusste ich, dass es nicht so schnell gehen würde.
>
> Ich besuchte sie um 7 Uhr abends zu Hause; tagsüber hatten die Kontraktionen eingesetzt und wieder aufgehört, zudem hatte sie starke Rückenschmerzen gehabt. Sie war aufgeregt und in guter Stimmung, weil sie dachte, es wäre bald soweit, und sie versuchte, in ihre Wehen hineinzuatmen. Ich behandelte sie mit Elektroakupunktur an den Punkten Bl 31 und Bl 32 bei einer Pulsfrequenz von 200 und 2,5 Impulsbreite auf dem V-TENS-Gerät. Außerdem akupunktierte ich alle 15 Minuten Bl 60 gegen ihre Rückenschmerzen, entfernte die Nadeln zwischenzeitlich immer wieder und akupunktierte den Ohrpunkt Shenmen mit einer 0,6 cm-(¼-Inch-)Nadel.
>
> Um 9 Uhr abends hatte sie immer noch Kontraktionen und die Rückenschmerzen verschlimmerten sich. Ich entfernte die Nadeln und ließ sie ein heißes Bad nehmen, in der Hoffnung, das würde ihre Schmerzen lindern. Um 11 Uhr abends riet ich ihr, in die Klinik zu gehen. Denn zu Hause konnte ich ihr nur eine begrenzte Menge an Schmerzmitteln und medizinischer Versorgung anbieten. Ich hatte das Gefühl, die Geburt ging nicht so gut voran, wie sie glaubte, denn der Muttermund war bei der Ankunft in der Klinik erst 2 cm geöffnet. Ich hatte Sorgen, dass das ein schwerer Schlag für sie sein würde, weil sie wahrscheinlich der Ansicht war, alles ging gut voran. Ihre Kontraktionen waren sehr stark

> und schmerzhaft, aber immer noch sehr unregelmäßig und die Schmerzen verspürte sie hauptsächlich im Rücken.
>
> Im Krankenhaus bekam sie ein Beruhigungsmittel (das ist mittlerweile verboten in der Geburtshilfe) und sie schlief vier Stunden. Am nächsten Tag hatte ich andere Aufgaben und kam erst nachmittags um 2 Uhr zu ihr. Sie war auf, aber immer noch in den Wehen und kämpfte noch mit den Schmerzen. Nachmittags um 5 Uhr konnte sie in die Gebärbadewanne, weil der Muttermund jetzt 5 cm geöffnet war, aber sie war erschöpft und konnte die Schmerzen nicht gut bewältigen.
>
> Um 8 Uhr abends stieg sie recht erfrischt, aber immer noch erschöpft aus dem Becken. Bei dieser Untersuchung war der Muttermund 8 cm geöffnet. Ich stimulierte Ma 36, Di 4 und Mi 6, aber jetzt wollte sie keine Akupunktur mehr. Um 10 Uhr abends war der Muttermund immer noch nicht weiter geöffnet und das Betreuerteam beschloss, die Fruchtblase zu sprengen. Ich war nicht begeistert, weil ich wusste, dass sie dann noch stärkere Schmerzen haben würde, aber das Herz des Kindes wurde müde, ebenso wie sie selbst, deshalb konnte ich die Entscheidung nachvollziehen. Sie entschied sich außerdem für eine PDA, die um 11 Uhr abends abgeschlossen war, zu diesem Zeitpunkt war sie zum ersten Mal wieder schmerzfrei.
>
> Sie war zu erschöpft zum Pressen und brachte um 2 Uhr morgens mit einer Zangengeburt einen kleinen Jungen auf die Welt.

Punkte für die Akupunkturbehandlung
- Bl 67: tonisieren Sie und entfernen Sie die Nadeln wieder; damit unterstützen Sie die Kontraktionen und machen sie regelmäßig; das ist zwar schmerzhaft für die Gebärende und manchmal auch schwierig durchzuführen, je nachdem, welche Haltung sie einnimmt
- Bl 60: tonisieren Sie auch diese Punkte und entfernen Sie die Nadeln wieder.

An Maddies Beispiel lässt sich erkennen, wie anstrengend eine Deflexionslage für Mutter und Kind sein kann. Als Hebamme wusste ich, wie das Ergebnis aussehen würde, sobald die hiHHL 24 Stunden vor der Geburt erkannt wurde, aber ich war dennoch enttäuscht, dass die Geburt mit PDA und Zange endete. Mit der Akupunktur konnte ich ihre Schmerzen lindern und sie emotional unterstützen, aber die körperliche Erschöpfung langer Wehen war letztlich das vorrangige Problem. Der Verlauf hätte mit einer früheren PDA beschleunigt werden können, aber Maddie bestand darauf, von dieser Möglichkeit keinen Gebrauch zu machen, solange sie das Gefühl hatte, es tat sich was.

Zum Trost sei noch angemerkt, dass sie drei Jahre später ein kleines Mädchen allein mit Akupunktur und in der Gebärbadewanne auf die Welt brachte.

Zusammenfassung

- Folgende Probleme können während der Wehen auftreten: Deflexionslage, Schmerzen, kindlicher Stress und Komplikationen.
- Folgende Interventionen kommen in Betracht: Wehentropf, Zange, Vakuumextraktion, Kaiserschnitt und Dammschnitt.
- Folgende Punkte können während der Wehen akupunktiert werden:
  – *bei Deflexionslage*: Bl 31 und Bl 32
  – *Ohrpunkte*: Blase und Shenmen.

Quellenangaben

Dunn P u. a.: Transcutaneous electric stimulation at acupuncture points in the induction of uterine contractions, in: Obstetrics and Gynaecology, 1989, 73, S. 286

House of Commons: House of Commons Health Committee, The Stationary Office, London 1992

Kubista E, Kucera H, Riss P: Initiating contractions of the gravid uterus through electroacupuncture, in: American Journal of Chinese Medicine 34, 1975, S. 343

Lamont RF: Induction of labour, in: Obstetrics and Gynaecology 2, 1990, S. 16-20

Martoudis S, Christfides K: Electroacupuncture for pain relief in labour, in: Acupuncture in Medicine 8(2), 1990, S. 51-52

Reading AE, Sledmore CM, Cox DN, Campbell S: How women view post episiotomy pain, in: British Medical Journal 204, 1982, S. 243-246

Simkin P: Stress pain and catecholamines in labour, part one: a review, in: Birth 13(4), 1989, S. 186

Sleep J: Episiotomy and normal delivery, in: Nursing Times 80(47), 1984, S. 29-30

Sweet BR (Hrsg.): Mayes' midwifery. Churchill Livingstone, New York 1997

KAPITEL 12 Eröffnungsphase

Komplementäre Therapieformen werden immer häufiger vor allem und gerade auch in der Geburtshilfe eingesetzt. Frauen wollen in erster Linie über Methoden gegen alltägliche Beschwerden in der Schwangerschaft Bescheid wissen und ganz besonders über schmerzstillende Mittel während der Geburt. Verständlicherweise nehmen sie während der Schwangerschaft nur ungern Medikamente und die Akupunktur ist ganz offensichtlich eine Alternative ohne unerwünschte Nebenwirkungen (Pei & Huang 1985).

Für eine erfolgreiche Akupunktur muss der Behandler die in der Schwangerschaft verwendeten Punkte genau kennen und sie präzise akupunktieren. Ich bin jedoch zutiefst davon überzeugt, dass nicht nur das korrekte Akupunktieren der Punkte so wirksam ist. Entscheidend ist auch, dass der Akupunkteur die Verhaltensmuster und emotionalen Bedürfnisse der Schwangeren versteht. Gerade durch sein Einfühlungsvermögen in die mütterlichen Emotionen kann der Behandler die richtigen Punkte bestimmen.

In Europa wird seit den 1970er-Jahren die Akupunktur zur Schmerzlinderung bei der Geburt eingesetzt, in China ist das nicht üblich.

Begriffe im Zusammenhang mit den Wehen kurz erklärt

Folgende Begriffe könnten Sie im Kreißsaal während der Eröffnungsphase hören.

Abbildung 12.1

Amnihook oder Amnicot®, um die Fruchtblase zu öffnen

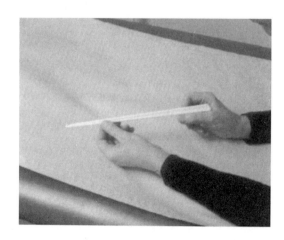

Abbildung 12.2
Verstreichen und Öffnung des Muttermundes (Abdruck mit freundlicher Genehmigung aus Sweet 1997, S. 358)

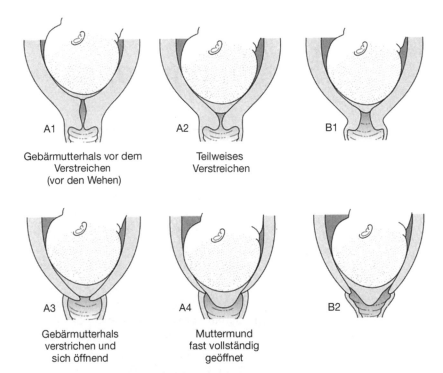

A1 Gebärmutterhals vor dem Verstreichen (vor den Wehen)
A2 Teilweises Verstreichen
B1
A3 Gebärmutterhals verstrichen und sich öffnend
A4 Muttermund fast vollständig geöffnet
B2

Akzelerations- und Dezelerationsmuster: Eine Akzeleration der kindlichen Herzfrequenz von 15 Schlägen pro Minute von der Basalfrequenz gilt als Anzeichen für die Gesundheit des Kindes. Eine Dezeleration ist Besorgnis erregend, sie kann *frühzeitig* oder *spät* auftreten (siehe Abb. 12.8).

Blasensprengung/Amniotomie: Die Fruchtblase kann während der Eröffnungsphase mit einem Amnicot geöffnet werden. Ein Amnicot ist eine Plastikstange mit Häkchen an der Spitze, die die Eihäute anritzt, damit das Fruchtwasser auslaufen kann (Abb. 12.1) – dieses Vorgehen ist nicht schmerzhaft.

Oszillationsamplitude: Dabei handelt es sich um leichte Schwankungen von fünf bis 15 Herzschlägen pro Minute über einen Zeitraum von zehn bis 20 Sekunden. Eine gute Oszillation spricht für das kindliche Wohlbefinden.

CTG (Cardiotokograph): ein Gerät, das die kindlichen Herztöne überwacht (siehe Abb. 11.5). Es wird an zwei Stellen auf dem Abdomen der Mutter befestigt, die eine Elektrode zeichnet die Kontraktionen auf, die andere die kindlichen Herztöne. Die normale fetale Herzfrequenz liegt bei 120 bis 160 Schlägen pro Minute.

Verstreichen der Zervix (Abb. 12.2): Fachbegriff für die Verkürzung.

IV-Zugang: intravenöse Infusion oder Tropfer.

Schmerzmittel: Während der Eröffnungsphase kann Pethidin injiziert oder eine PDA durchgeführt werden.

Eröffnungsphase 213

Abbildung 12.3

Partogramm

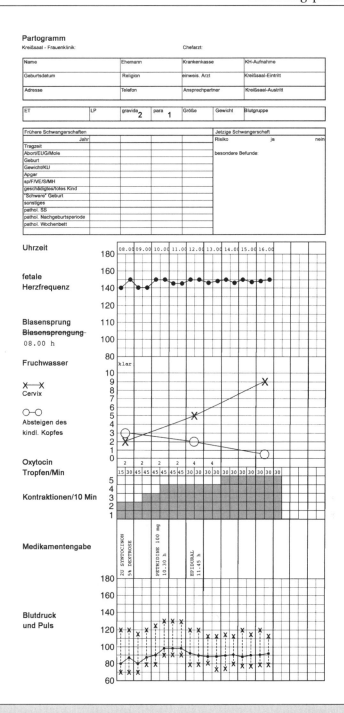

Partogramm: Im Partogramm notiert die Hebamme die Kontraktionen, den Blutdruck und das Absteigen und die Einstellung des kindlichen Kopfes (das heißt hintere oder vordere Hinterhauptslage) (Abb. 12.3).

Vaginale Untersuchung: Die Hebamme führt zwei Finger in die Vagina ein, um zu prüfen, wie weit sich der Muttermund bereits geöffnet hat und wie die Geburt voranschreitet.

Merkmale der Eröffnungsphase

Die verschiedenen Abschnitte der Eröffnungsphase

Das Verstreichen der Zervix und die Öffnung des Muttermundes sowie das Einsetzen rhythmischer Uteruskontraktionen und gelegentlich auch das „Zeichnen" weisen auf die Eröffnungsphase hin. Sie kann jederzeit nach der 37. Woche eintreten.

Bei Erstgebärenden dauert die Eröffnungsphase durchschnittlich zwölf bis 14 Sunden; sie kann in drei Abschnitte unterteilt werden:

1. frühe Eröffnungsphase
2. fortgeschrittene Eröffnungsphase
3. Übergangsphase

Frühe Wehen

In diesem Stadium öffnet sich der Muttermund vom geschlossenen Zustand, also von null bis vier Zentimeter. Das Baby tritt tiefer ins Becken und das kindliche Gesicht dreht sich zum Rücken der Mutter hin.

Die Wehen beginnen mit regelmäßigen Kontraktionen, die die Mutter in den Lenden, im Unterbauch oder im Rücken spürt und man kann fühlen, wie sich der Uterus verhärtet. Die Kontraktionen dauern während dieser frühen Wehenphase 50 bis 60 Sekunden und können in fünf- bis zehnminütigem Abstand auftreten. Wie erträglich sie sind, hängt von der Lage, Haltung und Einstellung des Kindes und der Schmerztoleranz der Mutter ab. Manchmal hat die Mutter ständige Rückenschmerzen, gelegentlich läuft das Fruchtwasser ab.

Fortgeschrittene Eröffnungsphase

Die Wehen sind nun regelmäßig geworden, der Muttermund ist vier bis acht Zentimeter geöffnet. Die Kontraktionen treten alle zwei bis drei Minuten auf und dauern 45 bis 60 Sekunden, zudem werden sie intensiver und häufiger.

Übergangsphase

Zur Übergangsphase kommt es, wenn der Muttermund zwischen acht und zehn Zentimetern geöffnet ist. Jetzt sind die Kontraktionen am stärksten, sie treten alle 1½ bis 3 Minuten auf und dauern 45 bis 90 Sekunden.

Wehenschmerzen

Physiologische Wehenschmerzen

Während der Wehen ändert sich die Lokalisation und die Empfindung der Schmerzen in ihrer Länge, ihrem Maß und ihrer Häufigkeit ständig

(Abb. 12.4). In der frühen Eröffnungsphase bringt der Schmerz die Mutter dazu, innezuhalten, nachzudenken, sich Zeit zu lassen und sich einen sicheren Platz zu suchen, an dem sie sich auf die Geburt ihres Kindes vorbereiten kann.

Schmerzen in der frühen Eröffnungsphase

Der Schmerz in der frühen Wehenphase rührt von der Öffnung des Muttermundes und der Dehnung des unteren Uterinsegments her (Bonica 1994) (Abb. 12.5).

Das Rückenmark besteht aus Nervenzellen aus grauer Substanz, die diese Schmerzsignale an das Gehirn weiterleiten, und Nervenaxonen aus weißer Substanz. Beide verlaufen innerhalb der Wirbelsäule und treten paarig durch die Öffnungen aus, die Zwischenwirbellöcher genannt werden. Es gibt über 30 solcher Spinalnervenpaare, die nach ihrer Austrittsstelle benannt werden; die zervikalen Spinalnerven beispielsweise treten aus der Halswirbelsäule aus, die thorakalen aus dem Brustkorb. Bonica (1994) stellte fest, dass die Nerven T10, T11, T12 und L1 (die aus dem entsprechenden Brust- oder Lendenwirbel austreten) das untere Uterinsegment und die Zervix innervieren (in einigen älteren Texten heißt es allerdings, dass die Zervix von den Nerven des Kreuzbeins versorgt wird). Die Wehenschmerzen werden in den Rückenbereichen (Dermatomen) empfunden, die von diesen Spinalnerven innerviert werden. In der Eröffnungsphase ist vor allem das Dermatom zu T11 und T12 betroffen.

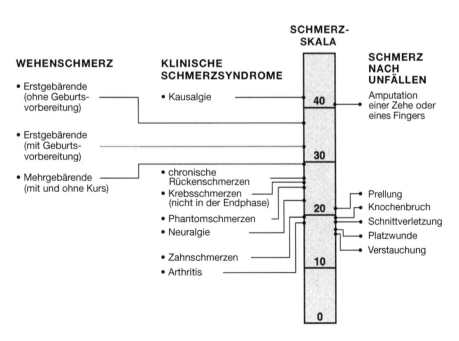

Abbildung 12.4

Schmerzskalen (Abdruck mit freundlicher Genehmigung aus Moore 1997, S. 4)

Abbildung 12.5
Innervierung des Uterus, der Zervix und des Damms (Abdruck mit freundlicher Genehmigung aus Moore 1997, S. 41)

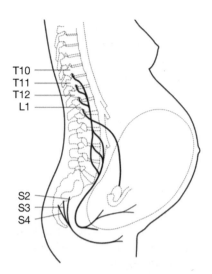

Schmerz in der Austreibungsphase und bei der Plazentageburt

Der Schmerz in späteren Wehenphasen unterscheidet sich vom anfänglichen. Der Muttermund ist vollständig geöffnet, und der Kopf des Kindes steigt durch den Geburtskanal hinab, dehnt den Beckenboden und den Damm und verstärkt die Schmerzen in den Gebieten, in denen Bänder gedehnt werden.

Maßnahmen in der Eröffnungsphase

Geburtshaltungen der Mutter

Die Haltung, die eine Frau während der Wehen einnimmt, kann über das Maß an Schmerzen entscheiden, die sie empfindet. Die Schmerzen lassen sich durch eine Haltungsänderung während der Wehen reduzieren.

Haltungen während der frühen Eröffnungsphase

In der frühen Phase ist die Mutter vielleicht noch aufgeregt und vor Vorfreude ganz nervös, ruhelos und hat wahrscheinlich stechende oder ziehende Schmerzen und unregelmäßige Wehen. Sie ist auf, läuft umher und redet gern. Der Schleimpfropf geht ab und bei einigen Frauen springt die Fruchtblase. Sie hat gern Blickkontakt, kann nicht schlafen, essen oder trinken wie gewöhnlich und braucht Unterhaltung, Ablenkung und Gesellschaft.

Es ist besser, wenn die Mutter in dieser Phase in aufrechter Haltung ist, weil:

- sich der vorausgehende Teil des Kindes so besser im Becken einstellt, was die Oxytocinausschüttung anregt und die Kontraktionen aufrechterhält

Abbildung 12.6

Haltungen während der Eröffnungsphase

Bei einer aufrechten Haltung kann das Kind mithilfe der Schwerkraft leichter absteigen; der Druck auf den Muttermund ist vorteilhaft.

Stützen Sie sich auf einem Stuhl ab

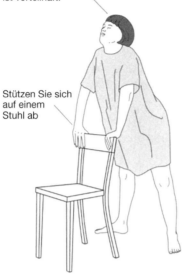

Lehnen Sie sich an Ihren Partner, er kann Ihnen den Rücken massieren, das kann während der Kontraktionen sehr hilfreich sein

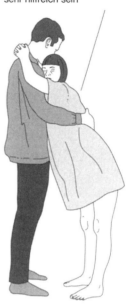

Ihr Partner kann Ihr Gesicht mit einem Waschlappen kühlen

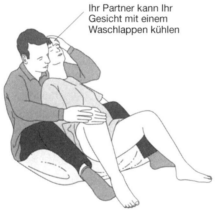

Setzen Sie sich rittlings auf einen Stuhl und stützen Sie sich mit den Armen auf der Lehne ab, hervorragend zwischen den Kontraktionen

Schieben Sie ein Kissen unter, um es bequemer zu haben

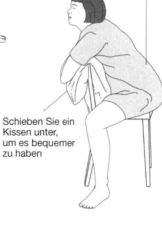

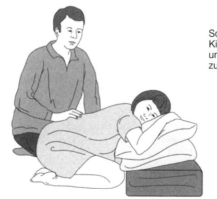

- die Kontraktionen dann weniger schmerzhaft sind
- sie sich frei bewegen und verschiedene Haltungen ausprobieren kann
- sie so die Beckenbodenmuskulatur leichter entspannen und den Damm schützen kann.

Die Mutter sollte sich mit Hilfestellung möglichst ständig aufrecht halten und bewegen, gleichzeitig sollte sie aber ihre Knie beugen, um ein Müdewerden der Beine zu vermeiden (Abb. 12.6).

Fortgeschrittene Eröffnungsphase

In dieser Zeit sitzt die Mutter wahrscheinlich gern aufrecht und ruht sich während der Kontraktionen aus. Sie meidet Unterhaltungen und Blickkontakt und legt ihren Kopf und ihre Arme gern auf ein Kissen. Sie soll auch ihre Beine ausruhen, eine aufrechte Haltung ist für sie bequemer. Sie hat wahrscheinlich keinen Appetit mehr, dafür aber mehr Durst. Sie soll die für sie passende Haltung finden und von ihrem Partner oder der Hebamme mit Kissen gestützt werden; je aufrechter sie dabei ist, desto besser (Abb. 12.6). Sie entwickelt ihren eigenen Atemrhythmus und wird passiver. Jetzt soll sie nicht gestört werden, meiden Sie Lärm und Geplauder.

Übergangsphase

Als Reaktion auf die Schmerzen steigt der mütterliche Endorphinspiegel und sie ändert vielleicht ihr vorher gezeigtes Verhalten wieder. Sie kann jetzt irrational und reizbar werden, sich außer Kontrolle fühlen und unfähig, mit der Situation umzugehen, eventuell ist sie auch ruhelos und will sich bewegen. Probieren Sie, was ihr am angenehmsten ist. Vielleicht ist sie auch laut – nehmen Sie keinerlei Beleidigungen persönlich! Ihre Fruchtblase kann bereits gesprungen sein, in diesem Stadium zittern die Frauen auch oft und erbrechen sich.

Stehen oder Sitzen lindert die Schmerzen, vor allem gegen Ende der Eröffnungsphase. Die Mutter kann sich leichter auf einem Kissen oder einem Sitzsack ausruhen. Auch nasse Handtücher und eine Rückenmassage sind hilfreich.

Die Gebärende will vielleicht schon schieben, bevor der Muttermund vollständig geöffnet ist. Häufig tastet man noch eine vordere Muttermundslippe. Hebammen lassen die Frauen häufig auf die Seite legen, um sie vom Schieben abzuhalten, doch wenn die Frau den Drang bereits verspürt, kann sie ihm nur sehr schwer widerstehen.

Die Rolle der Hebamme

Die Hebamme muss:
- das mütterliche und kindliche Wohlbefinden überwachen
- die fetalen Herztöne aufzeichnen

- den mütterlichen Blutdruck, Puls, die Temperatur und die ausgeschiedene Urinmenge messen
- bei Bedarf Schmerzmittel verabreichen und notieren
- die Kontraktionen überwachen
- die zuständige Schwester über den Geburtsverlauf informieren
- bei Bedarf ärztliche Hilfe holen
- das Baby und die Plazenta entwickeln.

Untersuchung durch die Hebamme zu Wehenbeginn

Die Hebamme registriert rasch die Intensität und Häufigkeit der Wehen und ihren Verlauf und achtet auch auf das Zeichnen, den Zustand der Fruchtblase und/oder den Zeitpunkt ihres Springens, den Zeitpunkt, zu dem die Kontraktionen einsetzten, die Länge und Häufigkeit der Kontraktionen, die Schmerzempfindung der Frau und die Art, wie sie mit den Schmerzen zurechtkommt.

Diese Parameter werden später zum Vergleich herangezogen.

Außerdem palpiert die Hebamme das Abdomen vorsichtig, um die Lage des Kindes und das Absteigen des Kopfes festzustellen. Das Kind sollte vertikal liegen (eine Schräg- oder Querlage muss sofort erkannt werden, weil sich dadurch die Geburt verzögern und ein Kaiserschnitt erforderlich werden kann – siehe Kap. 11).

Sie hört die kindlichen Herztöne ab – sie sollten kräftig und regelmäßig und mit einer Frequenz von 110 bis 150 Schlägen pro Minute erfolgen.

Bei einer vaginalen Untersuchung wird die Öffnung des Muttermundes ermittelt. Sie öffnet sich von null bis zehn Zentimeter, ungefähr einen Zentimeter pro Stunde. Die Hebamme stellt weiterhin fest, ob die Fruchtblase noch intakt ist, wie der kindliche Kopf eingestellt ist, wie hoch er noch ist und wie weit er bereits abgestiegen ist. Die Hebamme tastet nach den Fontanellen und prüft, ob die kleine Fontanelle vorn am mütterlichen Becken ist (Abb. 12.7).

Wahrscheinlich wird sie die Gebärende alle vier bis fünf Stunden erneut vaginal untersuchen. Diese Untersuchungen sind unangenehm für die Patientin und bergen ein Infektionsrisiko, deshalb sind sie nur so oft wie nötig durchzuführen.

Alle Untersuchungsergebnisse notiert die Hebamme in einem Partogramm, dort werden auch detailliert die Temperaturwerte, die Pulsfrequenz, Blutdruck, Urinanalyse und mögliche Ödeme festgehalten.

Den Zustand des Kindes ermitteln

Der Wert dieser Maßnahme wird heftig diskutiert und es ist nicht eindeutig erwiesen, dass diese elektronische Überwachung die Geburt verbessert. Klinische Untersuchungen wie Ultraschall oder CTG (siehe Kap. 11) sind nur Hilfsmittel; die effektivste Beobachtung des mütterlichen und kind-

Abbildung 12.7

Die Einstellung des kindlichen Schädels palpieren (Abdruck mit freundlicher Genehmigung aus Sweet 1997, S. 381)

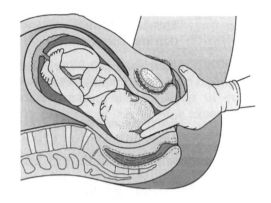

Abbildung 12.8

Ein normales Kardiotokogramm: die fetale Herzfrequenz ist normal und positiv (Freundlicherweise zur Verfügung gestellt von J.A. Jordan, Birmingham Maternity Hospital; aus Sweet 1997, S. 372)

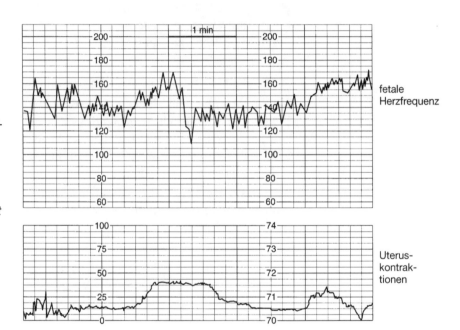

lichen Wohlergehens geschieht, wenn dieselbe Hebamme die Mutter die ganze Zeit betreut. Freilich sind für die Frauen selbst die Registrierungsmethoden viel unwichtiger als die Unterstützung, die sie vom Geburtsteam und ihrem Partner bekommen.

Die fetale Herzfrequenz wird gemessen, um zu prüfen, wie das Kind auf den Stress durch die Wehen reagiert. Sie wird in der Regel manuell mit einem Pinnard-Hörrohr oder elektronisch mit einem CTG gemessen, das auch die Stärke der Kontraktionen aufzeichnet. Durch eine kontinuierliche Beobachtung des Herzschlages erkennt die Hebamme, wie das Kind auf die Kontraktionen reagiert (Abb. 12.8).

Die normale fetale Herzfrequenz beträgt zwischen 110 und 160 Schlägen pro Minute. Diese Basalfrequenz bezeichnet die durchschnittliche Frequenz, die über einen längeren Zeitraum beobachtet wird.

Oszillationsamplitude

Oszillationsamplitude bezeichnet die physiologischen Schwankungen der fetalen Herzfrequenz. Schwankungen zwischen fünf und 15 Schlägen pro Minute sind Anzeichen des kindlichen Wohlergehens.

Frühe Dezeleration

Frühe Dezeleration bedeutet eine Verlangsamung der kindlichen Herzfrequenz um mehr als 15 Schläge pro Minute während einer Kontraktion und ein Zurückkehren zur Basalfrequenz nach der Kontraktion.

Späte Dezeleration

Eine späte Dezeleration ist Besorgnis erregender. Hier verlangsamt sich der Herzschlag nach dem Beginn einer Kontraktion und braucht lang, bis er wieder den Ausgangswert erreicht. Der niedrigste Punkt der Verlangsamung liegt hinter der Akme der Kontraktion, das bedeutet, dass das Kind in einer Stresssituation ist. Je weiter der niedrigste Punkt und die Akme voneinander entfernt sind, desto Besorgnis erregender, denn dieser Zustand geht mit einer uteroplazentaren Insuffizienz und einer verminderten Sauerstoffversorgung des kindlichen Gehirns einher.

Die Rolle des Akupunkteurs

In der Eröffnungsphase kann der Akupunkteur auf vielfältige Weise helfen. Er kann beispielsweise die Energie der Mutter tonisieren, bewahren, die Gebärende in einem Zustand der Ruhe und Entspannung halten, Stress abbauen, die Kontraktionen verstärken und so eine protrahierte Geburt verhindern und bei der Schmerzkontrolle mithelfen. Zusätzlich kann er mit der Akupunktur noch Disharmoniemuster ins Gleichgewicht bringen. In der Eröffnungsphase sind besonders die Ohrakupunktur und ein V-TENS-Gerät angezeigt.

Akupunkturbehandlung während der Eröffnungsphase

Vorbereitung

Meistens arbeitet der Akupunkteur unter geordneten Bedingungen seiner Praxis mit kooperativen und interessierten Klienten. Während der Wehen sorgen das Unbehagen der Mutter und die Stärke der Reflexe für ganz andere Bedingungen und der Akupunkteur muss bereit sein, die Patientin in der für sie bequemsten Haltung zu behandeln. An die optimalen Punkte kommen Sie vielleicht nicht heran, doch normalerweise gehen die Wehen mit typischen Verhaltensweisen einher, die dieses Kapitel beschreibt. Achten Sie auf Folgendes, bevor Sie Ihre Patientin in den Kreißsaal begleiten.

Schaffen Sie eine angenehme Umgebung[16]

Sprechen Sie vor den Wehen mit der Schwangeren und erkundigen Sie sich, was zu ihrer Entspannung beiträgt. Lassen Sie sie ihre eigenen Kassetten oder CDs mitbringen, ihren Sitzsack, Kissen, Stühle – was auch immer zu ihrem Wohlbefinden beiträgt. Es ist äußerst wichtig, ihre Angst abzubauen. Wenn Sie die Umgebung nett gestalten und das Licht dimmen, kann das ihre Gelassenheit und Ruhe fördern. Entscheiden Sie, wer der Gebärenden Anweisungen gibt, die Ratschläge zu vieler verschiedener Menschen können sie ablenken und verwirren.

Stellen Sie Rapport mit den Hebammen und dem Betreuerteam her

Teilen Sie Ihre Bedürfnisse und Absichten den Hebammen mit, damit die Kommunikation funktioniert. Lassen Sie sich über den Geburtsverlauf von den Hebammen informieren, beispielsweise über die Öffnung des Muttermundes.

Erklären Sie Ihr Vorhaben, zum Beispiel wo Sie die Nadeln setzen wollen. Erklären Sie, wie die Akupunktur während der Wehen eingesetzt wird und inwieweit Sie Ihrer Einschätzung nach realistischerweise helfen können, indem Sie Kontraktionen verstärken oder Stress abbauen.

Solange Sie da sind, kann die Schicht bis zu drei Mal wechseln. Erstatten Sie am Ende jeder Schicht dem Betreuerteam Bericht und legen Sie dar, wie Sie mit Ihrer Behandlung vorankommen.

Chinesische und westliche Sichtweise im Vergleich

Westliche Vorstellung

Nach westlicher Vorstellung

- setzen die Wehen am Ende des 10. Mondmonats ein
- ist der genaue Mechanismus, der die Wehen auslöst, unklar
- steigt das Östrogen
- sinkt das Progesteron
- verstärken muskuläre Spannungen die Uteruskontraktionen.

Chinesische Vorstellung

Nach der TCM setzen die Wehen ein, wenn zwei Bedingungen erfüllt sind:

- ein Wechsel von Yin zu Yang stattfindet
- das Yang das Yin vertreibt.

---

16) In Deutschland Aufgabe der Hebamme, Anm. d. Ü.

Disharmoniemuster in Bezug auf die Wehen

Hier gibt es hauptsächlich vier Disharmoniemuster:

1. *Mangel an Qi und Blut-Xue* – dazu kann es kommen durch einen vorzeitigen Blasensprung, aufgrund von starken Regelblutungen oder einem massiven Blutverlust bei einer vorherigen Entbindung
2. *Nieren-Schwäche* – sie kann zurückgehen auf eine Mehrlings- oder eine IVF-Schwangerschaft; kurze Zeitabstände zwischen den Schwangerschaften erschöpfen die Nierenenergie
3. *Mangel von Magen-Wei und Milz-Pi* – sie kann von ungesunder Ernährung vor den Wehen herrühren
4. *Stauung von Qi und Blut-Xue (Leber-Qi-Stase)* – sie wird verursacht von emotionalen Problemen oder starkem prämenstruellem Syndrom vor der Schwangerschaft.

Akupunktur während der Eröffnungsphase

Der Akupunkteur kann verschiedene Punkte verwenden und hält sich immer in der Nähe der Gebärenden auf, wenn sie aufsein und herumlaufen will.

Geben Sie der Mutter regelmäßig etwas zu trinken, damit ihr Blutzuckerspiegel konstant bleibt und sorgen Sie dafür, dass sie eine bequeme Haltung findet.

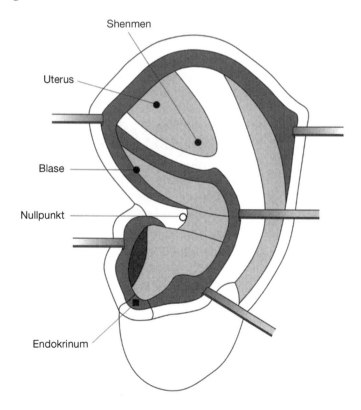

Abbildung 12.9
Nadeln im Ohr während der Wehen

Ohrakupunktur

Immer häufiger mache ich die Erfahrung, dass Ohrpunkte während der Schwangerschaft und bei den Wehen gut wirken. Ohrpunkte sind besonders in der Eröffnungsphase empfehlenswert (siehe Abb. 12.9):

- Uterus – um die Kontraktionen zu stimulieren
- Shenmen – zur allgemeinen Schmerzreduktion
- Endokrinum – um die Kontraktionen zu stimulieren.

Ohrpunkte können meiner Ansicht nach vor allem bei Frauen in einem Trancezustand, wie er häufig in einer späteren Wehenphase auftritt, helfen. Die wirksamsten Punkte in diesem Zustand sind Uterus und Shenmen, zusätzlich kann auch der Punkt Endokrinum akupunktiert werden (Pei & Huang 1985).

Verwenden Sie 0,6 cm- (¼-Inch-) Nadeln an den Punkten an einem Ohr. Die Nadeln sind klein genug und halten von selbst, allerdings leistet ein atmungsaktives Pflaster zur Fixierung immer gute Dienste. Stechen Sie die Nadeln so tief wie möglich ein und fixieren Sie sie (Abb. 12.9). Sie können die Nadeln auch an einem Elektroakupunktur-Gerät mithilfe der mitgelieferten Klemmen befestigen. (Ich persönlich verwende ein V-TENS-Gerät – siehe Martoudis & Christofides 1990.)

Das Gerät sollte auf eine Impulsbreite von 2,5 und eine Frequenz von 200 Hz eingestellt werden. Diese Einstellung wirkt ähnlich wie die Akupunktur, gewährleistet eine hohe Endorphinausschüttung und ist gleichzeitig für die Schwangere noch angenehm, denn sie kann die Frequenz selbst bestimmen und einstellen. Typischerweise empfinden die Gebärenden ein warmes Pochen im Ohr. Nach 30 bis 40 Minuten setzt die therapeutische Wirkung ein, weil der Körper genügend Endorphine ausgeschüttet hat. Ohrpunkte können während der frühen Phase akupunktiert werden und die Nadeln können während der ganzen Geburt dort verweilen. Meiner Erfahrung nach bringen sie auch für Frauen mit einer Geburtseinleitung große Vorteile. Denn wenn die Kontraktionen künstlich ausgelöst werden, schüttet der Körper weniger Endorphine aus und die Wehen sind deshalb schmerzhafter. Viele Frauen sehen sich nicht in der Lage, die Schmerzen in einer noch frühen Wehenphase auszuhalten und bekommen häufig eine PDA. Mit der Ohrakupunktur kommen sie mit dieser Phase gut zurecht.

Ein weiterer Vorteil der Ohrakupunktur im Vergleich zu Akupunkturpunkten am Körper (wie zum Beispiel Di 4 und Mi 6, Punkte, die in den alten Schriften angeführt werden) ist die Mobilität der Schwangeren. Das Gerät kann an der Kleidung befestigt werden und stört weder die Überwachung des Kindes noch die der Kontraktionen. Außerdem sind die Kontraktionen wahrscheinlich auch effektiver, wenn die Gebärende auf ist.

Die Nachteile fallen kaum ins Gewicht: Gelegentlich fallen die Nadeln heraus und ab und zu blutet das Ohr, aber das trifft nicht nur auf die Elektroakupunktur zu. (Denken Sie daran, wenn sich die Mutter für eine Wassergeburt entscheidet, müssen sowohl die Nadeln für die Elektroakupunktur als auch die Standardnadeln entfernt werden.)

Punkte für die Akupunkturbehandlung (Abb. 12.9)

> **Shenmen:** Er gilt als einer der Meisterpunkte; er heißt auch Tor der Götter. Er wirkt beruhigend auf den Geist und fördert die Verbindung mit dem Göttlichen, reduziert Stress, Schmerzen und Spannung.
>
> **Endokrinum:** Dieser Meisterpunkt bringt die endokrinen Hormone ins Gleichgewicht, indem er ihre Konzentration entweder erhöht oder senkt.
>
> **Uterus:** Dieser Punkt stimuliert die Gebärmutter und sorgt für regelmäßige Kontraktionen.
>
> **Blase:** Gelegentlich verwende ich den Blasenpunkt statt des Uteruspunktes, wenn die Frau starke Rückenschmerzen hat.
>
> **Nullpunkt** (andere Bezeichnungen sind: **Punkt der Unterstützung, Nabelschnur- oder Solar-Plexus-Punkt**): Er liegt dort, wo die Helixwurzel in den aufsteigenden Ast übergeht, genau an der Stelle, an der sich das Helixrelief aus der Concha erhebt. Er ist ein Meisterpunkt, der den ganzen Körper – energetisch, hormonell und in Bezug auf die Gehirnaktivitäten – ins Gleichgewicht bringen soll. Er fördert die Wirkung der anderen Ohrpunkte und liegt an der Stelle, an der die Nabelschnur aus dem Abdomen austreten würde, wenn man sich einen auf dem Kopf stehenden Fetus auf das Ohr projiziert vorstellt.

Schwache und seltene Kontraktionen

Akupunktur während der Wehen wird hauptsächlich eingesetzt, um schwache oder seltene Kontraktionen zu verstärken. Kontraktionen können aus zahlreichen Gründen schwächer und langsamer werden. Nach chinesischer Ansicht wird das in erster Linie durch einen Mangel an Qi und Blut-Xue verursacht, deshalb ist es hilfreich, das Qi der Mutter in dieser Situation zu nähren. Lassen die Kontraktionen nach und werden langsamer, verzögert sich aller Wahrscheinlichkeit nach auch die Geburt, weil sich der Muttermund ohne effektive Wehen nicht öffnet.

Punkte für die Akupunkturbehandlung

- Bl 31 und Bl 32.

Meiner Erfahrung nach sind diese beiden die wichtigsten, um die Kontraktionen in Gang zu setzen, deshalb verwende ich sie häufig zur Geburtseinleitung. Sie lösen Kontraktionen aus, weil sie direkt in den Plexus sacralis insertiert werden. Hilfreich sind sie auch bei einem sich nur langsam öffnenden Muttermund.

Am einfachsten kann man sie während der Wehen behandeln, wenn sich die Gebärende rittlings auf einen Stuhl setzt mit einem Kissen unter dem Bauch und sich auf die Stuhllehne stützt. So kann der Akupunkteur ungehindert an ihrem Rücken arbeiten und die Punkte leicht lokalisieren, die ansonsten schwer zu finden sind. Ich verwende beidseitig 3,8 cm- (1½-Inch-) Nadeln und insertiere sie senkrecht in die Foramina. Sie brauchen nicht befestigt zu werden, weil sie von selbst halten. Stimulieren Sie alle möglichst kräftig, am besten manuell zehn Minuten lang, doch nicht gerade während einer Wehe, denn das könnte zu schmerzhaft sein.

Punkte für die Akupunkturbehandlung

- Di 4 und Mi 6 kann zusätzlich zu Bl 31 und Bl 32 bei schwachen Kontraktionen genadelt werden, doch diese sind schwieriger, wenn die Frau herumläuft; insertieren Sie die Nadeln in Richtung Uterus
- weitere Punkte, die zusätzlich verwendet werden können, sind Di 4 und Le 3.

Stimulieren Sie alle der Reihe nach so intensiv und wann immer Sie können. Nach zehn bis 15 Minuten wird es der Frau auf dem Stuhl wahrscheinlich unbequem, dann können Sie Di 4 und Mi 6 entfernen. Belassen Sie Bl 31 und Bl 32. Je nach Haltung der Frau können Sie auch mit Bl 67 die Kontraktionen wieder in Gang bringen.

Die Schmerzlokalisation ermitteln

Rückenschmerzen können auf eine hintere Hinterhauptslage hinweisen, die recht schmerzhaft sein kann.

Punkte für die Akupunkturbehandlung

- behandeln Sie Bl 31 und Bl 32, lassen Sie die Nadeln ohne Stimulation ruhen; Sie können an diesen Punkten auch ein TENS-Gerät (siehe Abb. 12.10) mit Gummielektroden verwenden
- Bl 60 ist sehr nützlich, aber schwer zugänglich, weil die Mutter wahrscheinlich bei solchen Schmerzen nicht still genug sitzen kann.

Bei Schmerzen im Abdomen sind folgende Punkte empfehlenswert:

- Le 3 in Verbindung mit Gb 34, wenn Sie leicht an die Punkte herankommen; auch bei diesen Punkten ist es hilfreich, wenn die Frau auf einem Stuhl sitzt.

Akupunktur in der fortgeschrittenen Eröffnungsphase

Der Akupunkteur sollte sich in erster Linie darauf konzentrieren, das Energieniveau der Mutter hoch zu halten, ihr zu helfen, eine bequeme und entspannende Haltung zu finden und sie während und zwischen den Wehen zu unterstützen. Die Energie der Gebärenden zu bewahren ist äußerst wichtig, denn so lässt sich eine protrahierte Geburt verhindern. Setzen Sie so wenig Nadeln wie möglich und halten Sie die Frau zum Trinken an. Möglichst viel Rückenmassage hilft ebenfalls, dabei kann man ruhig starken Druck auf das Iliosakralgelenk ausüben. Ermuntern Sie sie auch zu einem Entspannungsbad und so lang ihre Haltung zu wechseln, bis sie eine bequeme Haltung gefunden hat.

Punkte für die Akupunkturbehandlung

Geht die Geburt gut voran, sollten die Ohrpunkte (siehe oben) genügen. Es ist wichtig, dass Sie ständig überprüfen, wo Schmerzen auftreten und entsprechend Nadeln setzen, wie im Abschnitt über die frühe Phase erwähnt. Andere Akupunkturpunkte können zusätzlich behandelt werden, um die Energie der Gebärenden zu erhöhen.

Punkte für die Akupunkturbehandlung

Meiner Überzeugung nach lassen sich die Shu-Punkte am leichtesten akupunktieren und sind am besten zugänglich:
- Bl 20
- Bl 21 um Magen-Wei und Milz-Pi zu tonisieren
- Ma 36 um das Qi allgemein zu stärken

Akupunktur in der Übergangsphase

Sie ist meist der schwierigste Abschnitt der Wehen, es sei denn, die Schwangere behält die ganze Zeit über die Kontrolle. In diesem Stadium fallen häufig die Nadeln aus dem Ohr, weil die Gebärende um sich schlägt. Zu diesem Zeitpunkt hat sich die Art der Schmerzen geändert. Weil die Kontraktionen stärker werden, wird sie als Reaktion schieben wollen. Sie nimmt den Schmerz anders wahr, deshalb zielt jetzt die Akupunktur nicht mehr darauf ab, Schmerzen zu lindern, sondern darauf, die Schwangere zu beruhigen. Sorgen Sie dafür, dass die Mutter ruhig und entspannt bleibt. Bleiben Sie stark, wenn sie die Kontrolle verliert.

Punkte für die Akupunkturbehandlung

Je nach Haltung, die die Mutter in dieser Phase einnimmt, bieten sich folgende Punkte an:
- Bl 31 und Bl 32, wenn sie in Seitenlage ist und der Muttermund noch nicht vollständig geöffnet ist – das kann nur durch eine vaginale Untersuchung festgestellt werden, fragen Sie deshalb die Hebamme, ob das Kind nach rechts oder links gedreht ist; diese Punkte können Sie nur verwenden, wenn die Mutter kniet und nicht auf dem Rücken liegt oder an das CTG angeschlossen ist
- wenn sie an das CTG angeschlossen ist, Le 3 und Gb 34 zusammen; Gb 34 ist der Punkt für Sehnen; er fördert die Öffnung des Muttermundes.

Kasten 12.1 Die beiden TENS-Methoden im Vergleich

Konventionelles TENS	Akupunktur-ähnliches TENS
Hohe Frequenz, geringe Intensität, Gate-Control-Theorie	Niedrige Frequenz, hohe Intensität, Deqi-Mechanismus
Bei geringer Intensität wirkt in den großen Muskel- (Typ 1) und den großen Hautnerven (A-Beta) der Gate-Control-Mechanismus	Die hohe Intensität der Impulse bewirkt das Deqi, indem die kleinen Muskelnerven (Typ III) Endorphine ausschütten
Die Wirkung auf die Segmente basiert auf der Gate-Control-Theorie: Nervenfasern mit großem Durchmesser verhindern die Weiterleitung der Schmerzen von den dünneren Nervenfasern	Segmentale und nicht-segmentale Wirkung: kleine Nervenfasern wirken an drei Stellen, nämlich der Wirbelsäule, dem Stammhirn und der Hypophyse
Die hohe Intensität der meisten Geräte verursacht ein Brennen der Haut, aber kein Deqi in den Muskeln	Die hohe Intensität einiger TENS-Geräte bewirkt in den kleinen Muskelnerven (Typ III) das Deqi
Die Elektroden werden nahe den schmerzenden Stellen platziert, weil die Fasern mit großem Durchmesser sich weit verzweigen	Die Elektroden werden auf die Akupunkturpunkte aufgelegt, weil sich diese über den kleinen afferenten Muskelnerven (Typ III) befinden
Eine hohe Frequenz (50–200 Hz) bei geringer Intensität gewährleistet die beste präsynaptische Schmerzminderung (Gate-Contol), verursacht aber bei hoher Intensität Krämpfe	Niedrige Frequenz (1–4 Hz) trotz hoher Intensität ruft keine Muskelkrämpfe hervor, dadurch ist die für das Deqi erforderliche starke Stimulation möglich
Eine schnelle Impulsabfolge mit niedriger Intensität und hoher Frequenz empfindet man als am angenehmsten	Eine schnelle Impulsabfolge bei hoher Intensität ruft Muskelkrämpfe hervor, auf die für das Deqi nötige Intensität kann deshalb nicht mehr erhöht werden
Die analgetische Wirkung tritt sofort ein, hält aber nicht an; deshalb ist eine Dauerbehandlung den ganzen Tag über erforderlich	Die analgetische Wirkung setzt langsam ein und hält lang an; 30 Minuten Therapie haben Langzeitwirkung
Dauerbehandlung führt zu Gewöhnungseffekt	Kein Gewöhnungseffekt bei kurzer 30-minütiger Behandlung

Aus Pomeranz und Stux (1995)

Kasten 12.2 Frequenzfenster

0,5–3 Hz – Delta: Dieses Frequenzband ist verwandt mit Tiefschlaf, Meditation und unbewussten Zuständen; Naloxon hebt den analgetischen Effekt auf, der durch diese Frequenzen hervorgerufen wird, indem es auf die β-Endorphinproduktion einwirkt. Praktisch jede Frequenz dieses Bereichs führt zu rascher Entspannung, lindert Schmerzen und wirkt gut bei Schlaflosigkeit. Dieses Band ist empfehlenswert für Elektroakupunktur mit hoher Intensität, neuroelektrische Akupunktur oder Akupunktur-ähnliches TENS.

3–7 Hz – Theta: Dieses Frequenzband ist verwandt mit begrifflichem Denken, REM-Schlaf, künstlerischen, kreativen und intellektuellen Denkprozessen, manchen Formen der Epilepsie, Psychopathie und geistigen Störungen. Diese Frequenz kann bei verschiedenen Patienten zu geistigen Störungen führen und ist deshalb zu meiden. Die niedereren Frequenzen dieses Frequenzfensters sind zwar anscheinend sicher, doch sollte man diesen Bereich vorher an den Patienten testen. Aspirin erhöht sowohl die Delta- als auch die Theta-Aktivität.

7–12 Hz – Alpha: Dieser Frequenzbereich ist verwandt mit einem entspannten Wachzustand, bewusster körperlicher Entspannung und dem zweiten Schlafstadium. Eine Frequenz um 10 Hz ist die sicherste Frequenz des gesamten Spektrums. Sie wirkt analgetisch, tonisierend und stabilisierend. Yoga und Zen-Meditation fördern den Alpha-Zustand. Nehmen Sie in Zweifelsfällen 10 Hz.

12–30 Hz – Beta: Dieses Frequenzband ist verwandt mit Denkvorgängen, Deduktion, Sorgen, autonomen Körperabläufen, emotionalen Zuständen etc. Die Beta-Frequenz ist im Allgemeinen zur Schmerzkontrolle ungeeignet, kann jedoch bei übermüdeten Patienten mit einer gewissen Vorsicht angewandt werden. Das Rauchen von Marihuana erhöht die Beta-Aktivität.

30–60 Hz – Gamma: Dieses Frequenzband ist verwandt mit einem angespannten Wachzustand, mit Problemlösungen in Angstsituationen.

60–120 Hz – Lambda: Dieses Frequenzband ist verwandt mit psychischen Zuständen und der Spitzenproduktion von Serotonin; wird eine Lambda- mit einer Deltafrequenz kombiniert (oder Impulssalven im Abstand von einer Sekunde), werden Serotonin sowie β-Endorphin zur maximalen Schmerzlinderung produziert. Diese Frequenzen werden meist für TENS-Therapie mit niedriger Intensität mit oder ohne eingestellten Impulssalven empfohlen.

Abbildung 12.10
Abbildung eines TENS-Gerätes

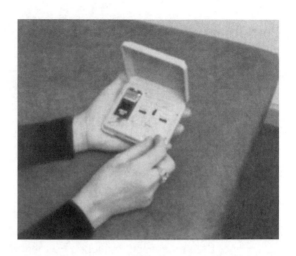

Die Verwendung von Elektroakupunktur

Neben den Ohrpunkten ist auch die Anwendung eines Acu-TENS- oder TENS-Gerätes über dem 11. und 12. Brustwirbel recht hilfreich; das Acu-TENS-Gerät kann aber auch auf Bl 31 und Bl 32 platziert werden. Ein Paar Elektroden auf beiden Seiten der Wirbelsäule in Höhe des 11. und 12. Brustwirbels ist hilfreich, denn in diesen Dermatomen spürt die Gebärende Schmerzen, weil die Spinalnerven, die Uterus und Zervix versorgen, diesem Hautbereich zugeordnet sind. (Selbstverständlich können auch, wie oben erwähnt, Nadeln verwendet werden, doch für viele Frauen sind die Elektroden angenehmer.)

Die Verwendung von TENS-Geräten und Elektroakupunktur-Geräten

TENS bedeutet transkutane elektrische Nervenstimulation. Bei dieser Technik werden mittels Elektroden die afferenten Nerven über die Haut stimuliert, was Schmerzen lindert (Abb. 12.10).

1967 überlegte der bekannte Neurophysiologe Shealy, dass eine direkte Stimulation des Hinterhorns des Rückenmarks verhindern würde, dass Schmerzen an die höheren Wahrnehmungszentren im Gehirn weitergeleitet werden (Shealy, Mortimer & Reswich 1967). 1975 wurden morphinähnliche Peptide, die unter dem Namen Endorphine bekannt sind, entdeckt (Hughes u. a. 1975) und kurz darauf entdeckte man die Opiatrezeptoren, die im ganzen Nervensystem verteilt sind. Ferner stellte man fest, dass die Akupunktur eine Ausschüttung dieser endogenen Opiate auslöst. (Sjölund & Eriksson 1977). Endorphine wandern nach ihrer Ausschüttung und haften sich an diese Rezeptoren an: so steigt die Schmerztoleranz. TENS bewirkt also eine Schmerzlinderung, indem sie verhindert, dass Schmerzimpulse an das Gehirn geleitet werden und indem sie die Endorphinausschüttung anregt.

Abbildung 12.11

Anwendung eines TENS-Gerätes

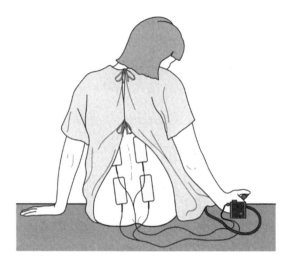

Heute leihen sich viele Frauen TENS-Geräte aus, Schwangere bekommen sie meist einen Monat vor dem errechneten Geburtstermin[17].

Die Intensität des direkten elektrischen Stromes wird in Milliampere (mA) gemessen. Die Frequenz der elektrischen Impulse wird in Hertz (Hz) gemessen (Hertz bezeichnet also die Anzahl der Impulse pro Minute).

Alle elektrischen Impulse, die Nervengewebe stimulieren, bezeichnet man als TENS. Bei der Mehrzahl der TENS-Geräte lassen sich unterschiedliche Impulsbreiten, Frequenzen und Intensitäten einstellen; bei den meisten Geräten ist die Impulsbreite allerdings fest eingestellt.

Die Frequenz der Geräte variiert zwischen 0 und 200 Hz. Ein TENS-Gerät kann zu jeder Zeit während der Wehen eingesetzt werden, allerdings wirkt es in der frühen Eröffnungsphase besser. In Entbindungsstationen werden gern spezielle geburtshilfliche TENS-Geräte verwendet. Bei ihnen lässt sich nur die Intensität variieren; andere haben nur eine fest eingestellte Frequenz oder eine Impulsbreite.

Sicherheit der TENS-Geräte

Personen mit Herzschrittmacher dürfen keine TENS-Geräte verwenden und die Geräte dürfen niemals über der Arteria carotis platziert werden, ebenso wenig über den Augen, in der Nähe des Herzens oder über Schnittwunden. Während der Schwangerschaft dürfen sie im ersten Trimester nicht benutzt werden, am sichersten sind sie nach der 36. Woche.

Konventionelle TENS-Geräte arbeiten mit höheren Frequenzen zwischen 50 und 150 Hz, haben aber eine kürzere Impulsdauer (Kasten 12.1, S. 228). Ich persönlich verwende lieber ein V-TENS-Gerät, weil es zweikanalig arbeitet und die Patienten keine Stromschläge empfinden.

---

17) In Deutschland bislang nicht üblich, Anm. d. Ü.

Behandlungsparameter

Am häufigsten setze ich das TENS-Gerät während der Wehen ein, allerdings auch bei Rückenschmerzen während der Schwangerschaft, gegen Ende der Schwangerschaft und bei Schmerzen in der Schamgegend.

Die Verwendung eines V-TENS-Gerätes

Bei Wehenschmerzen benutze ich mein V-TENS-Gerät (Abb. 12.10): Ich stelle die Impulsbreite auf 2,5 und die Frequenz auf 200 Hz ein (Kasten 12.2, S. 229). Ich stelle es auf kontinuierlich, und die Schwangere kann die Intensität selbst auf ein erträgliches Maß regulieren. Oft platziere ich die Elektroden am Rücken; ein Elektrodenpaar befestige ich über Bl 31 und Bl 32 (Abb. 12.11), das andere Paar befestige ich mit Clipsen an den Ohrpunkten Uterus und Shenmen. Mit dieser Lokalisation erziele ich die maximale Endorphinausschüttung und die größte Erleichterung für die Patientinnen.

Die Verwendung eines konventionellen TENS-Gerätes

Wahrscheinlich mieten sich die Frauen ein konventionelles Gerät; mit folgender Einführung können sie es selbst benutzen: Sie sollen vor der Benutzung die Haut reinigen und abtrocknen. Sie sollen die Plastikfolie von den Elektroden abziehen und die Elektroden sorgfältig platzieren, indem sie sie fest an die jeweilige Stelle andrücken, damit sie gut haften.

Das obere Elektrodenpaar muss beiderseits der Wirbelsäule zwischen dem 10. (Bl 17) und dem 12. Brustwirbel (Bl 23) platziert werden, das zweite Paar beiderseits des 2. und 4. Kreuzwirbels.

Das Fallbeispiel 12.1 verdeutlicht die Anwendung der Akupunktur während der Eröffnungsphase.

Fallbeispiel 12.1

Mandy war 29 Jahre alt und mit ihrem zweiten Kind in der 39. Woche schwanger. Sie hatte das erste Mal negative Erfahrungen im Krankenhaus gemacht und sah dieser zweiten Entbindung mit großer Nervosität und Sorge entgegen.

Ich lernte Mandy und ihren Mann bei einem Wechsel der Morgenschicht um 7.30 Uhr kennen. Sie hatte zu Hause mehrere Tage lang Braxton-Hicks-Kontraktionen gehabt, anschließend periodenähnliche Schmerzen und dann regelmäßige Wehen alle zwei bis drei Minuten, die jeweils ungefähr eine Minute dauerten. Sie hatte auch eine Zeichnungsblutung gehabt. Als sie aber um 5 Uhr morgens ins Krankenhaus kam, hatte alles aufgehört – wie so oft.

Das Personal der Nachtschicht hatte bei einer Vaginaluntersuchung festgestellt, dass der Muttermund 2 bis 3 Zentimeter geöffnet war. Die

Fruchtblase war noch intakt und das Kind lag in der bevorzugten vorderen Hinterhauptslage.

Mandy wurde an das CTG angeschlossen, das die Stärke ihrer Kontraktionen und die fetale Herzfrequenz überwacht. Falls nichts voranging, so wollte sie nach dem Frühstück entscheiden, ob sie wieder nach Hause gehen sollte. Um 8.30 Uhr bot ich ihr eine Akupunkturbehandlung an, um die Wehen wieder auszulösen, sie willigte ein.

Ich bat sie, sich im Bett aufzusetzen und stimulierte mit 3,8 cm-(1½-Inch-) Nadeln die Punkte Bl 31 und Bl 32 wirklich stark. Als nächstes insertierte ich Nadeln in Di 4 und Mi 6 und beließ sie 40 Minuten lang. Die Kontraktionen wurden eindeutig stärker und regelmäßiger.

Um 9.30 Uhr entfernte ich die Nadeln und akupunktierte mit 0,6 cm-(¼-Inch-)Nadeln Mandys rechtes Ohr (beide Ohren sind gleichermaßen wirksam). Ich benutzte die Punkte Uterus, Shenmen und Endokrinum, fixierte die Nadeln mit einem atmungsaktiven Pflaster und klipste mein Acu-TENS-Gerät an die Nadeln. Das Gerät wiederum klipste ich an der Tasche ihres Nachthemds fest und forderte sie auf, ca. 20 Minuten lang im Korridor auf und ab zu gehen und bei jeder Wehe stehen zu bleiben. Bewegung fördert die Kontraktionen, der kindliche Kopf stellt sich auf dem Muttermund und beschleunigt so dessen Öffnung.

Nach 20 Minuten ruhte sie sich aus, weil sie das Gefühl hatte, das TENS-Gerät tat seine Wirkung. Die Wehen wurden eindeutig stärker. Um 10.30 Uhr legte ich Kissen auf einen Stuhl und ließ Mandy rittlings darauf setzen. Das unterstützte sie bei ihren Wehen.

Sie hatte starke Rückenschmerzen, obwohl das Baby in der vorderen Hinterhauptslage war. Die Nadeln befanden sich immer noch in ihrem Ohr, sie saß immer noch rittlings auf dem Stuhl und ich ließ mir von ihr die schmerzhaftesten Stellen am Rücken zeigen. Ich benutzte den zweiten Ausgang an meinem Gerät und befestigte zwei weitere Elektroden beiderseits der Wirbelsäule tief unten mit der gleichen Frequenz.

Ihre Fruchtblase war noch intakt (das ist immer besser, denn meiner Ansicht nach haben die Frauen weniger Schmerzen, wenn die Fruchtblase von selbst springt).

Gemäß meiner Pflicht als Hebamme schloss ich sie an den Herzton-Wehenschreiber an und forderte sie zum Wasserlassen auf, damit der Kopf des Kindes absteigen konnte. Sie war immer noch vergnügt und wollte sich unterhalten, essen und trinken. Während der Wehen hatte sie zwar starke Rückenschmerzen, doch sie saß während der Kontraktionen auf einem Stuhl und schien gut mit den Schmerzen zurechtzukommen.

Um 11.30 Uhr morgens fielen die Nadeln heraus und mussten neu gesetzt werden. Sie kam immer noch gut zurecht, hatte aber weniger

Lust herumzulaufen, sondern wollte sich auf ihrem Bett ausruhen. Ihre Kontraktionen traten nun alle drei bis vier Minuten auf und dauerten jeweils ungefähr eine Minute. Der Rücken schmerzte trotz TENS-Gerät beträchtlich und sie konnte nur schwer eine bequeme Haltung finden. In dieser Phase konnte ich ihr auch kaum helfen, denn jedes Mal, wenn wir etwas unternehmen wollten, kam eine Wehe. Sie brauchte bestimmte, aber doch sanfte Anweisungen, doch ihr armer Mann konnte ihr nichts recht machen.

Dann wollte Mandy in die Gebärbadewanne. Leider war diese schon vergeben, deshalb ließ ich sie auf dem Bett knien und schob ihr zahlreiche Kissen und einen Sitzsack unter ihren Bauch. Außerdem gab ich ihr die Inhalationsmaske und nach 15 Minuten fühlte sie sich wieder wohl und war ruhig und hatte eine bequeme Haltung gefunden.

Meist bitten Frauen zu diesem Zeitpunkt um Schmerzmittel. Mandys Muttermund war jetzt ca. fünf Zentimeter geöffnet. Sie verhielt sich ganz anders, war viel ruhiger und passiver. Sie wollte auch zwischen den Kontraktionen keine Ansprache, sondern allein sein und ihren Gedanken nachhängen. Das Schlimmste ist es, wenn man in diesem Stadium belanglose Fragen stellt!

Um 13 Uhr ging es Mandy immer noch gut, doch sie wollte ein stärkeres Schmerzmittel. Nachdem sie 45 Minuten lang auf dem Bett war, wollte sie sich jetzt wieder auf einen Stuhl setzen. Zwischen den einzelnen Wehen verwendete sie immer noch die Inhalationsmaske, auch das TENS-Gerät und die Akupunkturnadeln waren noch in situ.

Bei der Vaginaluntersuchung fand ich den Muttermund sechs bis sieben Zentimeter geöffnet, nur noch drei Zentimeter! Nach der Untersuchung geriet sie in Stress – häufig erscheinen den Frauen die Kontraktionen nach einer Vaginaluntersuchung schmerzhafter. Sie bat um eine Periduralanästhesie, aber ich sagte ihr, es sei alles in Ordnung und bis die PDA wirke, habe sie schon entbunden. Da die Gebärbadewanne mittlerweile frei war, schlug ich ihr diese vor. Ich entfernte das TENS-Gerät und die Clipse, beließ die Nadeln aber im Ohr; wir halfen ihr in die Wanne und sie machte es sich bequem. Es ist immer wieder erstaunlich, wie rasch sich die Frauen im Wasser entspannen. Mandy verwendete weiterhin das Entonox und kam anscheinend gut mit den Schmerzen zurecht, auch die Herztöne des Kindes waren in Ordnung.

Um 14.30 Uhr wurde sie sehr unruhig, es war ihr unbehaglich und sie begann im Wasser um sich zu schlagen. Sie verlangte ein Schmerzmittel und wollte sich entleeren – das sind alles typische Zeichen der Übergangsphase, wenn der Muttermund zehn Zentimeter geöffnet ist. Weil sie nicht im Wasser entbinden wollte, stieg sie aus der Gebärbadewanne und begab sich wieder ins Bett. Sie war schwer dahinzubringen, weil die Kontraktionen sehr stark waren und 45 bis 90 Sekunden dauerten. Um 15.30 Uhr war sie im Bett und benutzte immer noch die Inhalationsmaske. Die Nadeln waren wieder herausgefallen, diesmal setzte ich sie nicht mehr neu. Mandy presste immer noch und wollte mitschieben. Es dauerte zwar 30 Minuten, bis wir sie wieder beruhigt hatten, doch das Wasser hatte sie unglaublich erfrischt. Sie wollte sich im Bett aufsetzen. Die Kontraktionen fanden jetzt in viel größeren Abständen statt und sie hatte wieder neue Energie. Sie war sehr entspannt und ruhig, ein weiteres Anzeichen dafür, dass die Austreibungsphase kurz bevorstand. Die kindlichen Herztöne und alles war in Ordnung.

Ungefähr um 16 Uhr begann sie mit ihrem eigenen Atem zu schieben und tat damit, was sich für sie natürlich anfühlte. Ca. 15 Minuten später sprang die Fruchtblase, das Fruchtwasser war klar. Die Abstände zwischen den Kontraktionen sind in dieser Phase zwar größer, doch um 16.30 Uhr begann ich mir doch Sorgen zu machen, dass die Abstände vielleicht etwas zu groß seien und sie müde wurde. (Als Akupunkteur können Sie in diesem Stadium der Hebamme hilfreiche Alternativen vorschlagen.) Ich hatte die Wahl, entweder Bl 31 und Bl 32 zu akupunktieren, um die Wehen wieder zu beschleunigen (aber ich wollte sie nicht durcheinander bringen und sie in der Rückenlage lassen) oder Gb 21 (aber auch an diesen Punkt kam ich schlecht heran). Deshalb beschloss ich, sie aufstehen zu lassen, sodass die Schwerkraft wirken konnte und nadelte die Ohrpunkte Blase und Uterus. Brachte die Akupunktur die Wehen wieder in Gang oder war es die Schwerkraft? Das werden wir nie wissen.

Um 17.10 Uhr brachte sie ein süßes Mädchen zur Welt, um 17.15 Uhr kam die Nachgeburt. Um 17.30 Uhr untersuchte ich sie erneut. Ihr Damm war leicht aufgerissen und ich nähte den Riss mit einem Stich zu. Um 18 Uhr hatte sie sich ein wenig ausgeruht und ich akupunktierte Bl 17 beidseitig für das Blut und He 7 gegen Schock.

Die schmerzstillende Wirkung der Gebärbadewanne

Man vermutet, dass der Auftrieb und die Schwerelosigkeit des Wassers die Beweglichkeit der Gebärenden fördern. In der Eröffnungsphase verringert Wasser subjektiv die Wehenintensität und unterstützt die Öffnung des Muttermundes. Häufig habe ich erlebt, dass sich der Muttermund sehr rasch öffnete, sobald die Frauen im Wasser waren. Das Bad senkt den Blutdruck, was wiederum die Gefahr eines Dammrisses verringert.

Für das Neugeborene besteht zwar ein gewisses Infektionsrisiko, wenn die Mutter allerdings im Krankenhaus entbindet, kann die Hebamme im geeigneten Fall die Gebärbadewanne vorschlagen.

Was ist bei einer Wassergeburt zu erwarten

In der Klinik wird in den Räumen mit Gebärbadewannen sehr auf Ungestörtheit und Ruhe geachtet; die Wände sind sehr angenehm gestaltet, es ist ein Kassettenrekorder vorhanden und Aromalampen, das Licht ist gedimmt. In der Gebärbadewanne ist so viel Wasser, dass die Brüste der Mutter im Sitzen bedeckt sind. Die Wassertemperatur wird in jeder Wehenphase mit einem digitalen Thermometer gemessen und wird ständig auf der für Mutter und Kind angenehmsten Temperatur gehalten. Die Überwachung findet ganz normal statt, auch Vaginaluntersuchungen werden auf Wunsch im Wasser durchgeführt. Das Kind wird mit einem wasserdichten SONICAID überwacht, damit die Hebamme die Herztöne kontrollieren kann. Blutklumpen und Kot werden ständig aus dem Wasser herausgefiltert. Wenn die Mutter Schmerzmittel verlangt, kann sie die Inhalationsmaske verwenden.

Austreibungsphase

In der Geburtsbadewanne schiebt die Frau, wenn sie den Drang dazu verspürt. Herkömmlicherweise bremst die Hebamme bei der Geburt mit ihrer Hand den kindlichen Kopf. Weil das Wasser das Kind trägt, gilt dies nicht als erforderlich und die Hebamme leitet die Frau mit verbalen Instruktionen an.

Plazentageburt

Auch während der Nachgeburtsperiode kann die Mutter in der Gebärbadewanne bleiben. Die Mutter hält den Kopf des Kindes über der Wasseroberfläche, der übrige Körper ist im Wasser. Solange die Frau im Wasser ist, wird die Nabelschnur nicht durchtrennt. Die Plazenta wird unter Wasser ausgestoßen. Kommt es zu massiven Blutungen, hilft das Geburtsteam der Frau aus dem Wasser und führt die nötigen Maßnahmen durch.

Ernährung während der Wehen

Über Essen und Trinken während der Wehen gibt es unterschiedliche Ansichten. In vielen Ländern in den Industrienationen befürchtet man, dass der Mageninhalt während einer Narkose aspiriert wird, das nennt man Mendelson-Syndrom (Moir & Thorburn 1986). Da man zu Wehenbeginn eine mögliche Narkose nicht völlig ausschließen kann, wird den Frauen Essen und Trinken oft untersagt. Bis heute gibt es allerdings keine randomisierten kontrollierten Versuche über die weiteren Auswirkungen dieses Verbots.

Die Wehen kosten unendlich viel Energie. Da man die Geburtsdauer nie vorhersagen kann, kann eine Begrenzung der Flüssigkeitsmenge zu Dehydratation und Ketose führen (Ludka 1993). Auch ein Energiemangel kann die Wehen verlangsamen und medizinische Eingriffe wahrscheinlicher machen. Hunger und Durst können unangenehm sein und zusätzlichen Stress auslösen.

Bei körperlicher Anstrengung ziehen sich die Muskeln zusammen und benötigen Glykogen, das aus Kohlenhydraten synthetisiert wurde. Enthält die Nahrung nicht ausreichend Kohlenhydrate, verwendet der Körper alternatives Körperfett und schüttet Fettsäuren ins Blut aus. Daher stammen die Ketonkörper, die im Blutstrom zirkulieren, bevor sie mit dem Urin ausgeschieden werden. Eine erhöhte Menge an Ketonkörpern erhöht den Säuregehalt des Blutes: Je saurer das Blut wird, desto weniger effizient kann es Sauerstoff transportieren. Kommt es während der Wehen dazu, wird eine Infusion gelegt.

Es gibt Getränke zu kaufen, mit denen man solche Probleme während der Wehen vermeiden kann. Sie enthalten eine Kombination aus Kohlenhydraten, die lange Energie spenden (Maltodextrin und Fruktose), und solchen, die sofort Energie geben (Glukose). Dadurch wird sowohl das momentane als auch die künftigen Bedürfnisse während der langen kommenden Stunden gestillt.

Zusammenfassung

- Die Eröffnungsphase wird in drei Abschnitte unterteilt: die frühe Eröffnungsphase, die fortgeschrittene Eröffnungsphase und die Übergangsphase.
- Folgende Probleme können während der Eröffnungsphase auftreten: Schmerzen, weil sich der Muttermund öffnet und das untere Uterinsegment sich dehnt, Angst und kindlicher Stress.
- Während der unterschiedlichen Wehenphasen und -abschnitte bieten sich für die Gebärende jeweils unterschiedliche Haltungen an.
- Probleme während der Wehen können verursacht werden von: einem Mangel an Qi und Blut-Xue, Mangel in Magen-Wei und Milz-Pi, Schwäche der Niere-Shen oder Blut- und Qi-Stase.
- Folgende Punkte können während der Eröffnungsphase akupunktiert werden:
  - *Ohrpunkte:* Shenmen, Uterus, Endokrinum, Blase; zusätzlich Nullpunkt (um die Mutter ins Gleichgewicht zu bringen)
  - *Schwache und zu seltene Kontraktionen:* Bl 31 und Bl 32 (wenn Sie an den Rücken kommen), ebenso Di 4, Le 3 und Mi 6, oder Bl 67, Blasenpunkt am Ohr
  - *Rückenschmerzen:* Bl 31 und Bl 32, ebenso Bl 60
  - *Angst und Erregung:* Pe 6
  - *Muttermund öffnet sich nicht:* Bl 31 und Bl 32
  - *Vordere Muttermundlippe:* Bl 31 und Bl 32 und Gb 34
  - *Bauchschmerzen:* Le 3 und Gb 34
  - *um der Mutter Energie zu geben:* Bl 20 und Bl 21 und Ma 36
  - *Übergangsphase:* Bl 31 und Bl 32, oder Le 3 und Gb 34.

Quellenangaben

Bonica J: Labour Pain, in: Wall PD, Melzack R (Hrsg.): A textbook of pain. Churchill Livingstone, New York 1994

Hughes J, Smith TW, Kosterlitz HW, Fothergill LA, Morgan BA, Morris HR: Identification of two related pentapeptids from the brain with potent opiate agonist activity, in: Nature 258, 1975, S. 577–579

Ludka R: Eating and drinking in labour: a literature review, in: Nurse Midwifery 38(4), 1993, S. 199–207

Martoudis S, Christofides K: Electroacupuncture for pain relief in labour, in: Acupuncture in Medicine 8, 1990, S. 52

Moir D, Thorburn J: Obstetric anaesthesia and analgesia, 3. Aufl., Baillière Tindall, New York 1986

Moore S: Understanding pain and its relief in labour. Churchill Livingstone, Edinburgh 1997

Pei D, Huang Y: Use of acupuncture in childbirth, in: Journal of Traditional Medicine 5, 1985, S. 253–255

Pomeranz B, Stux, G: The scientific basis of acupuncture. Springer Verlag, Berlin 1995

Robson A: Empowering Women. Ace Graphics, Sevenoaks, Kent 1997

Shealy CN, Mortimer JT, Reswick JB: Electrical inhibition of pain by stimulation of the dorsal column: preliminary clinical reports, in: Anaesthesia and Analgesia 46, 1967, S. 489–491

Simkin P: Stress, pain and catecholamines in labour, part one: a review, in: Birth 13(4), 1989, S. 186

Sjolund BH, Eriksson MBE: The influence of naxolone on analgesia produced by peripheral conditioning stimulation, in: Brain Reviews 173, 1979, S. 295–301

Sweet BR (Hrsg.): Mayes' midwifery, 12. Aufl., Baillière Tindall, New York 1997, S. 358, 372–377, 381

Wall PD, Melzack R: The laminar organisation of the dorsal horn and effects of descending impulses, in: Journal of Physiology 188, 1967, S. 403

Wall PD, Melzack R (Hrsg.): A textbook of pain. Churchill Livingstone, New York 1994

KAPITEL 13 Austreibungsphase

Die Austreibungsphase umfasst die Zeit von der vollständigen Eröffnung des Muttermundes bis zur Geburt des Kindes. Geprägt ist diese Phase vom Absteigen des kindlichen Kopfes. Die Übergangsphase sorgt für einen neuen Endorphinschub (siehe Kap. 12) und gibt dadurch der Mutter ‚neue Kraft'.

Früher sagte man, dass die Austreibungsphase innerhalb von einer Stunde vorüber sei, nach Untersuchungen ist ein so starrer Ansatz allerdings unangebracht. Mittlerweile hat man sich darauf geeinigt, dass bei effektiven Kontraktionen und gutem Verlauf Interventionen nicht erforderlich sind, solange es Mutter und Kind gut geht.

In der Austreibungsphase häufig verwendete Begriffe

> **Vordere Muttermundlippe:** Ein Teil des Muttermundes bedeckt immer noch den Kopf des Kindes.
>
> **Vollständig eröffnet:** Der Muttermund ist zehn Zentimeter geöffnet.
>
> **Mekonium:** Eine schwarze, klebrige Substanz, der erste Stuhlgang des Kindes, er deutet auf Stress des Kindes hin.

Charakteristika der Austreibungsphase

Schmerzen während der Austreibungsphase

Die Schmerzen in der Austreibungsphase sind von anderer Art, denn der Muttermund ist nun vollständig geöffnet (Abb. 13.1, 13.2). Die Schmerzen werden häufig als ‚krampfartig' oder ‚brennend' beschrieben.

Kontraktionen

Auch die Art der Kontraktionen ändert sich jetzt. Sie werden langsamer und können ganz aufhören, um der Mutter eine Ruhepause zu verschaffen. Zudem sind sie auch kürzer und seltener. Die Mutter verspürt den Drang zu schieben, ein Hinweis für die Austreibungsphase.

Der Damm während der Geburt

Gegen Ende der Eröffnungsphase ist der Muttermund dünn geworden und geöffnet, die Gebärmutter und der Geburtskanal bilden eine Öffnung,

Abbildung 13.1

Schmerzintensität und -lokalisation in Beziehung zu den Dermatomen in der frühen Eröffnungsphase (oben) und der fortgeschrittenen Eröffnungsphase (unten)

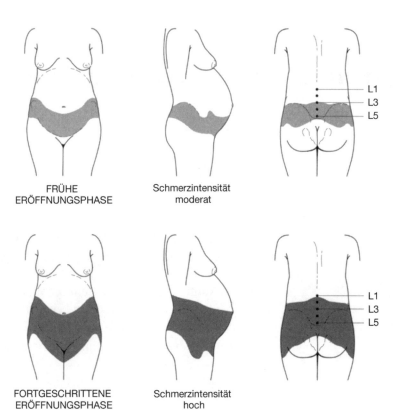

durch die das Kind absteigen kann. Zu Beginn der Austreibungsphase verspürt die Gebärende einen enormen Drang zu schieben. Er ist praktisch unwiderstehlich und mit jeder Kontraktion bewegt sich das Kind weiter nach unten durch den Geburtskanal. Wenn der Kopf nach unten drängt, verspürt die Frau zuerst einen Druck auf dem Enddarm. Beim weiteren Absteigen drückt der Kopf auf den Damm und das Vaginalgewebe öffnet sich. Das Dehnen des Damms kann die Frau als Brennen empfinden, vielleicht glaubt sie auch, völlig aufzureißen. Wenn der kindliche Kopf einschneidet, ist das das Signal für leichtes Schieben, damit sich der Damm sanft dehnen kann und das Gesicht langsam geboren werden kann. Diese Empfindung hält nur kurz an.

Das Verhalten der Mutter

Auch während der Austreibungsphase zeigt die Gebärende typische Verhaltensweisen:

- Sie spürt vielleicht frische Kräfte und erlebt einen „Energieschub"
- Sie fühlt sich wahrscheinlich ruhiger und sie hat ihr Ziel wieder deutlicher vor Augen
- Sie braucht körperliche Hilfe und Unterstützung
- Vielleicht gibt sie grunzende Laute von sich

Abbildung 13.2
Schmerzintensität und -lokalisation in Beziehung zu den Dermatomen in der frühen Austreibungsphase (oben) und bei der Geburt (unten)

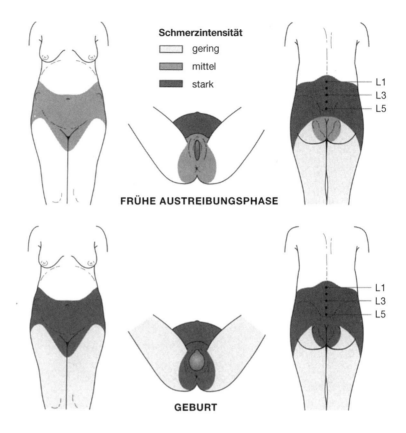

- Die Fruchtblase kann springen
- Sie gerät vielleicht in Panik, weil sie Stuhldrang hat und braucht Bestätigung
- Sie wird fitter und kann sich besser konzentrieren
- In dem Maß, in dem der Drang zu schieben zunimmt, wendet sie sich mehr nach innen
- Viele Mütter schließen ihre Augen und ziehen ihre Aufmerksamkeit von der Außenwelt ab, um sich auf den Gebärvorgang zu konzentrieren
- Das Absteigen des kindlichen Kopfes durch den Geburtskanal nimmt die Mutter eventuell als Enge und Brennen wahr, weil der Damm sich dehnt. Über die Schmerzen am Perineum teilt die Natur der Mutter mit, nicht stärker zu schieben, damit der Damm sich dehnen kann, ohne zu reißen.

Das Durchschneiden des kindlichen Kopfes

Wenn der Kopf vollständig unter dem Schambogen aufgetaucht ist, bezeichnet man das als Durchschneiden. Vorher wird das Kind zwischen den einzelnen Kontraktionen wieder zurücktreten. Das ist eine Zeit voller Erwartungen – die Mutter wird viel ruhiger, auch die Atmosphäre im Raum sollte ruhig und friedlich sein.

Abbildung 13.3
Haltungen während der Austreibungsphase

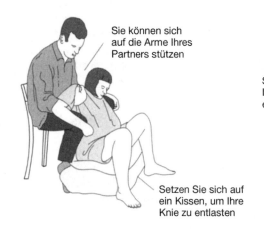
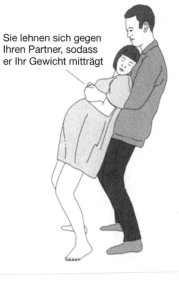
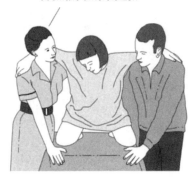
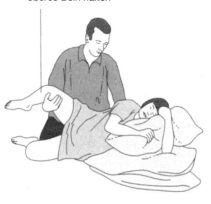

Maßnahmen während der Austreibungsphase

Geburtspositionen

Die Hebamme hilft der Mutter, eine für sie bequeme Haltung zu finden. Viele Möglichkeiten stehen zur Verfügung (Abb. 13.3, Tabelle 13.1), dennoch werden in Großbritannien die meisten Kinder immer noch im Bett geboren.

Tabelle 13.1 *Zusammenfassung unterschiedlicher Positionen während der Wehen und der Geburt*

Haltung	Vorteile	Nachteile	Bemerkungen
Stehen mit und ohne Unterstützung in aufrechter, nach vorn gebeugter Haltung	Kind wird effizient ausgetrieben, besonders bei Deflexionslagen, Weniger Verletzungen am Damm, Mutter ist stärker beteiligt und verspürt mehr Freude	Müdigkeit	Verwenden Sie eine dünnere Bodenmatte, damit die Frau bequemer steht
In der Hocke sitzen mit oder ohne Unterstützung	Durchmesser des Beckens wird vergrößert, Unterstützt die Schwerkraft, Weniger Eingriffe, Weniger Dammrisse	Müdigkeit, Muss in der Geburtsvorbereitung geübt werden, Über längere Zeiträume braucht die Frau in dieser Haltung Unterstützung, Vorübergehendes Ödem in der Vulva	Muss in der Geburtsvorbereitung besprochen werden, Kreißsaal muss darauf eingerichtet sein
Vierfüßlerstand, auch kniend	Unterstützt die Rotation und das Absteigen des Kindes, Erleichtert Rückenschmerzen, Mindert den Druck auf vorgefallene Nabelschnur, Unterstützt die Entwicklung der Schultern bei Problemen, Weniger Dammrisse		Weitere Hilfsmittel erforderlich, um die Frau zu unterstützen und es ihr bequem zu machen
Gebärhocker	Fördert die aufrechte Haltung der Mutter ohne Unterstützung anderer Hilfsmittel oder Personen	Erhöhtes Risiko einer postpartalen Blutung	

Hinweis: Übernommen von einer Tabelle, die Patricia Simcock zur Verfügung stellte, PGCEA Student, University of Surrey, 1995.

Der Akupunkteur muss daran denken, dass die Frau, unabhängig davon, für welche Haltung sie sich entscheidet, körperliche Unterstützung braucht und aufrecht bleiben soll. Kissen sind außerordentlich hilfreich.

Hocke

In dieser Haltung kommen in der Dritten Welt immer noch die meisten Kinder auf die Welt. Nach meiner eigenen Erfahrung mit Frauen aus kleinen Dörfern im Nahen Osten nehmen Frauen diese Haltung instinktiv und leicht ein.

Die Hocke bietet folgende Vorteile: die Oberschenkel stützen den schweren Bauch, der Beckenausgang wird in dieser Haltung gedehnt. In der Hocke braucht die Mutter Unterstützung bei jeder Kontraktion.

Vierfüßlerstand

Manche Frauen bevorzugen den Vierfüßlerstand, der folgende Vorteile bietet: er lindert Rückenschmerzen und schont den Damm während des Ein- und Durchschneidens.

Atmung

Manche Hebammen fordern Frauen zu regelmäßigem anhaltenden Schieben bei angehaltenem Atem während der Kontraktionen auf. Bei vollständig geöffnetem Muttermund, so wird gelegentlich empfohlen, sollen die Frauen das Kinn auf die Brust drücken, den Atem anhalten und schieben; das soll die Austreibungsphase verkürzen. Sie sollen keine Kontraktionen „versäumen", ohne so zu schieben. Neue Untersuchungen jedoch haben ergeben, dass dieses Vorgehen das fetale Herz in Schwierigkeiten bringen kann. Ein aufgezwungenes Anhalten des Atems kann sich negativ auf die Sauerstoffversorgung des Gehirns auswirken und auch für die Mutter Stress bedeuten.

Schieben

Manche Hebammen geben der Mutter Ratschläge, wann sie schieben soll. Heute jedoch wird meist zu spontanem Schieben geraten, und die meisten Frauen finden ihr eigenes, natürliches Muster (Sleep, Robert & Chalmers 1989). In jedem Fall ist entscheidend, dass die Gebärende keine kostbare Energie verschwendet; das ist am besten gewährleistet, wenn sie selbst über das Schieben entscheidet.

Vorzeitiger Drang zu schieben

Bei vorzeitigem Schieben besteht die Gefahr, dass der Muttermund zu viel Druck ausgesetzt ist, bevor er vollständig geöffnet ist. Dadurch kann er anschwellen und Schwierigkeiten bereiten. Jede Frau, die bereits ein Kind auf die Welt gebracht hat, weiß, dass dieser Drang stark und unwiderstehlich ist; alle Ratschläge und Empfehlungen sind da nutzlos. Deshalb ist es wichtig, Bedingungen zu schaffen, die diesen Pressdrang nicht unnötig auslösen. Einfache Maßnahmen sind dafür hilfreich, beispielsweise kann man der Gebärenden raten, sich eine Weile auf die Seite zu legen, damit sich der Muttermund öffnen kann; auch eine Inhalationsanalgesie kann die Entspannung fördern.

Die Rolle der Hebamme

Die Austreibungsphase ist für die Gebärende und das Kind sehr anstrengend; hierbei ist das Risiko einer fetalen Hypoxie am größten (Sweet 1997). Deshalb ist eine sorgfältige Überwachung alle 15 Minuten nötig. Die Mutter sollte alle paar Stunden ihre Blase entleeren, weil eine volle Harnblase das Absteigen des kindlichen Kopfes verhindern kann.

Wenn der Kopf einschneidet, legt die Hebamme ihr Geburtspäckchen bereit. Sie bremst bei Bedarf den Kopf, während er durchschneidet.

Sobald der Kopf geboren ist, tastet die Hebamme mit den Fingern Kopf und Hals des Kindes ab, um sicherzugehen, dass sich die Nabelschnur nicht herumgewickelt hat. Sollte das der Fall sein, hebt sie diese über den Kopf, klemmt sie mit zwei Klemmen ab und durchtrennt sie. Gewöhnlich kommt mit der nächsten Wehe der Körper des Kindes auf die Welt. Dabei bremst sie mit ihrer Hand den kindlichen Kopf und zieht während der Wehe die vordere Schulter sanft nach unten. Sobald der Körper entwickelt ist, durchtrennt die Hebamme die Nabelschur, falls sie das nicht schon vorher getan hat. Als Nächstes injiziert sie der Mutter Syntocinon (siehe Kap. 14). Wenn die Mutter es wünscht, kann sie das Baby das erste Mal im Arm halten und anlegen.

Die Rolle des Akupunkteurs

Während der Austreibungsphase kann die Akupunktur vor allem dann helfen, wenn die Kontraktionen aufhören oder die Abstände zu groß werden; dazu kann es kommen, wenn die Kräfte der Mutter nachlassen. Während die Mutter schiebt, ist keine Akupunktur erforderlich, *nur* wenn die Wehen in größerem Abstand auftreten.

Akupunktur in der Austreibungsphase

In dieser Phase ist die Akupunktur schwierig, weil die Nadeln die Gebärende wahrscheinlich stören und sie vor Schmerzen um sich schlägt. Nadeln im Ohr sind geeigneter, aber auch sie entferne ich meist in der Übergangsphase, wenn die Erregung der Gebärenden zunimmt. Denken Sie auch daran, dass Sie keine Elektroakupunktur anwenden können, wenn die Frau in der Gebärbadewanne sitzt.

Vorbereitung

Sorgen Sie insbesondere für eine Atmosphäre, die diesem Wehenstadium angemessen ist; vermeiden Sie jeglichen Druck und verwirrende Einflüsse. Erlegen Sie der Gebärenden keinerlei zeitliche Beschränkungen auf. Machen Sie sich keine Gedanken, wenn sich die ganze Geburt recht lang hinzieht, vorausgesetzt die kindlichen Herztöne sind normal und die Mutter ist in gutem Zustand.

Ermuntern Sie die Frau, sich eine bequeme Haltung zu suchen. Geben Sie ihr keinerlei Anweisungen oder gar Belehrungen. Meiden Sie Blickkontakt, oberflächliches Geplauder und unnötige Störungen durch Außenstehende, die ihre Konzentration beeinträchtigen könnten.

Wenn die Frau großen Durst hat, mag sie wahrscheinlich immer wieder ein paar Schlucke kalten Wassers, und das Betupfen des Gesichts und der Hände. Darüber sollte die Frau selbst entscheiden.

Akupunktur zur Verstärkung der Wehen

Hierfür werden dieselben Punkte genadelt wie zur Geburtseinleitung (Dunn u. a. 1989, Kubista u. a. 1975), alle sollten stark stimuliert werden.

Die Kontraktionen werden in der Austreibungsphase seltener, dadurch kann die Mutter Kraft schöpfen. Manchmal hat die Hebamme jedoch den Eindruck, dass die Abstände zwischen den einzelnen Wehen zu groß werden. Dann lasse ich die Gebärende zwischen den Wehen gern aufstehen und akupunktiere den Blasenpunkt im Ohr mit einer 0,6 cm-(¼-Inch-) Nadel, die ich ruhen lasse.

Punkte für die Akupunkturbehandlung

- Der Blasenpunkt am Ohr wirkt hier gut, ihn würde ich grundsätzlich als Erstes nadeln
- Wenn die Frau sitzt, können Sie auch Bl 31 und Bl 32 stimulierend akupunktieren.

Andere hilfreiche Punkte in dieser Phase sind:

- Gb 21 bewirkt eine starke Bewegung nach unten und setzt die Kontraktionen wieder in Gang
- Bl 67 ebenfalls mit starker Wirkrichtung nach unten.

Mögliche Probleme

Was geschieht, wenn sich der Damm nicht ausreichend dehnt?

Hebammen bemühen sich sehr, die Kinder zu entwickeln, ohne dass der Damm reißt oder geschnitten werden muss. Ist eine Verletzung unvermeidlich, ist ein Riss einem Schnitt vorzuziehen, weil er entlang der natürlichen Dehnungslinie verläuft und der Muskel so nicht durchschnitten wird. Außerdem heilt der Damm dann leichter und besser.

Gründe für einen Riss

Erstens kann das Baby recht groß sein – das Gesicht kann den Damm zuerst berühren und nicht der Hinterkopf, das kann zu einem Riss führen. Zweitens kann der Damm fest und angespannt sein und sich nicht dem Kopf entsprechend dehnen. Drittens kann bei einer schnellen Geburt die kindliche Schulter den Damm zum Reißen bringen.

Risse sind nicht immer vermeidbar, doch die Hebamme kann die Schwere der Verletzung häufig verringern. Ermuntern Sie die Gebärende, auf die Hebamme zu hören und ihren Rat zu befolgen, wenn sie das Kind entwickelt.

Zwischen folgenden Rissen wird unterschieden:

> **Dammriss ersten Grades:** Dieser Riss ist nur sehr oberflächlich; es ist nur die Haut betroffen; ein Nähen ist nicht immer erforderlich.
>
> **Dammriss zweiten Grades:** Treten am häufigsten auf; hier sind die Haut- und die Muskelschicht betroffen. Ob genäht werden muss oder nicht, hängt von der Größe des Risses ab. Ein kleiner heilt vielleicht von selbst, in der Regel sind aber einige Stiche notwendig.
>
> **Dammriss dritten Grades:** Hier ist die Muskelschicht betroffen, der Riss reicht bis zum Rektum. Solche Risse treten nur selten auf und lassen sich meist durch sorgfältige Maßnahmen vermeiden.

Den Damm schützen

Mit folgenden Empfehlungen lässt sich das Risiko, dass genäht werden muss, reduzieren:

- Fordern Sie die Gebärende auf, sich zu entspannen. Ihre emotionale Verfassung bei der Geburt ist außerordentlich wichtig. In jeder Wehenphase schüttet der Körper entsprechende Hormone aus, die sich auf die Stimmung auswirken und diese wiederum beeinflusst die Hormonausschüttung. Wenn der Kopf den Damm berührt, kommt es beispielsweise zu einer vermehrten Oxytocinausschüttung, damit die Kontraktionen weitergehen. Angst und Furcht hemmen die Oxytocinproduktion und verzögern somit den Geburtsverlauf.
  Eine weitere natürliche und körpereigene Substanz sind Endorphine (siehe Kap. 11), die der Körper in außergewöhnlichen Stresssituationen produziert. Sie verringern Schmerzen und sorgen für Wohlbefinden. Endorphine werden im Laufe der Wehen immer mehr ausgeschüttet. Gerät die Frau aber in Angst, hebt Adrenalin die Wirkung der Endorphine

mehr oder weniger auf. Der Endorphinspiegel sinkt und der Geburtsverlauf kann sich verzögern.

- Die Gebärende soll möglichst aufrecht bleiben. So kann sie die Schwerkraft nutzen und die Kontraktionen sind effektiv. Ferner wirkt sich die Schwerkraft positiv auf die Beckenbodenmuskulatur aus und verringert die Belastung des Damms, der dadurch weniger leicht reißt.
- Die Frau sollte nur dann schieben, wenn der Körper ihr das Signal gibt. Der Drang zu schieben nimmt im Laufe der Zeit zu. Das Brennen im Damm ausgelöst vom kindlichen Kopf her ist ein weiterer Hinweis des Körpers, mit dem Schieben aufzuhören, damit sich der Damm dehnen kann, ohne zu reißen.
- Wichtig ist, dass sich die Frau Zeit nimmt und nicht das Gefühl hat, ihr Kind schnell auf die Welt bringen zu müssen.

Interventionen und Notfälle

In Kapitel 10 sind die geburtshilflichen Maßnahmen aufgeführt, die in Notfällen durchgeführt werden, und die Entwicklungen, die den Geburtsverlauf verzögern können. Einige häufige Probleme werden im Folgenden beschrieben.

Verwendung der Zange und Vakuumextraktion[18]

Ist die Gebärende schon eine geraume Zeit in der Austreibungsphase und lassen ihre Kräfte deshalb nach, kann das Kind mit der Zange herausgehoben werden. Eine protrahierte Austreibungsphase ist der häufigste Grund für den Einsatz der Zange. Außerdem kann sie eingesetzt werden, wenn:

- Der kindliche Kopf nicht regelrecht ins Becken absteigt
- Das Kind in hinterer Hinterhauptslage liegt
- Das Kind in einem Stresszustand ist.

Für eine Zangengeburt muss der Muttermund vollständig geöffnet, die Fruchtblase gesprungen sein und der Kopf muss sich in der Beckenmitte befinden. Meist wird ein Kinderarzt gerufen, falls das Baby bei der Geburt in Not ist und wiederbelebt werden muss. Vor dem Eingriff mit der Zange wird der Bereich mit einer Pudendusanästhesie betäubt. Falls die Frau bereits zur Schmerzlinderung eine PDA bekommen hat, wird nachgespritzt. Die Gebärende streckt ihre Beine nach oben in Beinschalen. Gelegentlich hinterlässt die Zange Spuren im Gesicht des Kindes, die nach ein paar Tagen verschwinden.

Eine andere Möglichkeit ist die Vakuumextraktion. Sie kann nicht vor der vollständigen Eröffnung des Muttermundes angewandt werden, ein Dammschnitt ist in der Regel erforderlich.

---

18) In Deutschland wird fast nur noch Vakuumextraktion durchgeführt, Anm. d. Ü.

Dammschnitt/Episiotomie

Aus verschiedenen Gründen kann ein Dammschnitt notwendig werden:

- Wenn das Baby ein Frühchen ist und sein Kopf während der Geburt geschützt werden muss
- Die Geburt beschleunigt werden soll, weil das Kind in einem Stresszustand oder müde ist, oder wenn die Mutter sehr müde und schöpft ist
- Wenn der Damm sehr fest ist und sich nicht dehnt
- Bei einer Zangengeburt bzw. Vakuumextraktion
- Um das Gewebe in der Vagina zu schützen, wenn es Hinweise auf innere Risse gibt.

Vor einem Dammschnitt wird die Frau immer gefragt und muss ihm zustimmen. Gewöhnlich wird an mehreren Stellen, nahe dem Schnitt ein Lokalanästhetikum injiziert. Manchmal ist das Gewebe durch den Druck des Kopfes auf den Damm betäubt, dann ist bis zum Nähen keine Betäubung erforderlich.

Wenn der Kopf durchschneidet, schneiden der Arzt oder die Hebamme von der Basis der Vagina am häufigsten halbseitlich (mediolateral) oder median, manchmal wird auch ein J-förmiger Schnitt vorgenommen. In manchen Fällen ist auch ein beidseitiger Schnitt notwendig, beispielsweise wenn sich das Kind in Beckenendlage befindet oder sein Kopf sehr groß ist.

Kaiserschnitt

Ein Kaiserschnitt wird in der Austreibungsphase hauptsächlich in folgenden Notfällen durchgeführt:

- Notsituation des Kindes
- Wenn der Kopf nicht absteigen kann
- Vorzeitige Plazentalösung
- Nabelschnurvorfall.

Häufig wird ein Kaiserschnitt bei geburtshilflichen Notfällen durchgeführt und die Mutter bekommt sehr rasch eine Vollnarkose. (Bei einem geplanten Kaiserschnitt (siehe Kap. 10) ohne geburtshilflichen Notfall wird oft eine PDA durchgeführt.)

Eine Notsectio während der Eröffnungs- oder Austreibungsphase ist für die Mutter und den Partner häufig sehr traumatisch, weil alles schnell gehen muss und nur wenig Zeit für Erklärungen bleibt.

Ernährung

Nach der Entbindung ist eine gute Ernährung entscheidend. Wegen des ganz normalen Blutverlustes bei einer Geburt kommt es nur allzu leicht zu einem Mangel an wichtigen Nährstoffen. Der Blutverlust variiert je nach

Größe des Risses oder Dammschnitts. Die empfehlenswerten Nährstoffe und die Lebensmittel, in denen diese häufig vorkommen, sind in Kapitel 3 aufgeführt. Die nach der Entbindung besonders wichtigen Nährstoffe werden in Kapitel 15 erläutert.

Zusammenfassung

- Folgende Probleme können in der Austreibungsphase auftreten: Krämpfe oder brennende Schmerzen, eine Verlangsamung oder ein Aufhören der Kontraktionen, vorzeitiger Drang zu schieben, fetale Hypoxie und Reißen des Damms.

- Folgende Punkte können während der Austreibungsphase akupunktiert werden:
   - *Ohrpunkt*: Blase
   - *Verstärkung der Wehen*: Bl 31 oder Bl 32, zusätzlich Gb 21 und Bl 67.

Quellenangaben

Dunn P, Rogers D, Halford K: Transelectrical stimulation at acupuncture points in induction of uterine contractions; in Obstetrics and Gynaecology 73, 1989, S. 286–290

Kubista E u. a.: Initiating contractions of the gravid uterus through electroacupuncture; in: American Journal of Chinese medicine 3, 1975, S. 343

Sleep J, Roberts J, Chalmers: Caring during the second stage of labour, 1989

Weiterführende Literatur

- Melzack R, Wall P: The challenge of pain. Penguin, London 1982
- Robson A: Empowering Women. Ace Graphics, Sevenoaks, Kent 1997
- Sweet BR (Hrsg.): Mayes' midwifery, 12. Aufl. Baillière Tindall, New York 1997

KAPITEL 14 Nachgeburtsperiode

Nach der Geburt des Kindes werden die Plazenta und die Eihäute ausgestoßen, das bezeichnet man als Nachgeburt. Wegen möglicher Komplikationen wie Blutungen ist sie für die Mutter sehr gefährlich. Diese Plazentageburt kann fünf Minuten, aber auch bis zu einer Stunde dauern.

In der Westlichen Medizin ist die Plazentageburt oder Nachgeburt für Ärzte, Hebammen und Mütter nur eine Art Anhang oder Nachtrag. In traditionellen Kulturen oder in der Dritten Welt wird sie mehr geachtet. Sie gilt als das wunderbare Organ, das das Kind am Leben und gesund hielt.

Häufig verwendete Begriffe in der Nachgeburtsperiode

> **Syntometrin®** wird injiziert, wenn die vordere Schulter des Kindes entwickelt wird, um Blutungen und die Gefahr des Verblutens zu verringern. Durch die Verabreichung verkürzt sich die Zeit für die Plazentageburt, die Nabelschnur muss unmittelbar nach der Geburt durchtrennt werden, bevor sie aufgehört hat zu pulsieren.[19]
>
> **Blue Baby:** ein Baby, das nach der Geburt nicht atmet und blau aussieht.
>
> **Flat Baby:** ein Baby, das nach der Geburt nicht atmet und eventuell reanimiert werden muss. (!)
>
> **Risswunden:** Kleine Risse in der Vagina und am Damm nach der Entbindung.

Merkmale der Nachgeburtsperiode

Das Verhalten der Mutter

Die während des Geburtsvorgangs ausgeschütteten Endorphine versetzen die Mutter in eine Euphorie. Sie hat nur Augen für ihr Kind und das starke Bedürfnis, es im Arm zu halten. Typischerweise fühlt sie sich in Hochstimmung, sitzt aufrecht, hält ihr Kind und legt es erstmals an die Brust.

Auch aus diesem Instinkt heraus wollen die Mütter und Väter in dieser Zeit häufig in Ruhe mit ihrem Neugeborenen allein sein.

---

19) In Deutschland wird nach der Geburt des Kindes Syntocinon® injiziert, Anm. d. Ü

Das Neugeborene

Der Übergang vom Fetus zum Neugeborenen stellt eine der größten Gefahren dar, denen ein Mensch in seinem Leben ausgesetzt ist. Damit der rasche Übergang aus dem warmen geschützten Uterus in die kalte unsichere Welt draußen glatt verläuft, müssen zahlreiche Mechanismen funktionieren. Das Baby muss bestimmte Atemmechanismen entwickeln, das Herz-Kreislauf-System muss sich umstellen, es muss die Körpertemperatur regulieren, sich auf Nahrungsaufnahme einstellen und Infektionen abwehren.

Das Atemzentrum in der Medulla löst den Reiz für den ersten Atemzug aus. Der Geburtsvorgang wird außerdem durch andere sensorische Reize, wie Berührung, Atem auf der Haut, Licht und Lärm stimuliert. Bei der Durchtrennung der Nabelschnur finden Veränderungen im Herz-Kreislauf-System statt. Dadurch wird gleichzeitig mit dem ersten Atemzug des Kindes Blut von der Plazenta abgezogen und in die Lungen gelenkt.

Veränderungen des Blutes

Im Uterus beträgt der Hb-Wert des Kindes 17 g/dl im Vergleich zu 11 bis 13 g bei der Mutter (Sweet 1997). Diese hohe Konzentration ist erforderlich, damit das kindliche Blut den Sauerstoff besser transportieren kann. Bei der Geburt ist der Prothrombinspiegel aufgrund des Vitamin K-Mangels niedrig; der Körper benötigt Vitamin K, um verschiedene Gerinnungsfaktoren im Blut zu aktivieren. Ein Vitamin-K-Mangel bei Neugeborenen kann zu spontanen Blutungen zwischen dem dritten und sechsten Tag führen. Durch Vitamin-K-Gaben lassen sich solche Blutungen verhindern (siehe weiter unten in diesem Kapitel).

Temperaturmessen nach der Geburt

Das Neugeborene muss sich an eine niedrigere Umgebungstemperatur anpassen, die Wärmeregulation im Körper funktioniert allerdings noch nicht gut; deshalb kann das Kind leicht auskühlen, wenn man nicht gut aufpasst. Es gibt Wärme über die ganze Hautoberfläche ab. Weil das Neugeborene noch nicht zittern kann wie wir, dienen seine Fettdepots bei Bedarf der Wärmeproduktion. Daher muss über die Nahrung ausreichend Fett zugeführt werden, um das Kind warm zu halten.

Maßnahmen in der Nachgeburtsperiode

Aktive Maßnahmen

Während der Nachgeburtsperiode bekommen Frauen heute üblicherweise ein Oxytocin-haltiges Mittel, damit sich der Uterus kontrahiert und die Plazenta ausstößt. Üblicherweise wird 1 ml Syntometrin® [20] intramuskulär

---

20) In Deutschland werden 3 IE Syntocinon® i. v. injiziert Anm. d. Ü.

in den Gesäßmuskel gespritzt, während die Schulter des Kindes entwickelt wird. Das wird als Leitung der Nachgeburtsperiode bezeichnet.

Gründe für die Verabreichung von Syntometrin®

Erstens kann ein negativer geburtshilflicher Hintergrund vorliegen, besonders wenn die Frau schon vorher postpartale Blutungen hatte. Zweitens kann die Frau einen niedrigen Hämoglobinspiegel haben, das heißt, sie ist anämisch. Drittens kann dieses Medikament nach einem Kaiserschnitt notwendig sein.

Auswirkungen auf die Mutter

Vorteile: Die Nachgeburtsperiode verläuft schneller und die Frau verliert weniger Blut nach der Geburt.

Nachteile: Falls sich die Plazenta nicht von der Uteruswand löst, muss sie manuell und unter Narkose entfernt werden. Oxytocin hat zwar seine Vorteile, doch seine routinemäßige Verwendung hat zu zahlreichen Debatten über den tatsächlichen Nutzen und die Nebenwirkungen geführt. Bei der Mutter können Übelkeit, Kopfschmerzen und Bluthochdruck auftreten, ganz abgesehen von der schmerzhaften Injektion während der Geburt.

Auswirkungen auf das Kind

Das Baby kann in den letzen Geburtsminuten vor dem Durchtrennen der Nabelschnur vermehrt mit Blut versorgt werden; es kommt damit zu einer vermehrten Gesamtblutmenge des Neugeborenen. Normalerweise kann der Organismus des Säuglings nur mit 120 ml Blut umgehen. Syntometrin verstärkt die Durchblutung des Uterus, so gelangt eine größere Blutmenge über die Nabelschnur in den kindlichen Organismus. Der richtige Zeitpunkt für das Durchtrennen der Nabelschnur wird so zum Problem. Wird sie zu früh abgeschnitten, hat das Kind vielleicht nicht genug Blut, was Atemprobleme auslösen kann. Wird die Nabelschnur nicht rechtzeitig durchtrennt, kann es zu einer Übertransfusion kommen, was für alle lebenswichtigen Organe Stress bedeutet.

Konservative Nachgeburtsperiode

Die Alternative zur Leitung der Nachgeburtsperiode ist die konservative Nachgeburtsperiode. So lassen sich postpartale Blutungen bei Müttern mit regelrechter Geburt verhindern. Wenn die Mutter ihr Kind unmittelbar nach der Geburt anlegt, schüttet der Körper in einem natürlichen Reflex Oxytocin aus, das die natürliche Ablösung der Plazenta fördert.

Das Neugeborene

Hebammen und Geburtshelfer können den Zustand des Kindes gut einschätzen; sie orientieren sich dabei am Geburtsverlauf und an den Aufzeichnungen der kindlichen Herztöne. Bei Mekoniumabgang, das heißt, wenn das Baby seinen Darm im Uterus entleert hat, oder bei einem Absinken der Herzfrequenz wird ein Kinderarzt hinzugezogen, der das Kind untersucht und bei Bedarf Sauerstoff verabreicht.

Erste Untersuchung des Kindes nach der Geburt

Das Baby wird nach der Geburt nach dem Apgar-Schema beurteilt. Jedes lebenswichtige Organ wird mit 2, 1 oder 0 Punkten bewertet. Eine Gesamtpunktzahl von 8 bis 10 Punkten weist auf einen guten Allgemeinzustand hin. Eine Gesamtpunktzahl zwischen 4 und 7 weist auf eine leichte Asphyxie hin. Bei 2 bis 4 Gesamtpunkten liegt eine schwere Atemstörung vor, das Kind muss dringend wiederbelebt werden. Eine Minute, fünf und zehn Minuten nach der Geburt wird das Neugeborene erneut beurteilt. Die meisten gesunden Babys haben eine Gesamtpunktzahl von 9.

Reanimation

Für eine Mutter kann es sehr stressig sein, wenn ihr das Kind unmittelbar nach der Geburt für eine Wiederbelebung weggenommen wird, doch die Hebamme wird sich bemühen, ihre Ängste zu lindern. In jedem Kreißsaal steht ein Beatmungsgerät, in das das Kind gelegt und mit einer Maske beatmet wird. Vielleicht müssen auch erst die Atemwege abgesaugt werden. Ist der Zustand des Babys kritisch, wird es in die Kinderklinik verlegt.

Das normale Vorgehen

Bevor die Mutter auf das Zimmer zurückverlegt wird, wird das Neugeborene einer Routineuntersuchung unterzogen. Es wird gewogen, der Nabel wird versorgt und es bekommt ein Namensschild.

Vitamin K

Die Verabreichung von Vitamin K an Neugeborene erwähne ich in diesem Kapitel besonders, weil ich häufig nach der Notwendigkeit gefragt werde. Über die möglichen Risiken wurde viel geschrieben. Vitamin K ist notwendig für die Produktion der Gerinnungsfaktoren, eine Prophylaxe wurde erstmals in den 1950er-Jahren eingeführt. Bis in die 80er-Jahre wurde dieses Vorgehen nicht weiter in Frage gestellt. Damals wurde nachgewiesen, dass bei Babys mit Vitamin-K-Mangel die Sterblichkeitsrate erhöht ist oder sie eine dauerhafte Gehirnschädigung davontragen. Im Mai 1998 berichtete die *Daily Mail*, dass Vitamin-K-Injektionen mit Krebserkrankungen bei Kindern in Zusammenhang gebracht wurden. Das britische Gesundheitsministerium ging der Sache nach und kam zu dem Schluss, dass das Risiko von Blutungserkrankungen sicher war, das von Krebserkrankungen nicht. Man gab deshalb die Empfehlung heraus, dass alle Neugeborenen Vitamin K oral verabreicht bekommen sollen. Wahrscheinlich gilt dies, bis weitere Untersuchungsergebnisse vorliegen. Die Gepflogenheiten sind in den Krankenhäusern unterschiedlich. Manche Babys bekommen, besonders nach einer schweren Geburt oder nach einem Kaiserschnitt, Vitamin K entweder oral verabreicht oder intramuskulär injiziert.

Die Rolle der Hebamme

Nach der Entbindung hat die Hebamme folgende Aufgaben:

- Sie muss sicherstellen, dass sich die Gebärmutter gut kontrahiert, damit die Mutter möglichst wenig Blut verliert
- Sie muss Vagina und Damm auf Risse oder Verletzungen hin untersuchen, um festzustellen, ob die Frau genäht werden muss und gegebenenfalls nähen
- Sie muss prüfen, ob die Plazenta und die Eihäute vollständig ausgestoßen wurden
- Sie muss die Menge des Blutverlustes schätzen – normalerweise sind das zwischen 100 und 300 ml (Levy & Moone 1985). Blutverluste von mehr als 500 ml gelten als übermäßig.
- Sie muss sich um das Neugeborene kümmern.

Der Hebamme obliegt die sofortige Betreuung von Mutter und Kind. Sie misst Puls und Blutdruck der Mutter und tastet, ob sich die Gebärmutter gut kontrahiert hat.

Sie wiegt das Neugeborene und befestigt ein Namensschild an seinem Arm. Sie betrachtet seine Hautfarbe, beobachtet sein Atemmuster und sorgt für ausreichende Wärme.

Nähen

Nach der Entbindung untersucht die Hebamme, ob der Damm genäht werden muss.[21]

Das macht sie in der Regel selbst. Das Nähen dauert ungefähr 40 Minuten, bis eine Stunde, die Patientin bekommt eine örtliche Betäubung. Die Risse werden mit künstlichem Material zugenäht, meist Dexon, das sich nach dem Heilungsprozess auflöst. Eine fortlaufende Naht begünstigt den Heilungsprozess und macht weniger Beschwerden. Einen großen Riss sollte ein Arzt oder eine erfahrene Hebamme nähen.

---

21) In Deutschland übernimmt diese Aufgabe meist der Arzt, Anm. d. Ü.

Die Rolle des Akupunkteurs

Nach der Entbindung kommt es aufgrund der üblichen Belastung während der Wehen und bei der Geburt in erster Linie zu einem Mangel an Qi und Blut-Xue. Mit einer Akupunkturbehandlung kann der Allgemeinzustand der Frau verbessert werden. Zusätzlich kann die Akupunktur bei einer Plazentaretention helfen.

Akupunkturbehandlung in der Nachgeburtsperiode

Chinesische Sichtweise

Wie bei Giovanni Maciocia (1998) nachzulesen, ernährt die Nieren-Essenz, Jing oder einfach nur Essenz, das Kind während der Schwangerschaft und hängt selbst wiederum von Zustand der mütterlichen Niere-Shen ab. Der Fetus verfügt nur über ‚vorgeburtliche Essenz', sie bestimmt die Konstitution eines Menschen mit seinen angeborenen Stärken und Schwächen. Die ‚nachgeburtliche Essenz' wird nach der Geburt von Magen-Wei und Milz-Pi aus der Nahrung gebildet. Nach westlicher Ansicht löst der erste Atemzug, wie bereits beschrieben, zahlreiche Veränderungen im kindlichen Organismus aus. Die Chinesen glauben, dass durch das Atmen und die Nahrung Lunge-Fei, Magen-Wei und Milz-Pi ihre Funktion aufnehmen und aus Luft, Nahrung und Flüssigkeiten Qi produzieren. Diese Essenz wird allgemein als nachgeburtliche Essenz bezeichnet.

Die Essenz aus der vor- und der nachgeburtlichen Essenz wird als Nieren-Essenz bezeichnet, weil sie in der Niere-Shen gespeichert wird. Sie zirkuliert in den Leitbahnen und bestimmt Wachstum, Reproduktion und Entwicklung.

Das Ursprungs-Qi ist verwandt mit der Essenz (Jing) in Qi-Form, auch es hat seinen Ursprung in der Niere-Shen. Das Ursprungs-Qi muss vom nachgeburtlichen Qi ernährt werden und stammt vom vorgeburtlichen Qi. Wie allgemein beim Neugeborenen ist Qi die treibende Kraft, die im Körper zirkuliert und alle Organe aktiviert. Das Ursprungs-Qi ist die Grundlage des Nieren-Qi und hat mit allen Funktionen der Niere-Shen zu tun. Nach den Klassikern befindet sich das Ursprungs-Qi zwischen den beiden Nieren unter dem Nabel im Tor der Vitalität, mit dem es eng verbunden ist und es muss den Körper mit Wärme versorgen, damit alle Funktionen ungestört ablaufen können.

Allgemeine Behandlung

Nach chinesischer Ansicht ist das Blut-Xue nach einer Entbindung erschöpft. Deshalb können Wind und andere äußere pathogene Faktoren leicht in den Körper eindringen. Daher ist die Mutter immer warm zu halten. Sehr oft ist sie beim Stillen oder beim Nähen nach der Geburt der Luft ausgesetzt.

Manchmal hat die Frau sehr viel Blut verloren (über 500 ml), die Behandlung sollte deshalb das Blut-Xue nähren. In den meisten Fällen ist allerdings nur eine kleine Behandlung erforderlich, die Wichtigkeit der Ruhe kann gar nicht genug betont werden. Es ist gut, die Mutter mit ihrem Partner und dem Neugeborenen allein zu lassen. Im Krankenhaus wird ihr Tee und ein leichter Imbiss angeboten.

Punkte für die Akupunkturbehandlung nach der Geburt

- Nach ungefähr 30 Minuten tonisiere ich Bl 17 und Bl 20 zur allgemeinen Stärkung. Bl 17 ist der einflussreiche Punkt des Blutes und kann mit Bl 18 oder Bl 20 kombiniert werden, um die Bildung von Blut-Xue anzuregen (Bl 18 und Bl 20 sind die Zustimmungspunkte von Leber-Gan und Milz-Pi). Aus praktischer Sicht sind die Punkte am Rücken leicht zugänglich, und die Mutter will unmittelbar nach der Geburt nicht viele Umstände.
- Wenn die Patientin in einem Schockzustand ist, nadeln Sie He 7, dieser Punkt beruhigt den Geist.

Plazentaretention

Ich habe Akupunktur nie bei einer Plazentaretention eingesetzt, aber mit ihr ließe sich eine Vollnarkose vermeiden, die bei einer manuellen Entfernung der Plazenta erforderlich ist. Das gilt besonders bei einer normalen Geburt, weil es so wichtig ist, dass die Mutter ihr Baby unmittelbar nach der Entbindung im Arm halten kann.

Punkte für die Akupunkturbehandlung

- Meine erste Wahl wäre KG 4 mit starker Stimulation, um den Uterus ins Gleichgewicht zu bringen und das Blut-Xue zu bewegen. Diesen Punkt kann man nur nadeln, wenn er leicht zugänglich ist. Weil die Mutter in den meisten Fällen im Bett liegt, ist er einfach zu lokalisieren
- Andere Punkte sind Gb 21, der empirische Punkt für die Plazenta, zusammen mit Bl 60, um eine Abwärtsbewegung zu fördern, mit starker Stimulation.
- Di 4 und Le 3 oder Mi 6 ebenfalls mit starker Stimulation, damit die Plazenta ausgestoßen wird.

Bitte denken Sie daran, dass die Mutter müde und schwach sein kann und die Stimulation nur bei wenigen Punkten erträgt.

Mögliche Probleme

Postpartale Blutungen

Sie sind die schwerste Erkrankung nach einer Entbindung. Definiert werden sie als übermäßige Blutungen aus dem Genitaltrakt nach einer Geburt. Eine primäre Blutung tritt innerhalb von 24 Stunden nach der Niederkunft auf. Eine sekundäre zwischen 24 Stunden und sechs Wochen nach der Geburt.

Ursachen

Eine mögliche Gefährdung sollte bereits vor der Entbindung festgestellt werden, um das Risiko während der Geburt so weit wie möglich zu minimieren. Risikobehafteten Frauen wird eine Braunüle gelegt und Blut für eine Kreuzprobe entnommen, falls eine Bluttransfusion erforderlich wird. Bei einem Notfall können dann über diese Braunüle sofort blutstillende Medikamente verabreicht werden.

Risikobehaftet sind Frauen:
- deren Uterus sich nicht kontrahiert
- die bereits vorher postpartale Blutungen hatten
- die bereits drei oder mehr Kinder auf die Welt gebracht haben
- mit Anämie
- mit präpartalen Blutungen
- mit einer protrahierten Geburt
- mit Plazentaretention
- mit Fibromen.

Postpartale Blutungen infolge einer Verletzung

Dazu kommt es als Folge von Risswunden nach der Entbindung. Diese Risse können tief in der Scheidenwand auftreten, sie müssen genäht werden.

Protrahierte Nachgeburtsperiode/Plazentaretention

Die Plazenta und die Eihäute werden normalerweise innerhalb von zehn Minuten nach der Geburt ausgestoßen. Die Nachgeburtsperiode gilt als verzögert, wenn die Nachgeburt länger als 30 Minuten dauert. Die Ursachen dafür sind zahlreich: der Uterus kontrahiert sich nicht, die Harnblase ist voll, protrahierte Geburt mit forcierter Geburtseinleitung (Wehentropf) oder eine Plazenta-Anomalie.

Maßnahmen

Bei einer Plazentaretention ist die Gefahr postpartaler Blutungen erhöht. Dann wird die Plazenta operativ entfernt, die Mutter ist dabei betäubt.

Ernährung

Die Funktion der einzelnen Nährstoffe und die Nahrungsmittel und ihre Nahrungsquellen sind in Kapitel 3 ausführlich beschrieben. Nahrungsmittel, die die Genesung nach der Entbindung fördern und die für das Neugeborene besonders vorteilhaft sind, werden in Kapitel 15 besprochen.

Zusammenfassung

- Folgende Probleme können in der Nachgeburtsperiode auftreten: protrahierte Geburt, Blutungen, Folgen eines Dammrisses, Retention der Plazenta und der Eihäute, Erschöpfung und ein Mangel an Qi und Blut-Xue. Beim Neugeborenen kann die Herzfrequenz verringert sein, es kann zu Sauerstoffmangel und zu einem Vitamin-K-Mangel kommen.

- Folgende Punkte können während der Nachgeburtsperiode akupunktiert werden:
  - *zur allgemeinen Stärkung*: Bl 17 und Bl 18 oder Bl 20
  - *bei Schock*: He 7
  - *bei Plazentaretention*: KG 4 oder KG 3 und Bl 60, mit Di 4 und Le 3 oder Mi 6.

Quellenangaben

Levy V, Moone J: The midwife's management of the third stage of labour; in: Nursing Times 81(39), 1985, S. 47–50

Maciocia G: Obstetrics and gynecology in Chinese medicine, Churchill Livingstone, New York 1998; dt: Die Gynäkologie in der Praxis der Chinesischen Medizin. Verlag für Ganzheitliche Medizin Dr. Erich Wühr GmbH, Kötzting 2000

Sweet BR (Hrsg.): Mayes' midwifery, 12. Aufl., Baillière Tindall, New York 1997

KAPITEL 15 Wochenbett

Normalerweise erwartet man, dass eine Frau sich innerhalb von sechs Wochen nach der Entbindung wieder erholt. Die Mediziner nennen diese Zeit (die mit der Ausstoßung der Plazenta beginnt) Puerperium, was soviel heißt wie: die Zeit, die dem Kind gehört. In diesem Zeitraum stellen sich auch die Fortpflanzungsorgane wieder um auf den Zustand vor der Schwangerschaft.

Dennoch ist die Geburt für den Organismus der Mutter ein Schock; diese Erfahrung kann jeden Lebensbereich betreffen. Frauen, deren Entbindung schwierig oder traumatisch verlief, oder solche, bei denen einiges schief ging, können im Wochenbett lang anhaltende Probleme haben. Manche leiden mindestens drei Monate, bis zur vollständigen Genesung dauert es oft noch länger.

Sechs Wochen nach der Geburt findet noch einmal eine ärztliche Routineuntersuchung statt, bis dahin soll der Organismus sich wieder völlig umgestellt haben. Sehr häufig treten die Probleme erst viel später auf. Meiner Erfahrung nach haben Frauen bis zu sechs Monaten nach der Entbindung Schwierigkeiten, doch die medizinische Betreuung durch Ärzte und Hebammen umfasst nur sechs Wochen. Danach sind die Frauen auf sich gestellt.

Zusätzlich geht es bei dieser Untersuchung in erster Linie um das körperliche Wohlergehen der Frau, wobei sich die Situation hier bessert. Man untersucht, ob „alles wieder so ist wie vorher", ob sie wieder Sex hat etc. Man könnte ihr auch die recht seltsame Frage nach ihrem emotionalen Befinden stellen, doch sehr häufig fühlen sich Frauen allein gelassen, isoliert und nicht gehört.

Meinem Gefühl nach kann man mit der Akupunktur sehr viel mehr machen, um Mutter und Kind in dieser Zeit zu unterstützen.

Physiologische Veränderungen während der ersten zehn Tage

Fundusstand

Nach der Entbindung wird der Uterus wieder so klein wie vor der Schwangerschaft. Die Mediziner bezeichnen das als Involution. Nach der Geburt der Plazenta ist der Uterus gut kontrahiert und auf der Höhe des Nabels. Eine Woche nach der Entbindung ist er auf der Höhe des Schambeins.

Lochien/Wochenfluss

Nach der Entbindung werden die Gebärmutterschleimhaut und Blut von der Plazentahaftstelle ausgestoßen, das nennt man Lochien oder Wochenfluss. Der Blutverlust dabei ist unterschiedlich.

> **Lochia rubra:** 1. bis 4. Tag, der Wochenfluss ist rot, reichlich und besteht hauptsächlich aus Blut.
>
> **Lochia fusca:** 5. bis 9. Tag, der Wochenfluss ist bräunlich, wässrig und enthält weniger Blut und mehr Serum.
>
> **Lochia alba:** 10. bis 15. Tag, der Wochenfluss ist schmutzig weiß.
>
> **Persistierender Wochenfluss:** Der Wochenfluss sollte nach zwei Wochen aufhören, manchmal hält er jedoch länger an.

Brüste

Der Hypophysenvorderlappen schüttet Prolaktin aus, was den Milchfluss anregt. Die Muttermilch enthält Proteine, Kohlenhydrate, Fette, Mineralien, Salze, Vitamine und Hormone. Sie ist zweifellos die beste Ernährung für das Baby, denn sie ist optimal auf das Verdauungssystem des Säuglings eingestellt und enthält Antikörper, die das Immunsystem des Kindes unterstützen und vor Allergien schützen. Kolostrum, die Vormilch, die die Brüste in den ersten paar Tagen nach der Geburt produzieren, ist unersetzlich.

Harnwege

Nach der Entbindung scheidet der Körper zwei bis drei Tage vermehrt Urin aus; das während der Schwangerschaft erhöhte Blutvolumen reduziert sich jetzt wieder auf die vorherige Menge.

Manche Frauen haben nach der Geburt Probleme mit der Blase. Die Belastung während der Geburt kann auch die Nieren in Mitleidenschaft ziehen und zu einer Harnretention führen. Sie tritt häufig bei Frauen auf, die nach einem Kaiserschnitt einen Blasenkatheter hatten. Auch nach der Entfernung des Katheders haben Frauen Beschwerden beim Wasserlassen.

Herz-Kreislauf-System

Das Blutvolumen geht auf die Menge vor der Schwangerschaft zurück.

Bewegungsapparat

Während der Schwangerschaft haben sich die Gelenke und Bänder des Beckens gedehnt und sich auf die körperliche Belastung der Geburt vorbereitet. Im Laufe von drei Monaten ziehen sie sich wieder zusammen.

Komplikationen im Wochenbett

Viele Frauen haben in dieser Zeit kleinere, jedoch manchmal auch gravierende Beschwerden. Folgende kleinere Beschwerden können auftreten.

Nachwehen: treten während der ersten zwei bis drei Tage auf und werden durch den sich kontrahierenden Uterus verursacht. Häufiger sind sie bei Mehrfachgebärenden und schlimmer beim Stillen.

Störung der Wundheilung von Dammnähten: Die meisten Frauen haben hier Beschwerden, insbesondere nach einem Dammschnitt.

Hämorrhoiden: Siehe Abschnitt über die Beschwerden im zweiten Trimenon (Kap. 13).

Wochenbettinfektion: Jede Infektion nach der Entbindung wird als Wochenbettinfektion bezeichnet.

Mentale und emotionale Probleme

Im ersten Trimester leiden bis zu 15 % der Frauen unter mentalen und emotionalen Problemen, obwohl nur ein Drittel von ihnen vorher psychische Probleme hatte (Sweet 1997). Im zweiten und dritten Trimester geht die Zahl auf 5 % der Frauen zurück. Im Wochenbett allerdings steigt das Risiko psychischer Erkrankungen bekanntermaßen signifikant. 16 % der Frauen haben nach der Entbindung Probleme. Zu dieser Zeit ist das Erkrankungsrisiko so hoch wie nie sonst im Leben einer Frau.

Ursachen

Bei einer Wochenbettdepression spielen wahrscheinlich körperliche, psychische und soziale Faktoren eine Rolle.

Zu den körperlichen Ursachen tragen bei: Erschöpfung, genetische Disposition, gynäkologische und geburtshilfliche Probleme, das Alter der Frau, die Abstände zwischen den Schwangerschaften, hormonelle Veränderungen im frühen Wochenbett, Gesundheitszustand, Verhalten und Aussehen des Kindes.

Zu den psychischen Ursachen zählen: das Verhältnis der Frau zu ihren Eltern in ihrer Kindheit, Persönlichkeit, mögliche vorherige psychische Erkrankungen, ihre Fähigkeit, mit Abhängigkeit umzugehen, ihre Akzeptanz ihrer Sexualität und die ängstlichen und zwanghaften Persönlichkeitsanteile.

Unter die sozialen Faktoren zählt man: stressige Lebenserfahrungen wie schlechte Wohnsituation oder familiäre Probleme, Mangel an sozialer Unterstützung, ein wenig unterstützender oder fehlender Partner, niedrige sozio-ökonomische Verhältnisse, Müdigkeit, Einsamkeit und das Gefühl, alles nicht zu schaffen.

Arten von Depression

Nach der Entbindung können prinzipiell fünf Arten von Depression auftreten, die sich auch vermischen können: Baby blues, postpartale Erschöpfung, Stress nach der Entbindung, schwere Wochenbettdepression und Wochenbettpsychose.[22]

Baby blues tritt meist drei bis fünf Tage nach der Entbindung auf, ungefähr dann, wenn die Milch einschießt. Rund 80 % der Frauen (Swyer 1985) haben damit zu tun; wahrscheinlich hängt er mit der plötzlichen Hormonumstellung zusammen. Er zeigt sich in strömenden Tränen und widersprüchlichen Emotionen mit unerklärlichen Weinkrämpfen.

Leichte Depression und postpartale Erschöpfung resultieren häufig aus der Erschöpfung, der Hormonumstellung und einer natürlichen Reaktion auf den emotional intensiven Geburtsvorgang. Die ersten drei Tage nach der Entbindung ist die Frau meist in Hochstimmung. Oft fällt es ihr schwer, sich tagsüber genügend auszuruhen oder auch nachts zu schlafen. Als Folge davon übernimmt sie sich, übermüdet und leidet unter körperlicher und seelischer Erschöpfung, die an einer Lethargie zu erkennen ist. Die Frau kann sich oft schlechter konzentrieren, Dinge schlechter merken und hat ein grenzenloses Schlafbedürfnis.

Stress nach der Entbindung: Die Ärzteschaft erkennt mittlerweile, dass Frauen nach und in Folge der Geburt bisweilen verwirrt, verängstigt und traumatisiert sind. Solche Geburtstraumata können zahlreiche Ursachen haben. Jede Frau bringt ihre eigene Geschichte mit in den Kreißsaal, dazu zählen die Erinnerungen an ihre eigenen Erfahrungen im Säuglingsalter und ihre Erwartungen an den Geburtsvorgang. Unabhängig von den Stressursachen und davon, wie eine Frau die Geburt erlebt, sollte erkannt und anerkannt werden, dass Frauen auf vielfältige Weise traumatisiert werden können: starke Schmerzen und unzureichende Schmerzmittel, Erschöpfung, Demoralisierung, weil sie allein gelassen und nicht unterstützt werden, und durch eine Notsituation wie einen Kaiserschnitt.

Schwere Wochenbettdepression ist eine nicht-psychotische Depression, die sich im Jahr nach der Entbindung entwickelt und in unterschiedlichen Schweregraden auftritt.[23] Sie äußert sich in folgenden Symptomen: Erschöpfung, Reizbarkeit, Schlafschwierigkeiten und Grippe-ähnlichen Symptomen. Sie setzt häufig innerhalb von zwei Wochen nach der Entbindung ein und etwa 10 bis 15 % der Mütter sind davon betrof-

---

22) In Deutschland werden meist nur Baby blues, postpartale Depression und postpartale Psychose unterschieden, Anm. d. Ü.

23) In Deutschland bietet die Selbsthilfegruppe *Schatten und Licht* eine Anlaufstelle; Näheres im Internet auf der Homepage www.licht-und-schatten.de, Anm. d. Ü.

fen (Kerden 1985). Sie wird oft nicht erkannt oder falsch diagnostiziert, die meisten Frauen genesen jedoch im Lauf der Zeit spontan. Die Westliche Medizin behandelt die Wochenbettdepression mit Beratung und Antidepressiva. Dabei ist sorgfältig auf die Nebenwirkungen für Mutter und Kind zu achten, wenn die Frau noch stillt.

Wochenbettpsychose ist eine akute, sofort behandlungsbedürftige psychische Erkrankung; ungefähr eine von 1000 Frauen ist davon betroffen (Kerden 1985). In seltenen Fällen kann ein schwerer Baby Blues zu einer Wochenbettdepression werden und sich weiter zu einer schweren Form von depressiver Psychose entwickeln.

Maßnahmen nach der Geburt

Stillen und Stillschwierigkeiten

Idealerweise sollte das Kind in der ersten Stunde nach der Geburt gestillt werden, denn dann ist der Saugreflex am stärksten. Das Vertrauen der Mutter wächst, wenn der erste Stillvorgang positiv verläuft.

Damit das Stillen erfolgreich verläuft, ist es ganz entscheidend, das Kind richtig anzulegen. Das Kind hat einen natürlichen Saugreflex, der die Milchproduktion der Mutter anregt. Dafür muss das Baby beim Saugen Brustwarze und Warzenhof tief in seinen Mund hineinziehen. Die Mutter sollten ihren Rücken mit Kissen unterstützen und das Kind an die Brust heben, statt sich nach vorn zu beugen, und ein Kissen unter das Kind schieben, wenn das dem Stillen förderlich ist. So vermeidet sie wunde Brustwarzen sowie Beschwerden im Nacken, den Schultern und dem oberen Rücken.

Gespannte Brüste

Nach der Entbindung dauert es zwei bis vier Tage, bis die Milch „einschießt", was das Baby durch sein Saugen fördert. Anfangs ist das Verhältnis zwischen „Angebot und Nachfrage" noch nicht besonders gut aufeinander abgestimmt; die Brüste können dann geschwollen, übervoll und schmerzhaft sein, weil sie auch stärker durchblutet werden. Das ist physiologisch und vergeht, doch der Mutter kann warm sein und sie kann genervt sein. Es ist ganz wichtig, die Frau in dieser Zeit weiterhin zum Stillen zu animieren, ein Aufhören würde die Situation nur verschlimmern.

Milchmangel

Unbegrenztes Füttern in der ersten Woche ist bei weitem am wichtigsten für ein weiteres Stillen. Entscheidend ist auch, dass sich die Mutter in dieser Zeit möglichst viel Ruhe gönnt und nicht übermüdet.

Rissige und wunde Brustwarzen

Während der ersten Tage des Stillens sind die Brustwarzen vielleicht empfindlich, aber das verbessert sich im Lauf der Zeit. In diesem Zeitraum ist sorgfältig darauf zu achten, dass die Mutter das Kind richtig anlegt. Ein bequemer Stillbüstenhalter ist wichtig; an der Luft heilen wunde Brustwarzen jedoch besser.

Die Mutter kann Salben mit Kamille oder Calendula oder auch die Notfallsalbe (Rescue Remedy) von Dr. Bach auftragen, soll sie aber vor dem Stillen wieder abwischen. Ein zu häufiges Waschen der Brustwarzen – vor allem mit Seife – ist allerdings ebenfalls kontraproduktiv, denn dann trocknen sie völlig aus. Empfehlenswert sind zwei Kamillentee-Teebeutel, die im BH auf die Brustwarzen aufgelegt werden.

Milchstau

Gelegentlich ist der Milchfluss blockiert. Der Bereich rötet sich und es kann sich eine Mastitis, eine Infektion oder sogar ein Brustabszess entwickeln, wenn keine Abhilfe geschaffen wird. Auch in diesen Fällen ist das Stillen entscheidend, denn so verringert sich der Druck in den Brüsten.

Mastitis

Es gibt eine infektiöse und eine nicht-infektiöse Form.

Nichtinfektiöse Mastitis tritt gewöhnlich auf, wenn die Milch aufgrund eines blockierten Milchganges aus einem Brustbereich nicht abfließen kann. Tritt keine Besserung ein oder lässt der Druck nicht nach, weicht die Milch in das umliegende Gewebe aus, was wiederum das mütterliche Immunsystem auf den Plan ruft und zu Grippe-ähnlichen Symptomen führt. Die Brüste werden rot und wund, die Frau beginnt zu schwitzen. Die Symptome setzen schnell ein, die Frau fühlt sich dann sehr krank.

Infektiöse Mastitis tritt auf, wenn Bakterien in die Brust eindringen. Durch rissige Brustwarzen gelangen die Erreger, meist der Staphylococcus aureus, in den Körper. Bleibt diese Entzündung unbehandelt, entwickelt sich häufig ein Brustabszess. Die Mutter sollte das Kind in der richtigen Haltung weiterstillen; gewöhnlich wird mit Antibiotika behandelt. Bei einem Brustabszess muss der Abszess chirurgisch behandelt werden, was sehr schmerzhaft sein kann.

Die Rolle der Hebamme

Viele Frauen wenden sich nach der Geburt als Erstes an die Hebamme, wenn sie Rat, Unterstützung und Informationen brauchen. Die Hebamme kann das körperliche und emotionale Wohlbefinden von Mutter und Baby überwachen, Ernährungs- und Stilltipps geben, die frisch gebackene Mutter bestärken, allgemeine Gesundheitshinweise geben und sicherstellen, dass sich die Mutter gut erholt.

Die Hebamme überprüft täglich, ob die Mutter genügend Ruhe und Schlaf bekommt. Darauf richtet sie ihr Hauptaugenmerk, weil Schlafmangel rasch zu Angstzuständen und Depressionen führen kann.

Zusätzlich untersucht sie:

- den Damm, prüft, ob er gut heilt oder ob es Anzeichen einer Infektion gibt; das gehört zur täglichen Routineuntersuchung; zudem gibt sie Ratschläge zur Hygiene und zur Unterstützung des Heilungsprozesses
- bei Kaiserschnitt überprüft sie die Narbe und schaut, dass die Frau aufsteht und sich ausreichend bewegt
- den Fundusstand (siehe unten)
- die Lochien (siehe unten)
- sie vergewissert sich, ob die Ausscheidung von Stuhl und Urin funktioniert
- sie untersucht Brüste und Brustwarzen; im Allgemeinen sind die Brüste in den ersten Tagen nach der Entbindung weich, bis die Milch einschießt; sie untersucht die Brüste auf Schwellungen, Mastitis, Wundheit oder Risse
- sie prüft, ob die Mutter das Kind beim Stillen richtig anlegt
- sie verabreicht Schmerzmittel, falls die Mutter diese braucht
- sie misst Blutdruck, Puls und Temperatur und zeichnet die Werte auf
- sie misst das Hämoglobin; mit einer einfachen Blutuntersuchung kann der Hb-Wert gemessen und eine Anämie ausgeschlossen werden.

Messung des Fundusstandes

Durch das Messen des Fundusstandes kann die Hebamme oder der Arzt den Genesungsprozess der Mutter verfolgen und mögliche Probleme im Wochenbett feststellen.

Zur täglichen Routine gehört das Abtasten der Bauchdecke und des Uterus. Man will sich vergewissern, dass er sich gut kontrahiert (er sollte sich wie ein Kricketball anfühlen). Die Rückbildung des Uterus kann in Zentimetern gemessen werden. Jegliche Abweichung von der normalen Rückbildung kann bedeuten, dass sich noch Plazentareste im Uterus befinden oder dass eine Infektion vorliegt. Die Gebärmutter sollte sich täglich ca. einen Zentimeter senken.

Beurteilung der Lochien

Farbe, Beschaffenheit und Menge der Lochien geben der Hebamme wichtige Hinweise auf eine gute Genesung. Ein plötzlich vermehrter Wochenfluss, frisches Blut oder Klumpen wären ein Grund zur Sorge, stechender Geruch könnte auf eine Infektion hindeuten.

Beurteilung und Versorgung der Dammnähte (Kaiserschnittnähte)

Die Hebamme untersucht zehn Tage lang alle frischen Nähte täglich. Je größer die Naht, desto mehr Unbehagen verspürt die Frau in den ersten fünf bis sechs Tagen. Die schlimmsten Schmerzen treten meist einige Tage nach der Entbindung auf, wenn das Gebiet geschwollen ist und Hämatome vorhanden sind. Manche Frauen fühlen sich etwas wund, andere haben das Gefühl eines pochenden Blutergusses und wieder andere empfinden beim Hinsetzen und auf der Toilette kurzzeitig akute Schmerzen. Bisweilen zieht eine Naht auch. Dann kann die Hebamme die Fäden entfernen und der Frau Erleichterung verschaffen.

Die Nähte heilen meist gut, selten entwickelt sich eine Infektion. In der und um die Vagina befinden sich zahlreiche verschiedene Organismen, die keinerlei Probleme bereiten, wenn der Körper in einem ausgeglichenen Zustand ist. Nach einer Entbindung ist das Gleichgewicht jedoch durcheinander und in verletztem Gewebe kann es leicht zu einer Infektion kommen.

Die Hygiene spielt eine entscheidende Rolle:

- Binden sollten häufig gewechselt werden
- Der Bereich ist sorgfältig zu reinigen, besonders nach dem Stuhlgang
- Der Bereich sollte gut abgetrocknet werden, denn Bakterien gedeihen vor allem in feuchter Umgebung.

Die Hebamme kann eine Infektion leicht feststellen, denn dann wird das Gebiet sehr rot und empfindlich. In diesem Fall prüft sie über einen Abstrich, um welche Bakterien es sich handelt, und verschreibt ein Antibiotikum.[24]

Die meisten Infektionen sind mit Antibiotika behandelbar. Bei einer sehr schweren Infektion kann die Naht völlig aufgehen und muss erneut genäht werden; das kommt allerdings selten vor. Mit guter Ernährung lässt sich die Wundheilung unterstützen und eine Infektion verhindern: Ernährungstipps und andere Empfehlungen für die Heilung finden Sie am Ende des Kapitels.

Die Hebamme unterstützt die Frau die ersten zehn Tage nach der Entbindung, unabhängig davon, ob die Frau zu Hause oder in einer Klinik entband.[25] Ferner bekommen die Frauen routinemäßig Ratschläge im Umgang mit dem Kind. Bei Bedarf kommt die Hebamme zur Mutter nach Hause, beurteilt ihren körperlichen und seelischen Zustand (siehe Liste oben) und leitet diese Aufzeichnungen an andere Behandler weiter.

---

24) In Deutschland ist das Aufgabe des Arztes, Anm. d. Ü

25) In Deutschland machen die Hebammen bis acht Wochen nach der Geburt Hausbesuche, Anm. d. Ü.

Die Rolle des Akupunkteurs

Der Akupunkteur kann viel für das Wohlbefinden der Mutter tun. Wärmebehandlungen insbesondere fördern ihre Genesung. Bei zahlreichen Problemen wie persistierendem Wochenfluss, Stillproblemen, Komplikationen im Wochenbett, Schwierigkeiten beim Wasserlassen und allgemeinen Disharmoniemustern kann die Akupunktur gute Dienste leisten.

Akupunkturbehandlung nach der Geburt

Wärmebehandlungen

In verschiedenen Kulturen werden unterschiedliche wärmende Praktiken angewandt, um die Genesung der Mutter zu unterstützen.

In Malaysia wird die Mutter ungefähr eine Woche nach der Entbindung mit einem speziellen Stein massiert, der über dem Feuer erwärmt, in ein Tuch eingewickelt und ihr auf den Bauch gelegt wird. In Südostasien sollen sich die Mütter neben Feuer setzen. In Thailand werden Frauen, die frisch entbunden haben, manchmal in ein spezielles Bett über einem Feuer gelegt.

Mit wärmenden Moxabehandlungen habe ich zahlreiche Frauen unterstützt und den Eindruck, dass die Wärme tatsächlich sehr positiv wirkt. Doch ist Moxa nicht für jede Frau geeignet, der Akupunkteur muss von Frau zu Frau entscheiden.

Kontraindikationen

- Seien Sie vorsichtig bei allen Anzeichen einer Infektion, sie könnte sich durch Moxa oder Wärme verschlimmern
- Seien Sie vorsichtig bei Narben und Infektionen nach einem Kaiserschnitt
- Wenden Sie niemals Moxa bei einem Yin-Mangel an.

Behandlungsablauf

Die Behandlung ist erst eine Woche nach der Entbindung zu beginnen. Sie brauchen dafür eine Moxazigarre. Tasten Sie den Unteren Erwärmer, falls er sich kalt anfühlt, ist eine Moxabehandlung indiziert.

Punkte für die Moxabehandlung

- Die Mutter soll sich auf den Rücken legen und ich bewege die Zigarre ungefähr zehn Minuten lang einige Zentimeter über der Haut von KG 2 zu KG 8 und wieder zurück
- Die Mutter soll sich auf den Bauch legen, dann bewege ich die Moxazigarre ca. zehn Minuten lang von LG 2 bis LG 8.

Anhaltender Wochenfluss

Nach Ansicht der Chinesischen Medizin resultiert er aus einem Qi-Mangel nach einer protrahierten Geburt oder aus einer Blut-Stase. Anhand der Menge, des Geruchs, der Farbe und der Konsistenz des Wochenflusses kann der Behandler feststellen, ob es sich um einen Mangel, Hitze oder eine Stagnation handelt.

Blut-Mangel

Folgende Anzeichen weisen auf einen Blut-Mangel hin:

- Geruch: geruchlos
- Farbe: rot
- Menge: reichlich
- Schmerz: nach unten ziehend

Punkte für die Moxabehandlung

- Tonisieren Sie die Milz-Pi mit Mi 6, Ma 36, KG 12 und BL 20; alle Punkte stärken die Milz
- Mi 1 mit Moxakegeln in neutraler Nadelung
- Bl 17 tonisieren Sie mit Moxa, um das Blut-Xue zu nähren.

Blut-Hitze

Folgende Anzeichen weisen auf eine Blut-Hitze hin:
- Geruch: faulig
- Farbe: dunkelrot
- Schmerz: im Abdomen.

Punkte für die Behandlung

- Verwenden Sie Mi 1 ohne Moxa, und Di 11, Mi 10, und Le 3, um das Blut-Xue zu kühlen. Akupunktieren Sie mit neutraler Nadelung und lassen Sie die Nadeln ruhen.

Blut-Stase

Folgende Anzeichen weisen auf eine Blut-Stase hin:
- Farbe: dunkelrot, klumpig
- Schmerz: im Abdomen, Erleichterung, wenn Koagel ausgeschieden werden.

Punkte für die Akupunkturbehandlung

- Um die Blut-Stase zu beseitigen Mi 1 ohne Moxa in neutraler Nadelung
- Um das Blut zu bewegen Bl 17, neutral; Di 11, Mi 10.

Andere hilfreiche Punkte

- LG 20 zur Tonisierung, um das Qi zu heben

- Mi 8 in neutraler Nadelung, um Uterusblutungen zu stoppen
- KG 4 zur Tonisierung, um den Uterus zu stärken.

Stillprobleme

Gespannte Brüste

Die folgenden Akupunkturpunkte sind hilfreich

- KG 17 die Nadeln 30 Minuten in situ belassen; Ma 18 ist zwar der lokale Punkt für die Brust, doch ich akupunktiere nur ungern das Brustgewebe, besonders wenn es knotig ist.
- Gb 41 beseitigt Obstruktionen aus der Brust.

Milchmangel

Ein starker Blutverlust nach der Entbindung kann zu einem Mangel an Blut-Xue führen, woraus nach Ansicht der Chinesen die Muttermilch gebildet wird. Eine protrahierte Geburt erschöpft das Qi, was auch zu Milchmangel führen kann. Sorge oder Frustration behindert den Milchfluss.

Punkte für die Akupunkturbehandlung

Bei einem Mangel von Qi und Blut-Xue empfehle ich beides mit Ma 36 und Mi 6 zu tonisieren. Einen empirischen Punkt, nämlich Dü 1, habe ich häufig bei zu geringer Milchmenge akupunktiert. Über Bl 17 und Bl 20 lassen sich Blut-Xue und Qi ebenfalls gut tonisieren. Meiner Erfahrung nach haben Frauen mit IVF-Schwangerschaften größere Probleme, ausreichend Milch zu produzieren. In diesen Fällen hilft Bl 23, mit Moxa, falls ein Mangel vorliegt, und zusätzlich die oben genannten Punkte.

Milchstau

Hier finde ich die Akupunktur besonders hilfreich; ich insertiere die Nadeln sehr oberflächlich um die geröteten Stellen und belasse sie ungefähr zwanzig Minuten lang.

Mastitis

Aus chinesischer Sicht rührt eine Mastitis von Hitze und Toxinen her (siehe den Abschnitt unten über die Bedeutung von Blut-Xue).

Punkte für die Akupunkturbehandlung

- Di 11 beseitigt Hitze, in neutraler Nadelung, kein Moxa
- Ma 44 bei Magen-Hitze in neutraler Nadelung
- Le 2 bei Leber-Hitze in neutraler Nadelung

Auch hier wirkt es gut, die Nadeln oberflächlich und kreisförmig um die geröteten Stellen zu setzen.

Harnwegsprobleme

Die Wehen und die Geburt erschöpfen, besonders bei einer protrahierten Geburt, das Qi der Mutter. Die Milz-Pi ist ebenfalls in Mitleidenschaft gezogen und kann das Qi nicht mehr halten; als Folge davon sinkt das Qi der Blase-Pangguan. Dadurch kommt es zu ständigem Harnfluss und zu Inkontinenz.

Punkte für die Akupunkturbehandlung

Diese Beschwerden behandle ich nicht allzu häufig, doch KG 3 hat sich als wirksam erwiesen; ich akupunktiere tonisierend.

Andere ebenfalls wirksame Punkte sind:

- Bl 22 fördert die Ausscheidung von Flüssigkeiten aus dem Unteren Erwärmer
- Bl 28 tonisiert die Blase-Pangguan zusammen mit KG 3; damit behandelt man den Rücken-Shu- und den vorderen Mu-Punkt, mit Moxa tonisieren
- Bl 63 in neutraler Nadelung bei starken Schmerzen.

Starke Schmerzen und Blut im Urin weisen auf Hitze hin. In diesem Fall sind Bl 63, Mi 10 und Ni 2 – alle in neutraler Nadelung – angezeigt, sie leiten Hitze aus.

Nachwehen

Für die Chinesen resultiert Schmerz immer aus einem Mangel- oder Füllezustand.

Ein *Mangel* liegt vor, wenn sich die Schmerzen bei Druck und Wärme bessern und nur leicht sind.

Punkte für die Akupunkturbehandlung

- KG 4 und KG 6 tonisieren; Moxabehandlung
- Ma 36 tonisiert Blut-Xue und Qi
- KG 6 tonisiert das Qi ganz allgemein und bewegt das Qi im Abdomen

Eine *Fülle* liegt vor, wenn sich der Schmerz auf Druck verschlimmert und der Schmerz ständig und stechend ist.

Punkte für die Akupunkturbehandlung

- Mi 10 bewegt das Blut-Xue im Uterus, in neutraler Nadelung
- Bl 17 bewegt das Blut-Xue
- Ma 29 ist gut bei Schmerzen im Abdomen
- Auch die Verwendung des Acu-TENS-Gerätes auf Ma 29 bringt große Erleichterung.

Wundheilungsstörungen der Dammnaht

Für die meiner Erfahrung nach wirksamste Behandlung lasse ich die Frauen auf die Seite legen und schiebe ihnen ein Kissen zwischen die Knie; ich nadle LG 1 und belasse die Nadeln 30 bis 40 Minuten. Das verschafft den Frauen meist große Erleichterung.

Andere Tipps siehe unter dem Abschnitt Perineum/Damm in Kapitel 10.

Andere Disharmoniemuster: Die Bedeutung von Blut-Xue nach der Geburt aus chinesischer Sicht

Blut-Xue spielt in der Physiologie und Pathologie der Frau eine wichtige Rolle. Bereits bestehende Ungleichgewichte können eine Frau schon vor der Schwangerschaft beeinträchtigen (siehe Kap. 8). Nach der Entbindung treten die folgenden Disharmoniemuster am häufigsten auf. Doch schlagen Sie für Ihre Behandlung auch noch einmal die in Kapitel 12 aufgeführten Disharmoniemuster nach:

1. Mangel an Qi und Blut-Xue aufgrund von Blutverlust
2. Eindringen pathogener Faktoren
3. Blut-Stase
4. mentale und emotionale Probleme.

Die meisten Beschwerden nach der Entbindung betreffen das Blut-Xue. Nach chinesischer Sichtweise beherbergt das Herz-Xin den Geist-Shen und regiert das Blut-Xue. Bei einem Mangel an Blut-Xue kann das Herz-Xin den Geist-Shen nicht beherbergen. Der Blut-Mangel entwickelt sich zu einem Yin-Mangel und eine Leere-Hitze zu einer Blut-Stase.

Eine Frau hat einen gesunden Geist und kann klar denken, wenn sie genügend Herz-Blut hat. Dann sind auch Schlaf und Gedächtnis gut. Ist der Geist beeinträchtigt, ist das Denken konfus, sie kann sich Dinge schlecht merken und schläft unruhig.

Obwohl das Herz-Xin für das Denken und Fühlen eine zentrale Rolle spielt, manifestieren sich während der Schwangerschaft häufig bereits vorher bestehende Ungleichgewichte. Bei einem Herz-Blut-Mangel liegt häufig auch ein Leber-Blut-Mangel vor, denn Leber-Gan und Herz-Xin hängen eng zusammen und beherbergen die Wanderseele Hun und den Geist-Shen. Daraus entwickelt sich oft ein Leber-Yin-Mangel, der sich zeigt als: Orientierungslosigkeit, Schlaflosigkeit, Ängste, unruhiger Schlaf und Erschöpfung beim Erwachen aufgrund lebhafter Träume.

Mangel an Blut-Xue und Qi

Zu einem Blut- und Qi-Mangel kann es kommen nach starkem Blutverlust (über 300 ml) bei der Geburt, bei postpartalen Blutungen (über 500 ml) oder nach einem Kaiserschnitt.

Behandlung

Der Geburtsverlauf gibt Ihnen wertvolle Hinweise auf die erforderliche Behandlung.

> **Geburtsdauer:** Dauerte die Geburt lang und zog sich hin, ist die Patientin erschöpft, das Qi ist im Mangel.
>
> **Art der Geburt:** Verlief die Geburt schnell, kann die Frau einen Schock erlitten haben.
>
> **Zangengeburt oder anderer medizinischer Eingriff:** Dies kann zu Blutverlust, Hämatomen und Qi-Mangel führen.
>
> **Dammriss ersten, zweiten oder dritten Grades:** Bei starkem Blutverlust müssen Blut-Xue und Qi genährt und der schmerzhafte Damm muss behandelt werden.
>
> **Art der während der Geburt verabreichten Medikamente:** Die Medikamente können die Mutter erschöpfen und sie sehr müde machen.
>
> **Mentaler und emotionaler Zustand der Mutter während der Geburt:** Jede Frau ist anders und kommt mit anderen Emotionen in den Kreißsaal, je nach ihren Erwartungen und bisherigen Erfahrungen. Manche Frauen können aufgrund eines Missbrauchs in der Vergangenheit massive Angst haben.
>
> **Personalmangel im Kreißsaal:** Dies kann Frauen zusätzlich befürchten lassen, dass sie nicht die nötige Hilfe bekommen. Vielleicht sind Frauen auch unsicher, wenn sie Fachbegriffe nicht verstehen, oder sie machen sich Sorgen, dass etwas mit ihrem Kind nicht in Ordnung ist.
>
> **Mangelnde Unterstützung:** Manche Frauen kommen mit den Schmerzen nicht zurecht. Andere können nicht mit einer Notsituation umgehen oder es ist ihnen fürchterlich peinlich, wenn sie das Gefühl haben, das Personal verärgert zu haben.

Punkte für die Akupunkturbehandlung

- Ich tonisiere He 7 kurz nach der Geburt, damit die Mutter sich leichter wieder beruhigt; besonders hilfreich ist der Punkt bei Schock.
- Ich akupunktiere viele Punkte, um das Blut-Xue zu nähren und platziere zwei oder drei Moxakegel auf jeden Punkt (falls ein Mangel vorliegt)
- Ich akupunktiere Bl 15, um das Herz-Qi zu tonisieren
- Auch mit KG 14 tonisiere ich das Herz-Qi
- Um das Blut zu nähren, verwende ich Moxa auf Mi 6 und Ma 36.

Schwitzen nach der Entbindung

Als Hebamme habe ich das nie als Problem betrachtet. Bei der Geburt meiner eigenen Kinder jedoch wachte ich nachts stark schwitzend auf und konnte mir das nicht erklären. Mittlerweile weiß ich von der Behandlung anderer Frauen, dass es häufig vorkommt; ich vermute, es weist auf einen Yin-Mangel hin.

Laut Maciocia (1989) ist Schwitzen tagsüber Zeichen eines Qi-Mangel und nächtliches Schwitzen das eines Yin-Mangels. Er erklärt es damit, dass tagsüber oberflächliche Flüssigkeiten ausgeschieden werden, nachts die Yin-Essenz, was aufgrund der tieferen Ebene schwerwiegender ist.

Punkte für die Akupunkturbehandlung

- Qi-Mangel – nadeln Sie bei Schwitzen tagsüber Di 4 neutral und Ni 7 tonisierend
- Yin-Mangel – nadeln Sie bei Nachtschweiß He 6 neutral und tonisierend.

Eindringen pathogener Faktoren

Die Energie, die eine Frau für die und bei der Entbindung verbraucht, wirkt sich nicht nur auf das Blut-Xue aus, sondern auf das Qi der Frau im Allgemeinen; meist sind das Konzeptions- und das Durchdringungsgefäß erschöpft, wodurch die Frau anfälliger wird für das Eindringen äußerer pathogener Faktoren.

Auch unzureichende Ruhe nach der Entbindung kann zu Schwäche führen, sodass krank machende Faktoren leicht zwischen Haut und Muskeln eindringen können; begünstigt wird dies auch durch einen Blut- und Qi-Mangel.

Eindringen äußerer Wind-Kälte

Ein weiterer prädisponierender Faktor ist gegeben, wenn die Frau unzugedeckt während der Entbindung daliegt oder ihr Unterleib und die Beine nach der Entbindung nicht zugedeckt sind, während sie auf das Nähen oder die Untersuchung wartet. Dann wird das Qi ganz allgemein geschwächt und eindringender Wind kann Fieber hervorrufen. Ein starker Blutverlust kann sich genauso auswirken, weil er zu einem Mangel an Blut-Xue und Yin führt.

Die Symptome sind Frösteln, Kopfschmerzen und steifer Nacken.

Punkte für die Akupunkturbehandlung

- Di 4 und 3E 5, um Wind auszuleiten, in neutraler Nadelung
- Bl 12 und Bl 13, um Wind auszuleiten, in neutraler Nadelung
- Bl 17 mit Moxa bei Mangelzuständen; die Tonisierung nährt das Blut-Xue.

Eindringen äußerer Toxine

Bei allgemein schwachem Qi ist die Widerstandfähigkeit herabgesetzt und Toxine können leichter in den Körper eindringen. Das ist nach einer protrahierten Geburt, nach starkem Blutverlust oder bei Anämie leichter möglich. Die Westliche Medizin bezeichnet dies als bakterielle Infektion. Jede Infektion nach der Entbindung wird als Wochenbettinfektion bezeichnet. Die Haftstelle der Plazenta ist ein großer unverheilter Bereich mit Blutgefäßen, der warm und feucht und damit ein guter Nährboden für Bakterien ist. Eventuelle Rissverletzungen im Genitaltrakt können sich entzünden. Diese Entzündungen treten im Allgemeinen einige Tage nach der Entbindung auf, möglicherweise als Ergebnis einer Infektion im Uterus, der Naht oder von einer Wund- oder Brustinfektion. Folgende Faktoren begünstigen Infektionen: schlechte Ernährung, protrahierte Geburt, häufige Vaginaluntersuchungen, Kaiserschnitt, Retention kleiner Plazentareste. Meist stellt die Hebamme, die das Kind entwickelte, fest, dass die Plazenta unvollständig ist. Die Mutter mag bemerken, dass der Wochenfluss riecht oder klumpig ist, zudem kann sie Fieber bekommen. Klinisch äußern sich eingedrungene Toxine als hohes Fieber, riechender Ausfluss und allgemeines Krankheitsgefühl.

Die Westliche Medizin macht einen Abstrich von der Infektionsstelle, um die Bakterien zu ermitteln. Die Frau bekommt dann Antibiotika.

Punkte für die Akupunkturbehandlung

- Di 11 zum Ausleiten von Hitze
- LG 14 zum Ausleiten von Hitze
- Le 3 und Ni 2, um das Blut-Xue zu kühlen
- KG 3 zur Ausscheidung von Plazentaresten

Die Nadeln sollten 30 bis 40 Minuten in situ bleiben.

Blut-Stase

Meist besteht bereits vorher eine Stase. Das Herz-Xin regiert das Blut-Xue und beherbergt den Geist-Shen, deshalb kann eine Blut-Stase den Geist vernebeln. Das kann sich äußern als unvernünftiges oder aggressives Verhalten, Halluzinationen, destruktives Denken und Unfähigkeit, sich auf das Baby einzulassen.

Mentale und emotionale Probleme

Nach chinesischer Sichtweise hängt die postpartale Depression in erster Linie mit dem Blut-Xue zusammen. Blut-Mangel zieht das Herz-Xin in Mitleidenschaft, weil das Herz-Xin den Geist-Shen beherbergt und das Blut-Xue regiert. Bei Herz-Blut-Mangel wird die Mutter depressiv und ängstlich.

Herz-Blut-Mangel

Er äußert sich als: Ängstlichkeit, Schlaflosigkeit, Erschöpfung, Neigung zum Weinen, Groll, Ärger, schlechtes Gedächtnis, Herzklopfen und Unfähigkeit, mit der Situation zurechtzukommen.

Ohne Behandlung entwickeln sich ein Yin-Mangel und eine Leere-Hitze. Ein Herz-Blut-Mangel hängt immer mit einem Leber-Blut-Mangel zusammen, deshalb ist es vorrangig, das Blut-Xue und das Yin zu nähren und den Geist-Shen zu beruhigen.

Punkte für die Akupunkturbehandlung

- He 7, KG 14 und KG 15 zur Tonisierung des Herz-Xin
- LG 20 tonisieren, um die Stimmung zu heben
- Pe 6 in neutraler Nadelung, um den Geist-Shen zu beruhigen.

Herz-Yin-Mangel

Er manifestiert sich als: häufiges nächtliches Erwachen, Ruhelosigkeit, Erschöpfung, Hitzegefühl und Nachtschweiß.

Punkte für die Akupunkturbehandlung

- He 7 und He 5 zur Tonisierung des Herz-Xin
- Mi 6 zur Tonisierung des Yin.

Herz-Blut-Stase

Eine Stase des Herz-Blutes äußert sich in aggressivem und destruktivem Verhalten und Halluzinationen.

> **Fallbeispiel 15.1**
>
> Während ihrer zweiten Schwangerschaft war Mary davon überzeugt, dass das Baby falsch liege. Die Ärzte versicherten ihr zwar das Gegenteil, sie aber hatte ständig das Gefühl, es sei etwas nicht in Ordnung. Die protrahierte Geburt endete mit einer Notsectio, weil das Baby nicht richtig lag. Das verfolgte sie nach der Entbindung, sie wurde depressiv und schließlich wurde ein post-traumatisches Stress-Syndrom festgestellt. Als sie wieder schwanger wurde, war sie weiterhin ängstlich und depressiv. Im dritten Trimenon kam sie zur Akupunktur. Danach verlief die Entbindung normal.

> **Fallbeispiel 15.2**
>
> In ihrer zweiten Schwangerschaft kam Anne wegen Ängstlichkeit zu mir. Bei der ersten Entbindung hatte sie eine PDA bekommen. Bei diesem Eingriff wird die Gebärende von der Hebamme gehalten, während der Anästhesist die Kanüle in den Rücken einführt. Dieser Eingriff hatte in ihr die unterdrückte Erinnerung an eine Vergewaltigung im Alter von sechs Jahren wachgerufen. Bei dem Gefühl, nach unten gedrückt zu werden, wurde sie hysterisch und musste mit Gewalt festgehalten wer-

> den. In der Folge ging sie zur Therapie. Als sie sich an mich wandte, hatte sie vor der nächsten Entbindung große Angst. Wir schrieben gemeinsam einen langen Brief an die Krankenhaushebammen, in dem wir alles erklärten und baten, dass sie künftig sehr behutsam und verständnisvoll behandelt werde. Wir steckten den Brief in einen Umschlag und legten ihn zu ihren Unterlagen, sodass nur das Krankenhauspersonal Zugang hatte. (Das ist immer möglich.) Die Belegschaft war sehr verständnisvoll und die Entbindung verlief komplikationslos.

Punkte für die Akupunkturbehandlung
- Bl 17 und Mi 10, um das Blut-Xue zu bewegen
- Bl 15, um Hitze auszuleiten und den Geist-Shen zu beruhigen
- Mi 4 und Pe 6, um das Blut-Xue zu kräftigen.

Betreuung der Frauen mit Kaiserschnitt

Man muss immer daran denken, dass ein Kaiserschnitt eine größere Bauchoperation ist und die Mutter nach einem Kaiserschnitt nicht nur selbst genesen, sondern sich auch um ihr Neugeborenes kümmern muss. Handelte es sich um eine Notsectio, ist auch der dadurch entstandene mentale und emotionale Stress beträchtlich. Im Krankenhaus wird die Patientin meist in ein Nebenzimmer gelegt, damit sie Ruhe hat. Während der ersten 24 Stunden wird sie genau beobachtet. Die Wunde wird untersucht und sie bekommt intravenös Schmerzmittel, außerdem wird ein Katheter gelegt.

Die Verabreichung von Schmerzmitteln ist ein wichtiger Bestandteil der Behandlung und verläuft meist erfolgreich. Doch meiner Erfahrung nach kann ich die Frau mit einem Elektroakupunktur-Gerät zusätzlich unterstützen (Abb. 15.1). In den ersten 24 Stunden nach der Operation platziere ich vier Elektroden beiderseits der Narbe, das verringert den Schmerz erheblich.

Ernährung nach der Entbindung

Die Bedeutung der einzelnen Nährstoffe und die Nahrungsmittel, in denen sie vorkommen, wurden in Kapitel 3 besprochen. Die folgenden Empfehlungen fördern vor allem die Genesung nach der Entbindung und helfen dem Neugeborenen.

Kupfer und Zink

Nach der Entbindung ist bei vielen Frauen der Kupferspiegel hoch und der Zinkspiegel niedrig. Der Kupferspiegel steigt während der Schwangerschaft und erreicht seinen höchsten Wert unmittelbar nach der Geburt. Er kann

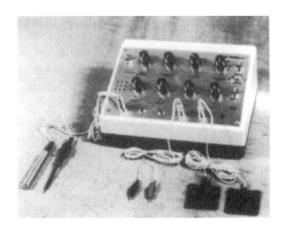

Abbildung 15.1

Ein Elektroakupunktur-Gerät (Abdruck mit freundlicher Genehmigung aus Tiran & Mack 1995, S. 219)

kontrolliert werden, indem man sorgfältig auf den Zinkspiegel achtet, aber viele Frauen leiden unter Zinkmangel, besonders wenn sie vor der Empfängnis die Pille genommen haben. Der Kupferspiegel steigt weiter, wenn die Zinkvorräte nach der Geburt infolge der Verletzungen gesunken sind, ein Teufelskreis.

Die Plazenta enthält sehr viel Zink, deshalb essen viele Mütter im Tierreich die Plazenta nach der Geburt. Das empfehle ich nun nicht gerade, aber man muss im Gedächtnis behalten, dass ein Kupfer- und Zinkungleichgewicht zu einer Unausgewogenheit im Hormonhaushalt führen kann, die wiederum mit Wochenbettdepressionen einhergeht. Zink ist auch für die Wundheilung essenziell (siehe Kap. 3, S. 50).

Mangan, Zink und Chrom

Diese Spurenelemente zusammen spielen eine wichtige Rolle im Blutzucker-Stoffwechsel, ein Mangel kann zu Blutzuckerschwankungen führen.

Sie kommen besonders vor in Nüssen, Blattgemüse und grünem Gemüse (wie Brokkoli, Mangold etc.), Getreide, Gerste, Leber, Ingwer, Bierhefe, Melasse und Butter.

Eisen

Der Körper benötigt Eisen für die Herstellung von Hämoglobin, das den Sauerstoff im Blut transportiert und den Körper mit Sauerstoff versorgt. Bei knappen Eisenvorräten werden die Beckenbodenmuskeln nicht ausreichend mit Sauerstoff versorgt, die Heilung ist dadurch verlangsamt. Eisen erhöht auch die Widerstandfähigkeit gegen Wochenbettinfektionen. Vor allem bei starkem Blutverlust müssen die Eisenvorräte aufgefüllt werden. Eine alleinige Supplementierung mit Eisen führt zu einem Mangel an anderen lebenswichtigen Mineralstoffen (Nahrungsmittel, in denen Eisen besonders vorkommt, siehe Kap. 3, S. 50).

Vitamin C

Vitamin C fördert die Bildung von Kollagen und Kapillaren und ist damit bedeutsam für den Wundheilungsprozess, vor allem bei einem Dammriss. Außerdem stärkt es das Immunsystem und erhöht so die Resistenz gegen Wochenbettinfektionen. Zudem fördert es die Eisenresorption und verhindert so eine Anämie (Nahrungsmittel, in denen Vitamin C besonders vorkommt, siehe Kap. 3, S. 49).

Während der Stillzeit ist der Vitamin-C-Bedarf erhöht.

Vitamin B

Vitamin B ist wichtig für die Milchbildung und verhindert Probleme mit dem Blutzucker (Nahrungsmittel, in denen Vitamin B besonders vorkommt, siehe Kap. 3, S. 49).

Vitamin F (Essenzielle Fettsäuren)

Essenzielle Fettsäuren braucht das Baby für die Entwicklung seines Gehirns, deshalb sollten Stillende es ausreichend zu sich nehmen (Nahrungsmittel, in denen Vitamin F besonders vorkommt, siehe Kap. 3, S. 52).

Flüssigkeit

Die Mutter soll möglichst viel trinken (Wasser, Kräutertee und verdünnte Fruchtsäfte, weniger koffeinhaltige Getränke), um den Milchfluss anzuregen.

Allgemeine Empfehlungen für die Genesung im Wochenbett

Die Hebamme kann Schmerzmittel nach der Entbindung empfehlen. Ein geburtshilflicher Physiotherapeut[26] kann auf der Station den Damm mit Ultraschall oder gepulsten elektromagnetischen Wellen behandeln. Das lindert die Schmerzen und verringert die Schwellung. Auch zahlreiche Selbsthilfe-Maßnahmen verschaffen Erleichterung.

Beim Stillen soll sich die Frau auf zwei Kissen setzen, um den Druck auf den Damm möglichst gering zu halten oder auf einem Kissen auf der Seite liegen mit einem weiteren Kissen zwischen den Knien. Wenn sie sich ausruht, kann sie auf dem Bauch liegen oder auf dem Rücken mit jeweils einem Kissen unter den Schultern und unter dem Gesäß.

Eisanwendungen wirken ebenfalls schmerzlindernd. Zerkleinert oder zerstoßen kann es in einer Plastiktüte oder in Gaze zehn Minuten an den Damm gelegt werden. Länger ist allerdings nicht ratsam, weil eine verminderte Durchblutung des Bereichs den Heilungsprozess verlangsamt.

---

26) Gibt es in Deutschland meist nicht, Anm. d. Ü.

Auch durch Beckenbodenübungen (siehe Kap. 10), durch Kontrahieren und Entspannen der Muskeln, lässt sich der Druck auf das Perineum verringern. Diese Übungen fördern die Durchblutung und unterstützen so die Heilung.

Auch Baden im Bidet oder in der Badewanne zeigt gute Erfolge. Nach dem Bad ist der Damm jeweils gut abzutrocknen, um das Infektionsrisiko zu reduzieren.

Auf dem Markt sind viele Produkte erhältlich, die großenteils auf traditionellen Heilmitteln basieren. Einige Beispiele:

- Hamamelis wirkt adstringierend und hilft bei Hämatomen und Entzündungen; Hamamelis gibt es entweder in Salbenform oder als Tinktur.
- Sehr beliebt sind seit langem auch Salzbäder; Salz schadet nicht, Untersuchungen haben aber auch keinen allgemeinen Vorteil ergeben.
- Viele Hebammen empfehlen Arnika in der oralen Einnahme vor der Entbindung, um die Heilung verletzten Gewebes zu unterstützen; Arnika kann auch als Lotion verwendet werden, jedoch nicht auf offenen Wunden (dann kann man Calendula verwenden); Arnika hilft gegen Entzündungen und unterstützt die Wundheilung.

Zusammenfassung

- Folgende Probleme können nach der Geburt auftreten: Persistierender Wochenfluss, Stillprobleme, Harnwegsprobleme, Nachwehen, Wundheilungsstörungen der Dammnaht, Hämorrhoiden, Wochenbettinfektionen und mentale und emotionale Probleme.

- Folgende Punkte können im Wochenbett akupunktiert werden:
  - *Wärmebehandlung:* Moxa auf KG 2 bis KG 8, dann LG 2 bis LG 8
  - *Blut-Mangel*: Mi 6, Ma 36, KG 12 und Bl 20, zusätzlich Moxa auf Mi 1 und Bl 17
  - *Blut-Hitze*: Mi 10 und Mi 6, Di 11 und Le 3
  - *Blut-Stase*: Mi 1, Bl 17 und Di 11
  - *Zur Hebung des Qi*: LG 20
  - *Uterusblutungen*: Mi 1
  - *Zur Stärkung des Uterus*: KG 4
  - *Geschwollene Brüste*: KG 17 und Gb 41
  - *Milchmangel*: Ma 36 und Mi 6, Mi 1, auch Bl 17, Bl 20 und Bl 23, mit Moxa bei Mangel-Zuständen der Mutter
  - *Milchstau*: die Nadeln oberflächlich im geröteten Gebiet setzen
  - *Mastitis*: Di 11, Ma 44 und Le 2
  - *Harnwegsprobleme*: KG 3 mit Bl 22, Bl 28 oder Bl 63; zusätzlich Bl 63, Mi 10 und Ni 2 (bei starken Schmerzen und Blut im Urin)
  - *Nachwehen*: (Mangel) KG 4 und KG 6, und Ma 36; (Fülle) Mi 10, Bl 17 und Ma 29
  - *Bei wundem Damm*: LG 1

- *Mangel an Blut-Xue und Qi:* He 7, Bl 15, KG 14, Mi 6 mit Moxa und Ma 36
- *Schwitzen nach der Entbindung:* (Qi-Mangel) Di 4 und Ni 7; (Yin-Mangel) He 6
- *Eindringen äußerer Wind-Hitze:* Di 4 und 3E 5, Bl 12 und Bl 13, Bl 17
- *Eindringen äußerer Toxine:* Di 11 und LG 14 (um Hitze auszuleiten), Le 3 und Ni 2 (um das Blut-Xue zu kühlen); zusätzlich KG 3 (bei Plazentaresten)
- *Herz-Blut-Mangel:* He 7, KG 14 und KG 15, LG 20 und Pe 6
- *Herz-Yin-Mangel:* He 7 und He 5 und Mi 6
- *Herz-Blut-Stase:* Bl 17 und Mi 10, Bl 15, Mi 4 und Pe 6.

Quellenangaben

Ball: Reacting to motherhood, the role of postnatal care. Books for Midwives Press, 1994.

Kendell RE: Emotional and physical factors in the genesis of puerperal mental disorders, in: Journal of Psychosomatic Research, 1985, 29 (1), S. 3–11

Maciocia G: The foundations of Chinese medicine. Churchill Livingstone, New York 1989; dt: Die Grundlagen der Chinesischen Medizin, Verlag für Ganzheitliche Medizin Dr. Erich Wühr GmbH, Kötzting 1994

Swyer G: Postnatal mental disturbance, in: British Medical Journal, 1985, 20, S. 1232–1233

Sweet BR (Hrsg.): Mayes' midwifery, 12. Aufl. Baillière Tindall, New York 1997

Tiran D, Mack S: Complementary therapies for pregnancy and childbirth. WB Saunders, London 1995

KAPITEL 16 Klassische Akupunktur nach den Fünf Elementen bei Wochenbettdepressionen

Gerad Kite

Der Begriff „Wochenbettdepression" bezeichnet die Phase der ‚psychischen Erkrankung', die eine Mutter nach einer Entbindung durchmachen kann. Der Begriff wird häufig so verwendet, dass man glauben könnte, alle Frauen litten unter den gleichen mehr oder weniger stark ausgeprägten Symptomen, die auf die gleichen emotionalen und körperlichen Erfahrungen während der Schwangerschaft zurückgehen. In Wirklichkeit ist die einzige Gemeinsamkeit der Zeitpunkt des Auftretens, ansonsten aber nimmt jede Frau die Erkrankung anders wahr. Freilich sprechen wir über eine Situation nach einer Entbindung, aber ist die Entbindung die eigentliche Ursache der Erkrankung oder nur ein Ereignis, das etwas auf einer tieferen Ebene auslöst? Viele Frauen erleben die Schwangerschaft und die Geburt als traumatisch. Sie durchlaufen nicht nur zahlreiche drastische körperliche Veränderungen, sondern sind auch mit einer neuen Rolle im Leben konfrontiert, darin, wie sie sich selbst wahrnehmen und von anderen wahrgenommen werden. Wochenbettdepression ist die bekannteste psychische Erkrankung im Zusammenhang mit der Schwangerschaft. Viele Frauen leiden jedoch auch während der Schwangerschaft unter Depressionen, allerdings wird das anscheinend nicht so leicht erkannt oder so gut dokumentiert wie die Wochenbettdepression. Wahrscheinlich hängt das mit unserer Erwartung zusammen, dass sich eine Mutter auf ihr Kind freut; eine gegenteilige Reaktion betrachten wir als falsch.

Die Klassische Akupunktur nach den Fünf Elementen will die wirkliche Ursache der Erkrankung ein für alle Mal beseitigen, und nicht nur ein momentanes Symptom kurzfristig zum Verschwinden bringen. Ich behaupte freilich nicht, dass jede Wochenbettdepression tief sitzende psychische Belastungen sind, die ans Tageslicht kommen; vielmehr können uns alle anderen extremen Lebenserfahrungen, angenehme wie unangenehme, aus dem Gleichgewicht bringen – und die Ursache dafür (in diesem Fall die Geburt eines Kindes) braucht auch nicht die wirkliche Ursache sein, sondern kann einfach nur der Auslöser sein.

Die Theorie der Fünf Elemente

Die Chinesen stellten fest, dass es eine Energie gibt, die alles im Universum durchströmt. Diese fließende Energie nahmen sie überall in ihrer Umgebung und vor allem in den Jahreszeiten wahr. Sie erkannten eine Ordnung und Beziehung zwischen den unterschiedlichen Phasen dieser Energie. Innerhalb dieser einzelnen Phasen entsteht alles und wird alles kontrolliert, alles ist damit im Gleichgewicht und dieses Gleichgewicht wiederum nährt und fördert alles ringsum.

Diese Energie oder Lebenskraft ist ein unaufhörliches Fließen ohne Anfang oder Ende, das gilt es immer im Gedächtnis zu behalten. Diese Energie durchläuft, wie die Chinesen erkannten, fünf größere Phasen oder Zyklen, die den Jahreszeiten entsprechen, deshalb benannten sie diese Phasen die Fünf Elemente. Wir können diesen Kreislauf für unsere Zwecke unterteilen und so die Phasen leichter einzeln und genauer betrachten. Dabei müssen wir jedoch immer im Hinterkopf behalten, dass wir nur einen Teil des Ganzen betrachten und nur einen kleinen Ausschnitt des gesamten Bildes abgetrennt haben. Eine Wochenbettdepression ist wie ein Schnappschuss im Leben einer Frau. Die Wochenbettdepression zeigt uns nur ihre momentane Situation, aber wenig mehr; deshalb wäre es unlogisch mit so wenigen Informationen eine Diagnose zu erstellen oder zu behandeln.

Die Fünf Elemente sind in allem, was wir in uns und in der Welt ringsum erleben und sehen, vorhanden. In jeder Situation und in jedem Lebensereignis können wir dieses Fließen der Energie wahrnehmen, also auch in der Schwangerschaft. Wenn wir das Entstehen neuen Lebens von der Empfängnis bis zur Geburt vor dem Hintergrund der Fünf Elemente betrachten, erkennen wir, wie der natürliche Energiefluss das Entstehen unserer Spezies steuert und unterstützt.

Konzeption – Wasserelement

Der Winter ist die Jahreszeit des Wasserelements. Die Energie hat sich in diesem Zeitraum tief in unser Inneres und ins Erdinnere zurückgezogen, was eine Zeit der Ruhe und der stillen Kontemplation symbolisiert. Im Winter bilden wir unsere Reserven, wie sich auch die Brunnen der Erde füllen, wenn die Niederschläge tief in die Erde einsickern. In dieser Jahreszeit sind die Nächte lang, wir ziehen uns vor der Kälte zurück und bewahren unsere Vorräte. Sperma und Eizellen, die tief im Körperinneren gebildet werden, repräsentieren unsere wahre Essenz. Sie sind der stoffliche Teil von uns, der alle Informationen über unsere Identität und die Anlage für neues Leben trägt. Aus diesem tiefsten und innersten Teil von uns entsteht die neue und expandierende Lebenskraft. Der Winter ist die Jahreszeit mit der stärksten Konzentration, jetzt hat die Energie den stärksten Yin-Charakter. Wegen dieser extremen Yin-Eigenschaften können der Winter und das Wasser nicht umhin, sich ins Yang und den Frühling zu verwandeln, das

Holzelement im Energiekreislauf. Die Vereinigung von Eizelle und Samen erzeugt, angetrieben von der reinen Kraft des Wassers, neues Leben, ein Öffnen und Erschaffen.

Paare, die eine Familie gründen wollen, können die Zeit drei Monate vor der Empfängnis als Zeit des Wasserelements betrachten, dann müssen sie ihre Energie bewahren, sich gesund ernähren, viel trinken und ganz allgemein ihre Reserven aufbauen, damit Eizelle und Sperma in optimalem Zustand sind und sie die Ressourcen haben, mit allen folgenden Ereignissen gut zurechtzukommen.

Das gilt natürlich besonders für die Mutter, die das Kind die nächsten neun Monate tragen und ernähren muss. Diese Vorbereitung der Familienplanung ist in letzter Zeit vor allem von Männern grob vernachlässigt worden, denn in den vergangenen Jahren ist die Anzahl der Spermien stark zurückgegangen. Wenn die Mutter in dieser Zeit bereits schwach ist, dann wird die Zukunft wesentlich schwieriger, nicht nur körperlich, sondern auch emotional. So manche Wochenbettdepression kann in diesem Stadium seine Ursachen haben.

Wachstum/Schwangerschaft – Holzelement

Der Frühling ist die Zeit des Holzelements. Das Frühjahr ist die Zeit des Wachstums und der Hoffnung. Die Energie „gähnt" und streckt sich nach dem tiefen Winterschlaf. Sie öffnet sich und das verborgene Potenzial des Samens wird durch sein Wachstum erkennbar. In dieser Phase entwickelt sich der Embryo zum voll ausgebildeten Kind. Die Naturgesetze verbinden sich mit dem inneren Wissen des Samens um neues Leben und bringen es zur Reife bei der Geburt. Für die Mutter ist das eine Zeit, in der die Natur die Führung übernimmt, sie braucht nur ihren natürlichen Impulsen zu folgen, um gesund zu bleiben und dem Kind den optimalen Raum für sein Wachsen und Gedeihen zur Verfügung zu stellen. Wir sprechen vom „Aufblühen" der Mutter in dieser Zeit.

Die Kräfte der Natur durchströmen sie und sorgen so für Gesundheit und Vitalität bei Mutter und Kind. Doch wir wissen, dass dies nicht bei allen Schwangeren so ist, und dass die Schwangerschaft auch eine sehr schwierige und anstrengende Zeit sein kann. Warum? Dann freilich müssen wir die Gesundheit der Mutter in diesem Abschnitt des Energiekreislaufs betrachten.

Reife/Geburt – Feuerelement

Der Sommer ist die Jahreszeit des Feuerelements. Er ist die Zeit der Reife, der höchste Punkt des Zyklus, der Höhepunkt, der Punkt der Ankunft. Die Blumen stehen in voller Blüte, die Natur zeigt sich in voller Pracht und offenbart das herrliche Ergebnis der vorangegangenen Phase harter Arbeit.

Bei der Geburt des Kindes ist es genauso. Das lang erwartete Kind wird für alle sichtbar. Die Mutter hat es geschafft, neues Leben zu gebären und kann sich zum ersten Mal nach fast einem Jahr zurücklehnen und einfach „sein". In dieser Reife liegt eine Ruhe, nicht die Ruhe des Wassers, sondern ein Gefühl von Entspannung und Zufriedenheit, gespeist von dem Wissen, dass die Arbeit vollbracht ist. Das Augenmerk richtet sich jetzt weg von der Mutter auf das Kind; denn das Neugeborene ist für sein Überleben auf Unterstützung von außen angewiesen. Das kann für die Mutter eine große Erleichterung bedeuten, weil sie jetzt die Verantwortung mit anderen teilen kann. Es kann aber auch eine schwierige Zeit sein, weil sich die Aufmerksamkeit, an die sie sich während der Schwangerschaft gewöhnt haben mag, jetzt auf das Kind richtet.

Nähren/Trennung – das Erdelement

Die Mutter ist nun erstmals seit der Empfängnis vom Kind getrennt. So wie die Blüte, die zur Frucht wird und vom Baum fällt, um neues Leben hervorzubringen, so betrachtet auch die Mutter ihr Kind als von sich getrennt und nach und nach wird sie den teilweisen Verlust dieser inneren Verbindung spüren. Das Kind nimmt von der Mutter durch das Trinken und indem es ihre Liebe in sich aufnimmt, dennoch hat das hungrige Kind letztlich die Absicht, sich zu ernähren, zu wachsen und unabhängig von der Mutter zu werden. Diese Beziehung ist nicht ausgewogen. Die Mutter muss in der Lage sein, dem Kind großzügig zu geben, aber dabei selbst in ihrer Mitte bleiben. Für manche Frauen ist die Schwangerschaft so erfüllend, dass sie sich tatsächlich leer fühlen, sobald das Kind auf der Welt ist. Statt von ihrer Mitte aus dem Kind etwas zu geben, wird das Kind zu ihrem Mittelpunkt und für die kurze Zeit der Schwangerschaft fühlen sie sich erstmals vollständig und glücklich. Diese Leere besteht häufig schon lang vor der Schwangerschaft, aber nach dem Gefühl der Vollständigkeit und der resultierenden Zufriedenheit kann die erneut empfundene Leere eine extreme Depression auslösen.

Loslassen/sich auf das Neue vorbereiten – das Metallelement

Der Herbst ist die Zeit des Metallelements. Er ist die Zeit, das nicht mehr Nützliche loszulassen und Platz für das Neue zu schaffen. Der Herbst ist auch die Zeit, in der man objektiv den Wert alles Erreichten betrachten kann. Das Erdelement repräsentiert die Zeit, in der sich die Mutter als ganz und getrennt von ihrem Neugeborenen betrachtet; in der Phase des Metallelements findet die Mutter wieder zu ihrer Unabhängigkeit: Körper, Verstand und Geist verbinden sich wieder in der mütterlichen Individualität, freilich bleibt die nährende Verbindung von der Mutter zum Kind bestehen. Im Physischen reinigt sich der Körper von allem, was er nicht mehr zur Unterstützung des Kindes braucht, und die Mutter fühlt sich allmählich wieder wie vor der Schwangerschaft.

Dieser Abschnitt des Zyklus ist ebenso wichtig wie alle anderen, damit die Mutter wieder zu ihrer Kraft zurückfindet und ihren Körper regeneriert, Geist und Seele müssen das Alte ausscheiden, bevor sie sich zur Ruhe zurückziehen. Häufig hängt die Wochenbettdepression ganz einfach mit dieser Phase zusammen. Chronologisch können wir das hier ganz einfach einordnen, denn der Prozess des Loslassens ruft Trauer hervor, die wir oft mit Depression assoziieren; jedoch stimmt dies häufig nicht.

Diagnose der wirklichen Ursache

Wenn die Ursache einer Wochenbettdepression in jeder dieser Phasen liegen kann, was bedeutet das dann konkret? Heißt das, dass die Ursache in einer bestimmten Schwangerschaftsphase ihre Wurzeln hat und sich nach der Geburt manifestiert? Das könnte zwar der Fall sein, aber um die Diagnosemethode gründlich zu verstehen, müssen wir uns die Theorie der klassischen Akupunktur nach den Fünf Elementen anschauen und zwar nicht nur im Hinblick auf Schwangerschaft und Wochenbettdepression, sondern das allgemeine Konzept eines zugrunde liegenden krankheitsverursachenden Faktors, der zu Erkrankungen oder Disharmonie in jedem Menschen führt.

Nach der Theorie der Fünf Elemente Akupunktur ist der krankheitsverursachende Faktor einfach eine Schwäche im Energiesystem jedes Menschen oder ein Teil, der schwächer ist als der Rest; wenn eine Krankheit Körper, Geist oder Seele des Menschen befällt, dann durch diese Eintrittspforte. Warum diese Pforte oder dieser Schwachpunkt besteht, ist nicht weiter von Bedeutung. Denn wir müssen nur die Diagnose stellen, um ihn zu behandeln und zu unterstützen. Die zugrunde liegende Schwäche ist nicht notwendigerweise offenkundig, oder an Symptomen oder der Geschichte aller Traumata und Probleme erkennbar. Der „krankheitsverursachende Faktor" ist nur in den miteinander ringenden Aspekten des Energiesystems sichtbar. Sie signalisieren dem Behandler Alarm, den er mit seinen Sinnen wahrnimmt.

Um den Stressbereich zu differenzieren, müssen wir den gesamten Energiefluss betrachten und ihn in fünf größere Gruppen unterteilen: Es sind dies die fünf Elemente, die fünf Phasen des ständigen Energieflusses. In ihrem Fließen und ihrer Bewegung verändert die Energie Schwingung und Funktion und nimmt dabei eine andere Form an, die wir als verschieden wahrnehmen können. Mit unseren Sinnen nehmen wir die verschiedenen Phasen wahr, mit unserem Geruchssinn, unserem Sehsinn, unserem Gehör und unserer Fähigkeit, Gefühle zu empfinden. Die Holzenergie macht genau das Gleiche, wenn wir beispielsweise grün im Gesicht „sehen", ein Schreien in der Stimme „hören", einen ranzigen Geruch in der Luft „riechen" und den Ärger eines Menschen „spüren". Wir beobachten ein und das Gleiche, nehmen es aber über unsere verschiedenen Sinne wahr. Wenn wir bei einem Patienten ein übermäßiges Vorhandensein dieser Energiephase wahrnehmen, dann schreit dieser Aspekt wahrscheinlich um Hilfe, weil er die anderen Phasen dominiert. Diese eindeutige Botschaft der Natur lenkt uns zur wirklichen Ursache des Problems. Die Übermacht des krankheitsverursachenden Faktors ist nicht zu übersehen, weil es kein

Geheimnis zu lüften gibt; dieser Faktor schreit um Hilfe und solange wir sehen, riechen, hören und fühlen können, wissen wir, wo wir mit unserer Hilfe ansetzen müssen.

Ein Beispiel: Wochenbettdepression

Wie helfen uns nun obige Ausführungen in Bezug auf Wochenbettdepressionen? Wenn diese Theorie für alle anderen Erkrankungen gilt, dann natürlich auch für diese. Schwangerschaft und Geburt können von einer Frau als ausgesprochen anstrengend und traumatisch empfunden werden. Sie sind vielleicht nicht unangenehm, aber dennoch sehr erschöpfend, so kann sich jede Schwäche der Mutter zeigen. Wenn wir davon ausgehen, dass sich der krankheitsverursachende Faktor einer Frau im Feuerelement befindet, kann sie sich verletzlich fühlen und die Kommunikation mag ihr bisweilen schwer fallen; so kann sich eine Schwäche im Feuerelement äußern. Wenn die Schwangerschaft ihren Tribut fordert, kann sich diese Schwäche verstärken, weil dieser Teil des Energiesystems stärker als normal belastet wird. Wenn die Frau das Kind zur Welt gebracht hat und damit ihre Rolle, neues Leben zu gebären, erfüllt hat, fühlt sie sich „wund oder empfindlich" und noch etwas ungeschützter, was schließlich zu einer Depression führt.

> **Fallbeispiel 16.1**
>
> Eine Frau Ende 30 ist das dritte Mal schwanger. Die beiden vorherigen Schwangerschaften waren für sie sowohl physisch als auch psychisch schwierig, nach beiden hatte sie unter schweren Wochenbettdepressionen gelitten. Während der Schwangerschaft war ihr häufig übel und sie fühlte sich gereizt. Es ging ihr nicht gut, sie fühlte sich sehr isoliert und hatte das Gefühl, die Schwangerschaft „frisst sie auf".
>
> Die Geburt verlief recht komplikationslos, aber unmittelbar nach der Geburt war sie sehr deprimiert, gelegentlich dachte sie an Suizid. Sie fühlte sich hoffnungslos und konnte sich nicht vorstellen, wie sie die Situation bewältigen sollte. Vor allem fühlte sie sich in einer unmöglichen Situation gefangen, bei der ihr niemand helfen konnte, sie war sehr wütend, konnte sich aber nicht ausdrücken. Sechs Monate nach den Geburten ging es ihr allmählich wieder wesentlich besser, und schließlich war sie wieder sie selbst. Sie kam wegen morgendlicher Übelkeit sehr bald in ihrer dritten Schwangerschaft zur Behandlung. Bei ihr war der krankheitsverursachende Faktor im Holzelement (Leber und Gallenblase); nach dieser Diagnose wurde sie auch behandelt, nicht aufgrund ihrer momentanen körperlichen Symptome. Anfangs kam sie sechs Wochen lang einmal wöchentlich, dann monatlich. Die Übelkeit ging erheblich zurück, was aber für sie noch wichtiger war, es ging ihr emotional ganz anders als während der ersten beiden Schwangerschaften. Sie war gelassen, beherrscht und war auch nach der Entbindung im Gleichgewicht wie nie zuvor.

> **Fallbeispiel 16.2**
>
> Eine Frau Mitte 20 hatte gerade ihr erstes Kind zur Welt gebracht. Sie hatte erst vor kurzem geheiratet und vorher nie von ihren Eltern getrennt gelebt. Die Schwangerschaft war in jeder Hinsicht perfekt verlaufen, ihr Energieniveau war wunderbar und sie erlebte eine solche Freude wie nie zuvor in ihrem Leben. Doch drei Wochen nach der Geburt begann sie, sich um die Gesundheit des Kindes Sorgen zu machen. Die Ärzte versicherten ihr, dass alles in Ordnung sei, aber sie konnte sich nur vorstellen, dass etwas nicht stimmte. Eine Woche später befürchtete sie, sie habe Brustkrebs; sie stillte das Kind nicht mehr, wies es zurück und übertrug alle Verantwortung ihrem Mann. Sobald das abgeklärt und der Befund negativ war, hatte sie das Gefühl, Eierstockkrebs zu haben. Sie war nicht depressiv, sondern besessen, las einen Großteil des Tages medizinische Zeitschriften und studierte alles zum Thema Krebs, was ihr in die Finger kam.
>
> Bei ihr war der krankheitsverursachende Faktor im Erdelement (Magen und Milz), dieses Element wurde einen Monat lang zwei Mal wöchentlich behandelt. Zuerst nahm ihre Ängstlichkeit und Furcht vor Krankheiten noch zu, nach zwei Wochen übernahm sie ihre mütterliche Verantwortung wieder und erwähnte ihre eingebildeten persönlichen Krankheiten nicht mehr.

> **Fallbeispiel 16.3**
>
> Eine Frau Mitte 30 brachte Zwillinge auf die Welt, es war ihre erste Schwangerschaft. Die Schwangerschaft verlief unauffällig, die Entbindung war jedoch traumatisch; sie hatte 30 Stunden lang Wehen und die Geburt endete mit einem Kaiserschnitt. Die Mutter erholte sich körperlich gut, emotional aber zog sie sich sehr zurück; vorher war sie sehr extrovertiert und lebensfroh. Sie sagte, sie fühle sich „fett und hässlich" und sexuell von ihrem Partner zurückgestoßen, obwohl er beteuerte, er genieße den Sex mit ihr. Nach drei Monaten ging es ihr noch genauso schlecht, sie grollte den Zwillingen, weil sie ihr ihre „Figur ruiniert hätten", lehnte die Mutterrolle ab und betrachtete sie als „wertlose Beschäftigung". Sie war in sehr düsterer Stimmung, stritt täglich mit ihrem Mann, der mit ihrem Verhalten überhaupt nicht zurechtkam und auch die dramatische Veränderung in ihr nicht verstand. Als sie zur Behandlung kam, wurde der krankheitsverursachende Faktor im Metallelement diagnostiziert. Dieses Element wurde drei Monate lang einmal wöchentlich behandelt. Sie erlebte praktisch sofort eine schlagartige Besserung, fühlte sich leichter, weniger ärgerlich, und hatte das Gefühl, sie habe die vorangegangenen drei Monate in einem „Albtraum" gelebt. Ihr wurde auch bewusst, dass sie sich als Teenager ähnlich gefühlt hatte, bis sie mit Anfang 20 ihren jetzigen Mann kennen lernte.

Das Schöne an diesem System ist, dass wir die Ursache eines Problems gar nicht über unser Denken feststellen brauchen. Eine Frau mit Wochenbettdepression ist wahrscheinlich erschöpft und kann nicht artikulieren, warum es ihr so schlecht geht. Wir gebrauchen einfach unsere Sinne und erkennen den Hilfeschrei, dann behandeln wir den hilfsbedürftigen Bereich, ohne dass die Mutter irgendetwas oder sehr viel dazutun muss. Sie braucht sich während der Behandlung nur ausruhen und sich erholen, während sie energetisch gestärkt wird.

Noch besser als eine Behandlung nach der Geburt wäre eine vorher, damit sie mit den Ereignissen gut zurechtkommt und alles übersteht, ohne nachher zusammenzubrechen. Das ist der außergewöhnlichste Aspekt dieser Diagnose und Behandlung. Indem wir die Signale des Energiesystems eines Menschen erkennen, können wir ihn unterstützen, bevor es zu einer Erkrankung oder Verletzung der persönlichen „Achillessehne" kommt, und so das ganze System stärken.

Ganz eindeutig ist das Schwierigste bei diesem Medizinsystem, unsere Sinne neu zu entdecken und sie so fein einzustellen, dass wir das Stress-Signal eindeutig erkennen. Das können wir nicht aus einem Buch oder bei jemand anderem lernen. Wir müssen nur unsere Sinne einfach wieder aufwachen lassen und unseren schlauen Verstand außen vor lassen.

Es ist zwar interessant, die verschiedenen emotionalen Erfahrungen und ihren Bezug zu den Fünf Elementen zu betrachten, dennoch will ich betonen, dass die angeführten Fallbeispiele alle auch mit einem anderen krankheitsverursachenden Faktor hätten diagnostiziert werden können. Es stimmt, wir können oft einen direkten Zusammenhang zwischen dem Problem, das wir mit dem jeweiligen Element assoziieren, erkennen; das trifft auch auf die drei Beispiele zu, aber eine Diagnose beruht nie auf den Gefühlen oder Aussagen eines Menschen, sondern nur auf der Beobachtung des gestressten Elements oder des krankheitsverursachenden Faktors mit seinen Farben, seinem Ton, Geruch und der Emotion.

Behandlung

In diesem Kapitel will ich Akupunkteuren mit unterschiedlichem Hintergrund und verschiedener Ausbildung keine praktischen Behandlungstipps geben. Deshalb schlage ich auch keinen Behandlungsplan und keine Auswahl hilfreicher Punkte vor. Für die Akupunktur nach den Fünf Elementen ist für eine korrekte Diagnose und eine entsprechende Behandlung eine komplette Ausbildung erforderlich. Ich will hier nur in eine Vorgehensweise einführen, die meiner Ansicht nach bei Wochenbettdepressionen äußerst wirksam ist.

Zusammenfassung

- Nach der Theorie der Fünf Elemente gibt es bei Schwangerschaft und Geburt folgende Stadien: Konzeption (Wasserelement), Wachstum/

Schwangerschaft (Holzelement), Reife/Geburt (Feuerelement), Nähren/Trennung (Erdelement) und Loslassen/Vorbereitung auf das Neue (Metallelement).

- Mit der Theorie der Fünf Elemente lassen sich physische und psychische Probleme in der Schwangerschaft diagnostizieren, denn sie zeigen sich im Energiesystem der Mutter mit seinen jeweiligen Schwächen.
- Bei der Diagnose nach den Fünf Elementen geht es in erster Linie darum, die wirkliche Ursache eines Leidens in Körper, Geist oder Seele eines Menschen zu erkennen.
- Es erscheint uns nutzlos und irreführend, den Begriff „Wochenbettdepression" bei allen Frauen zu verwenden, die sich nach der Geburt schlecht oder depressiv fühlen, weil das den Eindruck erweckt, dieser emotionale Zustand habe seine eigene Form und sein eigenes Muster, was nicht der Fall ist. Ähnlichkeiten mögen in vielen Fallbeispielen auftreten, aber die Ursache ist niemals *einfach nur* das Ergebnis einer Geburt.
- Mit der Diagnose und Behandlung nach den Fünf Elementen kann der Behandler sicher sein, dass er auf die wirkliche Ursache eingegangen ist und dass alle negativen Einflüsse auf die Mutter während der Schwangerschaft und der Geburt mit berücksichtigt und behandelt werden, wenn er den wirklichen krankheitsauslösenden Faktor dieser Frau behandelt.

Anhang

Nomenklatur der 14 Meridiane

	Pinyin	Abkürzung in der Nummerierung
Lunge		Lu
Dickdarm		Di
Magen		Ma
Milz		Mi
Herz		He
Dünndarm		Dü
Blase		Bl
Niere		Ni
Perikard		Pe
Dreifacher Erwärmer	*San Jiao*	3E
Gallenblase		Gb
Leber		Le
Konzeptionsgefäß	*Ren Mai*	KG
Lenkergefäß	*Du Mai*	LG

Index

A

Abdomen
    Schmerzen 98, 270
        auf beiden Seiten 6
            Akupunkturpunkte 132, 226
        Untersuchung des 65, 126, 178, 194

Abdominalpunkte 36, 38, 109, 113, 132, 135

Abdominalschmerz 5, 6, 98, **131**, 133, 150
    Akupunktur 132, 133, 226
    heftiger 40

Abort 2, 5, 6, **147**, 152
    drohender 147
    chinesische Sichtweise 148
    habitueller 3, 148, 150
    Immunreaktion der Mutter 147
    induzierter 187
    -risiko 90, 100
    Spontan- 16, 18, **147**
        Chlamydieninfektion 80
        Chorionzottenbiopsie 75
        Listeriose 79
        Röteln 78
        Vitamin-C-Mangel 49
        Toxoplasmose 78
    und Blei 19
    und Blutungen 146
    unvermeidbarer 147
    Uterusfehlbildung 147
    verhaltener 147
    wiederholter 33

Abstoßungsreaktionen 14

Abstrich 79, 268, 276

Abwehr-Qi 81

Aciclovir 79

Adnexitis, aszendierende 80

Adrenalin 196, **198**, 247

AFP-Test (Alphafetoprotein-Test) 71, **72**

ah shi-Punkte 117, 118, 119, 120

Aku-TENS-Gerät 112

Akupunktur
    nach den Fünf Elementen 283
    Nadeltechnik 37

Akupunkturpunkte
    3E 5 140, 275
    Blasenpunkt am Ohr 185, 207, 225, 246
    Bl 12 275
    Bl 13 275
    Bl 15 128, 129, 131, 274, 278
    Bl 16 129
    Bl 17 39, 97, 98, 100, 113, 114, 128, 129, 131, 133, 138, 140, 148, 149, 150, 154, 183, 232, 235, 257, 270, 271, 272, 275, 278,
    Bl 19 98, 99, 129, 154
    Bl 20 8, 37, 38, 95, 96, 97, 119, 128, 129, 131, 133, 135, 138, 140, 148, 183, 190, 227, 257, 270, 271, 281
    Bl 21 8, 22, 37, 95, 227, 237
    Bl 23 8, 37, 38, 100, 113, 119, 131, 135, 138, 140, 141, 149, 150, 183, 232, 271, 281
    Bl 28 118, 272
    Bl 31 36, 118, 184, 185, 187, 206, 207, 225, 226, 227, 228, 232, 233, 235, 246
    Bl 32 36, 118, 184, 185, 187, 206, 207, 225, 226, 227, 230, 232, 233, 235
    Bl 36 118
    Bl 40 118
    Bl 54 118, 119
    Bl 57 115
    Bl 58 115
    Bl 60 207, 226, 257
    Bl 63 153, 272
    Bl 67 36, 163, 164, 165, 226, 246

Index

Blasenpunkt am Ohr 185, 207, 225, 246
Di 4 36, 184, 185, 186, 187, 208, 224, 226, 233, 257, 275
Di 11 99, 110, 113, 114, 115, 150, 154, 270, 271, 276
Endokrinum 224, 225, 233
Gb 21 36, 235, 246, 257
Gb 30 118, 119
Gb 34 98, 99, 113, 118, 119, 226, 227
Gb 41 140, 141, 271
He 5 277
He 6 153, 275
He 7 131, 168, 235, 257, 274, 277
KG 2 2, 120, 269
KG 3 2, 8, 259, 272, 276
KG 4 2, 8, 100, 257, 271, 272
KG 6 150, 272
KG 7 150
KG 8 269
KG 10 94
KG 12 94, 96, 97, 98, 99, 101, 109, 133, 270
KG 13 99, 109
KG 14 94, 109, 110, 274, 277
KG 15 136, 277
KG 17 271
Le 2 113, 114, 115, 137, 271
Le 3 22, 98, 99, 101, 113, 118, 120, 121, 133, 141, 184, 185, 186, 187, 226, 227, 257, 270, 276
Le 5 111
Le 8 38, 42, 111, 112, 113, 128, 129, 130
Le 11 110
Le 14 99
LG 1 115, 273
LG 2 269
LG 4 8, 38, 100, 135
LG 8 269
LG 14 2, 81, 276
LG 20 112, 115, 270, 277
LG 28 2
Lu 7 138, 140
Ma 8 137
Ma 18 271
Ma 19 94
Ma 20 94
Ma 21 94, 99
Ma 29 272
Ma 30 90
Ma 34 94, 99
Ma 36 38, 81, 94, 96, 97, 98, 99, 100, 113, 131, 133, 135, 149, 183, 208, 227, 270, 271, 272, 274
Ma 40 94, 99, 137
Ma 44 94, 99, 110, 271
Ma 45 110
Mi 1 149, 270
Mi 3 119, 135
Mi 4 94, 96, 138, 140, 278
Mi 5 112
Mi 6 8, 36, 184, 185, 187, 208, 224, 226, 233, 257, 270, 271, 274, 277
Mi 8 271
Mi 10 114, 150, 154, 270, 272, 278
Ni 2 137, 153, 272, 276
Ni 3 113, 119, 135, 149
Ni 6 38, 113, 137, 138, 140, 141
Ni 7 275
Ni 9 101
Ni 15 8
Ni 21 94, 99, 101
Nullpunkt am Ohr 137, 225
Pe 5 135
Pe 6 40, 94, 96, 97, 98, 99, 100, 101, 133, 138, 140, 141, 237, 277, 278
Uteruspunkt am Ohr 223, 225
Shenmen am Ohr 224
Shu-Punkte 37, 128, 227
zu meidende Punkte 36

Akupunkturbehandlung, Punkte für die

Abdominalschmerz 132, 133
Abort 148, 149, 150
Anämie 128
Angstzustände 136
Austreibungsphase 246
Blutungen 148, 149, 150
Disharmonie 98, 99, 274, 275, 276, 277
Eröffnungsphase 223, 225, 226, 227
Gallenstau 154
Hämorrhoiden 114
Harnwegsinfektionen, 153
Harnwegsprobleme 272
Hyperemesis gravidum 101
Immunsystem, Stärkung 81
Juckreiz 154
Karpaltunnelsyndrom 135
Krämpfe 130
Krampfadern 111, 112
Lageanomalie 168

morgendliche Übelkeit 94
Nachgeburtsperiode 257
Nachwehen 272
Obstipation 110, 113, 122, 150
Obstruktion 98, 99, 271
Ödeme 135
Ohrakupunktur 225
Ovulation 8
Plazentaretention 257
postmenstruelle Phase 8
Retardierung des Kindes 138
Rückenschmerzen 118, 119
Schlaflosigkeit 131
Sodbrennen 109
Stillprobleme 271
Varizen 111, 112
Verdauungsbeschwerden 113
Verstärkung der Wehen 246
vorzeitige Wehen 140
während der Wehen 207, 208, 246
Wehenvorbereitung 183
Wochenfluss 270
Zyklusmitte 8

Akzelerations- und Dezelerationsmuster 212

Albuminurie 19

Algen (Meeres-) 21, 58, 134

Alkohol 2, 17, 45, 109, 110, 120, 139, 147
   im Frühstadium der Schwangerschaft 17
   -embryopathie 17
   -konsum 17

Allergien 14, **15**, 262
   Koliken bei Babys 15
   und Konzeption 15

Alpha-Zustand 229

Aluminium 20

Amenorrhö 6, 13, 33

Aminosäure/n 13, 21

Amnion-
   -flüssigkeit 31, 176
   -sack 74, 77

Amniotomie (Blasensprengung) 179, 182, 212

Amniozentese (Fruchtwasseruntersuchung/-probe) 71, 73, 75, 76

Anämie 10, 33, 39, 49, 55, 67, **126**, 258, 267, 276, 280
   Akupunktur 127, 129, 140
   aplastische 126
   Arten von 126
   Eisenmangel- 127
   Ernährung bei 127
   Folsäuremangel 55, 126
   Mittelmeer- 126
   Mehrlingsschwangerschaften 145
   perniziöse 55
   pränatale Infektionen 77, 81, 126
   Sichelzellen- 126

Angst 173, 222
   Akupunktur 135, 136, 168, 237
   Einfluss auf Menstruation 6
   Einfluss auf Organe 91
   Hormone und 196, 247
   morgendliche Übelkeit und 90
   und Blutungen 146
   und Leber-Qi-Stase 146
   und Qi-Stase 135
   vor den Nadeln 37, 39, 93
   während der Wehen 206

Angstzustände 131, **136**, 267
   Akupunkutr 135, 136

Anti-D-Immunisierung 67

Antihistaminika 88

Antikoagulanzien 112

Äpfel 11, 21, 49, 50, 109, 113

Apgar-Schema 254

Appendizitis 147

Appetit 51, 55, 218
   verminderter 183
   -mangel 95, 96
   -verlust 52, 127

Aprikosen 11, 49, 50, 103

Arachidonsäure 56, 142

Ärger
   Abort und 148
   Einfluss auf Menstruation 6
   morgendliche Übelkeit und 90
   Einfluss auf Organe 91
   und Blutungen 146
   und Herz-Blut-Mangel 276
   und Leber-Qi-Stase 133, 146
   während der Wehen 206

Arnika 281

Asthma 15

Atemdepression 201

Atemnotsyndroms (RDS) 74, 142

Aufstoßen 87, 88, 90, 92, 99

Ausfluss
  riechender 276
  vaginaler 67

Auskultation 69

Austern 16, 51

Austreibungsperiode/-phase 195, 197, 201, 236, 239
  Akupunktur 245, 246
  Atmung 244
  Durchschneiden 241
  Haltungen 242
  Interventionen 248
  Maßnahmen 243
  protrahierte 248
  Schmerz in der 216
  Schmerzintensität 216
  Verhalten der Mutter 240
  Verzögerung 203

Avocados 10, 50, 103

Avomin 88

B

Baby blues 264

Ballaststoffe 22, 46, 57

Bananen 11, 21, 49, 101, 103, 109, 113

Barker, David 1, 43

Bauchschmerzen (s. auch Abdominalschmerz)
  drohender Abort 147
  in der Schwangerschaft 131, 133
  Uteruskontraktionen und 175
  Uterusruptur 172

Becken
  Einstellung 192
  Eintritt 62, 63
  Größe 62
    und Schuhgröße 65
  Missverhältnis zwischen Kopf und 123, 171, 172
  Palpation 69
  während der Wehen 191
  -anomalie 171
  -bodenübungen 189, 281
  -eingangsebene 62, 192
  -venen 111

Beckenendlage (BEL) 62
  Akupunktur 161, 163
  Episiotomie/Dammschnitt 205, 249
  Formen 157, 159, 160
  geburtshilfliche Maßnahmen 160
  Gefahren für das Kind 159
  mit Moxibustion drehen 36, 39, 163, 164, 165
  Untersuchungen zur 164
  Ursachen 159

Beine 112, 130, 134
  schwere, müde 111

Benommenheit 89

Beruhigungsmittel 88, 208

Bewegung, Sport und 22

Beta-(β-) Endorphine 197, 229

Bierhefe 16, 49, 51, 53

Bishop-Score 181

Blähungsschmerz 91, 133

Blasenpunkt am Ohr 185, 207, 225, 246

Blasenmole **86**, 146

Blasensprengung (Amniotomie) 179, 182, 212

Blasensprung 139, **176**, 187
  vorzeitiger 139, **141**, 142, 179, 180, 183, 223

Blastozyste 85

Blei 19

Blue Baby 251

Blumenkohl 11, 56, 109

Blut-Hitze 35, 148, 270

Blut-Mangel 3, 6, 128, 161
  Abort und 148
  Akupunktur 39, 113, 133, 138, 140
    geburtsvorbereitend 183
  Hämorrhoiden und 114
  mentale und emotionale Problem 276
  morgendliche Übelkeit und 89
  Nachgeburtsperiode 256, 270, 273

Obstipation und 112
Stillprobleme und 271
und Blutungen 146
und pathogene Faktoren 275
Ursachen 91
Wehen und 223, 225
Wochenfluss, anhaltender 270

Blut-Stase 6
Akupunktur 133
Blutungen und 6
Fibrome und 133
Hämorrhoiden und 114
Kälte und 6
Nachgeburtsperiode 270, 276
Wochenfluss, anhaltender 270

Blut-Xue 3, 33, 127, 273
Abdominalschmerz 133
Abort und 148
Anämie 127
Akupunktur 128
bewegen 257, 272
Disharmoniemuster 95, 97
Akupunktur 96, 98
Hitze im 38
Leere von 33
kühlen 150, 154, 270
mentale und emotionale Problem 276
morgendliche Übelkeit und 89
nähren 38, 257, 270
Retardierung des Kindes 138
Rückenschmerzen 116
Akupunktur 117, 118
Schlaflosigkeit 131
tonisieren 271, 272
und pathogene Faktoren 275
Akupunktur 276
Wehen, vorzeitige 140
Wochenbett 273
Zyklus und 6

Blut, Hitze im 6, 114

Blutdruck 27, 65, 66, 69, 202, 235
erhöhter 67
niedriger 86
Präeklampsie 69
-erkrankungen während der Schwangerschaft 151

Bluthochdruck (Hypertonie) 5, 17, 45, 67, 134, 139, 151, 163, 179, 180, 202, 204

Blutungen 41, 74, 131, 141, 184, 251
intermittierende 149
intrakranielle 159
postpartale 182, 253, 257, 273
präpartale 146, 150
schwache 3
starke 3, 6, 40, 76, 91, 127
unregelmäßige 6
in / während der Schwangerschaft 16, 146, 150, 163
Chinesische Sichtweise 148
Zwischen- 40, 86

Blutuntersuchung 65, **67**, 78, 80, 267
AFP-Test 72
Gallenstau 153
Triple-Test 74

Blutzellen, rote 10, 11

Blutzucker 11, 28, 53, 101, 198, 279, 280

Bohnen 21, 103
grüne 11
Soja- 51, 56

Bonding, verringertes 182

Braxton-Hicks-Kontraktionen 175

Brechreiz 90, 97

Brokkoli 10, 49, 50, 103, 109, 120, 279

Brunnenkresse 16, 50, 51, 120, 134

Brust/Brüste 27
-abszess 266
gespannte 265
Schmerzen in den 6   Spannungsgefühlen in der 5

Brustwarzen 27, 107, 265, 267
rissige, wunde 265, **266**

Butter 10, 49, 53, 54, 279

C

Calendula 79, 266, 281

Capsicum C6 79

Carob 11, 53, 57

Caulophyllum C 30 189

chemosensible Areale 87, 103

Chlamydieninfektion 77, **80**
Adnexitis, aszendierende 80
Chlamydia trachomatis 80

chongmai s. Durchdringungsgefäß

Choriongonadotropin, humanes (hCG) 62, 85

Chorionzottenbiopsie 74

Chromosomen
 -aberrationen 74, 147
 -defekte 72

Contergan 18

CTG (Cardiotokographie) 69, 137, 199, 212, 219, 220, 227

Curry 109, 189

D

Damm (s. auch Perineum) 27, 189, 239, 240, 241, 243, 244, 255, 263, 267, 280, 281
 Geburtsvorbereitung für den 189
 Innervierung 216
 Probleme 246
 Risswunden 251, 255
 schützen 247
 Wundheilungsstörungen 263, 273
  Akupunktur 273
 -Massage 189
 -naht 263, 268, 273
  Dexon 255
 -riss 189, 235, 243, 250, 274, 280
  ersten Grades 247
  zweiten Grades 247
  dritten Grades 247
 -schnitt/Episiotomie 182, 189, 197, **205**, 248, **249**

Datteln 11

De-Qi 37, 93, 228

Deflexionslage 192, 206, 207

Dehydratation 86, 88, 100, 153, 171, 188

Depression 5, 9, 15, 18, 50, 54, 56, 89, 99, 102
 postpartale 14, 20, 58, 276
 Wochenbett- 263, 264, 267, 279, 283
  Akupunktur 283ff

Dexon 255

Diabetes 28, 40, 43, 45, 67, 147, **153**, 154, 179, 180, 184, 204
 Gestations- 153
 Glukosetoleranztest 153
 insulinabhängige (Typ I) 153
 nicht insulinabhängige (Typ II) 153

Diagnostik, pränatale 71, 77

diastolischer Schlag 27

Disharmonie-Muster, häufige 95
 Leber-Gallenblase 99
 Leber-Magen 97
 Magen-Milz 95

Docosahexaensäure (DHA) 35, 47, 56, 142

Doppler (Doppler-Ultraschall) 123, 137

Down-Syndrom 71, 72, 74, 76

Dreifacher Erwärmer 32

Dreifacher Erwärmer-Leitbahn 107

Drogen 18, 45, 67, 138, 147
 Alkohol 2, 17, 45, 109, 110, 120, 139, 147
 Heroin 18, 45
 Kokain 18, 45
 Marihuana 18, 45, 229

Duchenne-Muskeldystrophie 74

dumai (s. auch Lenkergefäß) 2

Durchdringungsgefäß („Meer des Blutes") 2, 8, 90
 Abort und 148, 150
 morgendliche Übelkeit und 89
 in der Schwangerschaft 25, 33
 übermäßiger Sport und 206
 und pathogene Faktoren 275

Durchschneiden 241

Dynorphin-Opiat-Rezeptoren 197

Dysmenorrhö 6

Dyslexie 56

E

Echinacea 81

Eier (Nahrungsmittel) 10, 11, 21, 46, 48, 50, 52, 54, 59, 102, 188

Eileiter
 und Allergie 15
 verklebte 13, 14
 -schwangerschaft (ektop) 40, 131

Einleitung der Geburt 179
    Akupunktur 183
    Indikationen 179, 180
    Methoden 179

Einstellung (des kindlichen Kopfes) **62**, 64, 69, 126, 178, 191, **192**, 193, 194, 195, 213, 214, 220

Eintritt 62, 63

Eipollösung 179

Eisprung 7, 8

Eklampsie 69

Ekzeme 15

Elektroakupunktur 177, 229, 230
    s. auch TENS

Elektrolythaushalt 88, 100

Embryo 26, 29, 43, 112, 285
    Anatomie und Physiologie 85, 107
    Entwicklung 43, 71
    Gefährdungen 14, 17, 18, 67, 78, 80
    Veränderungen 28, 31, 48

Emotionen/emotionale Probleme
    Abdominalschmerz 133
    Abort und 147, 148
    Angstzustände 133
    Einfluss 6, 91
    in der Schwangerschaft 125, 127, 139
    morgendliche Übelkeit und 90
    und Blutungen 146
    Wehen und Geburt 196, 211, 223, 274
        Akupunktur 206
    Wochenbett 263, 273, 276

Empfängnis (Konzeption) 3, 6, 9, 15, 12, 17, 22, 26, 33, 48, 139, 284
    Brüste 27
    Disharmonie 95
    Ernährung 12, 43
    unfähigkeit 12
    -verhütung 9
        Antibabypille/Pille 9, 20, 279
        Diaphragma 9
        Intrauterinpessar 20, 139
        Kondom 9
        orale Kontraceptiva 14
        schädliche Methoden 9
        Spirale 9, 14

Endokrinum 224, 225, 233

Endometrium 7, 28

Endorphine
    bei der Geburtsvorbereitung 181, 186, 218
    Beta-(β-) Endorphine 197, 229
    Nachgeburtsperiode 251
    während der Geburt 197, 207, 224, 230, 232, 239, 247

Entbindung
    Ernährung 58, 278
    pathogene Faktoren 275
    vorzeitige 138, 139, 204

Entonox 201, 234

Entwicklung/s-
    embryonale und fetale 43, 71
    mentale, des Kindes 17
    sexuelle 33
    -probleme 19
    -störungen 19

Enzephalitis 77

Enzyme 9, 11, 21, 44, 46, 53, 188

EPH-Gestose 27, 28, 41, 63, 65, 134, 139, 180, 184, 204

Epiduralanästhesie 181

Epilepsie 15, 40, 229

Episiotomie (s. auch Dammschnitt) 205, 249

Erbkrankheiten, familiäre 73, 75

Erbrechen (s. auch Übelkeit, morgendliche) 5, 40, 52, 65, 85, 86, 87, 89, 91, 92, 93, 95, 96, 98, 127, 182, 218
    Akupunktur 94, 98, 99
    Ernährung 101, 102, 103
    Hyperemesis gravidarum 99
    Ratschläge 104
    übermäßiges 85
    von Galle 5, 97

Erbsen 10, 15, 21, 113

Erdbeeren 10

Ernährung 12, 20, 47, 148
    bei Anämie 127
    für die Geburtsvorbereitung 188
    in der Schwangerschaft 1, 9, 33, 43
        im ersten Trimenon 48, 101
        im zweiten Trimenon 51, 108, 120

im dritten Trimenon 55, 134, 142
nach der Entbindung 249, 258, 278
postpartele 58, 249, 258, 278
Programmierung 43
um Schäden am Kind verhindern 14
vor der Empfängnis 1, 48
während der Wehen / Entbindung 58, 236
-szustand beider Partner 12

Eröffnungsphase 211
Akupunktur 221, 223, 226, 227
Ernährung 235
fortgeschrittene 214
frühe 214
Übergangsphase 214

Erschöpfung 45, 88, 104, 107, 145, 202, 208, 263, 264, 273, 276, 277
postpartale 264

Erstuntersuchung 64, **65**, 67

Erythema infectiosum acutum (Ringelröteln) 77, 81

Erythrozyten 10, 26, 27, 50, 53, 55, 57, 58, 62, 126

Escherichia coli 152

Essenz-Jing 3, 4, 32, 35, 89, 91, 128, 161

Essenzielle Fettsäuren (EFA) 10, 52, 56, 58, 148, 188, 280

F

Faktoren, pathogene 6

Familienanamnese 65

Familienplanung 2, 4, 22, 33, 99
natürliche 8

Fehlbildung/en 45, 49, 50, 139, 179
Angst vor 206
kongenitale 15, 81
des Kindes 71

Fehlbildungsrisiko 9, 78
verringern 1

Fehlgeburt (s. auch Abort) 9, 17, 18, 20, 35, 59, 78, 147, 148, 150, 152
Risiko einer 9, 17, 73, 74, 75

Fertilität s. Fruchtbarkeit
-sprobleme 3

Fette 46, 47, 142, 262
essenzielle 47
gesättigte 51, 57, 59

Fettsäuren 56, 142, 237
essenzielle (EFA) 10, 52, 56, 58, 111, 148, 188, 280
gesättigte 51
Transfettsäuren 44
ungesättigte, mehrfach 142

Fetus 2, 26, 28, 43, 48, 85, 89, 107, 126
Auffälligkeiten 179
CTG-Überwachung 199
Einstellung 64, 124, 192
genetische Schäden 15
Haltung 62, 124
Herztöne 69, 137, 160, 178, 179, 180, 181, 199, 200, **212**, 218, 219, 236, 246, 254
Herzfrequenz 62, 69, 137, 198, **212**, 213, 220, **221**, 254
Akzeleration 212, 221
Dezeleration 212, 221
Oszillationsamplitude 212, 221
Lage 62, 123, 124
Lageanomalien 157
Programmierung 43
Risikoschwangerschaften 145
Übergang zum Neugeborenen 252
und Blei 19
und Rauchen 17
und Retardierung 137
und Vitamin F 56
unruhiger 148
vorzeitige Wehen 139

Feuchtigkeit 6

FHF (fetale Herzfrequenz) 62, 69, 137, 198, 212, 213, 220, 221, 254

Fibrome 133, 159, 258

(Finger-)Nägel 31, 32, 128

Fisch 10, 16, 19, 35, 46, 48, 51, 188
fetter 10, 47, 52, 53, 120

Flatulenz 45

Flat Baby 251

Fleisch (Bio-) 10, 11, 16, 44, 50, 51, 59, 77, 109
mageres 11, 46, 120

Follikel, reifender 7

Folsäure/B9 9, 10, 16, 51, 55, 126
- -mangel 16, 55

Forceps s. Zange

Freude 2, 6

Fruchtbarkeit (Fertilität) 16
- der Frau 13
- des Mannes 13

Fruchtblase 29, 141, 160, 170, 176, 182, 196, 208, 212, 216, 219, 241, 248
- s. auch Blasensprengung, Blasensprung

Fruchttod, intrauteriner 154

Fruchtwasseruntersuchung/-probe (Amniozentese) 71, 73, 75, 76

Frühgeburt 18, 54, 80, 139, 159, 206

Fu-Organe 3

Fülle 25, 30, 91, 92, 272
- -Muster 38, 109
- -Syndrom 131
- -Zustand 37, 92, 93, 99, 272

Fundus, -stand 62, 65, **68**, 107, 126, 137, 261, 267

Fußlage, unvollkommene 157

G

Galle, Erbrechen von 5, 97

Gallenstau 41, 153

Gaviscon 108

Gebärbadewanne 235, 245

Gebärhocker (Geburtsposition) 243

Gebärmutter (s. auch Uterus) 26
- Fundus 62, 68, 267
- -hals (s. auch Zervix) 26, 29
- -muskulatur 26
- -schleimhaut 62, 85, 262

Geburt/-s
- Akupunktur 221, 223, 226, 245
- Austreibungsphase 239
  - Akupunktur 245, 246
- Betreuung der 65
- Eingriffe 203
- Einleitung der 36, 175, **179**, 182
  - Akupunktur 183
  - Indikationen 179, 180
  - Methoden 179
- Negativspirale der 181
- vorzeitige 139
- Elektroakupunktur 230
- Ernährung 58, 188, 235, 249
- Eröffnungsphase 211
- Gebärbadewanne 235
- Haus- 176
- Hormonsystem der- 196
- Komplikationen 15, 57, **168**, 173
- Leber-Blut-Mangel 5
- nach der 1, 2, 265
- Nachgeburtsperiode 251
- östliche Philosophie 32
- protrahierte 114, 167, 168, **170**,
- regelrechte 62
- Schmerzintensität 241
- Schmerzmittel 200
- überstürzte 196
- und Vitamine 55, 56, 57
- vorzeitige 138
- Wasser- 177, 236
- -Massageöl 177
- -defekte 80
- -gewicht 14, 45, 52
  - niedriges 15, 17, 19, 50, 53, 54, 124
- -haltungen 216
- -kanal 26, 239
- -plan 178
- -positionen 242, 243
- -schäden 13, 14, 17, 20
- -stillstand 171, 182
- -termin errechnen 64, 67
  - E.T. 62
  - letzte Periode LP 63
- -vorbereitung 175, 188
  - Eingangsuntersuchung 178
  - Ernährung 188

Gedächtnis 273
- schlechtes 276
- -schwäche 53
- -verlust 50

Gelbkörper 7

Gelbsucht (s. auch Hepatitis) 10, 77

Gemüse 10, 11, 13, 18, 44, 46, 49, 50, 54, 109, 120, 142, 188, 279
- Blatt- 10, 11, 15, 16, 44, 50, 51, 53, 56, 57, 279
- Wurzel- 16

Genitalschleimhäute, weibliche 14

Geschlecht des Kindes 31, 74, 76

Geschmack/s 92
   bitterer 92, 97, 98
   fehlender 92
   Metall- 87
   -richtungen 47

Gesichtslage 62, 158, 166

Gestation/s 62
   -alter 137
   -dauer 181
   -diabetes 153

Gewalttätigkeit 15

Gewicht/s 65, 110, 116, 139
   übermäßiges 51
   -verlust 65, 86, 88
   -zunahme 65, 123, 142
      bei Neugeborenen 15
      mangelnde 65
      plötzliche 65

Glukose 28, 53, 65, 178, 237
   -stoffwechsel 153
   -toleranztest 153
   -Toleranz-Faktor (GTF) 53

Glykogen 58, 124, 188, 237

Groll 33, 90, 125, 133, 276

Grübeln 2, 90, 91, 104

Gürtelgefäß 140, 141

H

Haar/e 2, 10, 32, 46, 51
   mattes 128
   Mineralanalyse 20

Haltung/s 61, **62,** 69, 126, 176, 194, 195, 214
   -anomalie 171, 202

Haltungen der Mutter
   Austreibungsphase **242**, 243, 244
   Eröffnungsphase 216, **217**, 218

Hamamelis 281

Hämoglobin 50, 53, 62, 126, 267, 279
   -spiegel 253
   -werte (Hb) 27, 62, 65, 67

Hämoglobinopathien 126

Hämophilie 74

Hämorrhagie
   postpartale 126
   präpartale 126, 127, 150

Hämorrhoiden 55, 110, **113**, 115, 263
   blutende **114**, 127

Harn (s. auch Urin)
   Inkontinenz 272
   -ausscheidung, exzessive 153
   -blase 17, 245, 258
   -drang 130, 152, 203
   -fluss, ständiger 272
   -retention 203, 262
   -trakt 28, 152
   -wege 262
   -wegsinfektion 40, 42, 67, 147, 152
      Akupunktur 152
   -wegsprobleme 272

Hausgeburt 171, **176**, 177
   Wassergeburt 177

Haut 27, 52, 55
   Elastizitätsverlust 86
   trockene 128
   -jucken 154
   -veränderungen 107
      Linea fusca 27, 69, 107

hCG (humanes Choriongonadotropin) 62, 85

He-Yang 3

Hebamme 61, 65, 168, 169, **178**, 181, 192, 194, **199**, **218**, 222, 243, 244, **245**, 247, **255**, 261, **266**, 268, 280
   Akupunkteur und 25, 40, 145, 173, 222, 247
   Dammschnitt 249, 255
   Erstuntersuchung 67
   geburtshilfliche Maßnahmen 160, 169, 170, 176, 199
   Gebärbadewanne 235, 236
   Hausgeburt 176, 177
   Mutterpass 69
   Partogramm 213
   Tastuntersuchung 68, 69, 160

Heißhunger 48, **87**

Hepatitis (s. auch Gelbsucht)
   Hepatitis B 67
   Virus- 67

Herbizide 12, 18

Heroin 18, 45

Herpes 77, **78**

Herztöne, fetale/kindliche
Auskultation 69
bei der Geburt 199, 200, **212**, 218, 219, 236, 246
in der Schwangerschaft 137
nach der Geburt 254
vor der Geburt 178, 180, 181
zur Lagebestimmung 160

Herz-Blut-Mangel 131, 273, **276**

Herz-Blut-Stase 277

Herz-Qi 3, 128, 274

Herz-Xin 3, 4, 33, 47, 128, 131, 148, 196, 206, 273, 276

Herz-Yin-Mangel 277

Heuschnupfen 15

Himbeerblättertee 188

Himmlisches Gui 3

Hinterhauptslage 213
hintere (hiHHL) 194, 195, 206, 226, 248
rechte und linke hintere 124
vordere (voHHL) 192, 195

Hitze 2, 6, 37, 91, 92, 99, 109, 110, 113, 276, 278
Angst 136
Blutungen 146, **150**
Hämorrhoiden 114
Harnwegsprobleme 272
Nierenerkrankungen 153
Stillprobleme 271
Wochenfluss 270
-Symptome 128
-wallungen 128, 141
-Zeichen 91, 92, 113

HIV 67

Hocke (Geburtsposition) 243, **244**

Hodenhochstand 57

Homöopathische Mittel
Capsicum C6 79
Caulophyllum C30 189
Natrium muriaticum C6 79

Honig 11, 113

Hormon/e 9, 10, 27, 28, 44, 55, 57, 58, 85, 87, 124, 190, 191, 247, 262
Adrenalin s. dort
Choriogonadotropin 74
endokrine 225
Endorphine s. dort
hCG s. dort
hormonelle Veränderungen 28, 107, 111, 114, 125, 152, 263
Melanotropin 27
Nebennieren- 52
Östriol 74
Östrogen s. dort
Oxytocin s. dort
Plazenta- 124, 163
Progesteron s. dort
Prostaglandin s. dort
Relaxin s. dort
Schwangerschafts- 119
Sexual- 47, 52
-mangel 148
-spiegel 51
-system/Geburt 196
-umstellung 264

Hüft(gelenks)luxation, angeborene 17, 89

Hülsenfrüchte 11, 46, 57, 58, 109, 120, 134, 188

Hydramnion 86, 139, 159, 166, 167

Hypalgesie 197

Hyperaktivität 15, 17, 56

Hyperemesis 85, 88
Akupunktur 94, 101
Ernährung 101
gravidarum 99, 100

Hyperglykämie 153

Hypericum 79

Hypertonie (Bluthochdruck) 5, 17, 45, 134, 139, 151, 163, 179, 180, 202, 204

Hypoxie, fetale 137, 138, 154, 245

I

Imbalancen beseitigen 4

Immunisierung
passive 28
Anti-D- 67

Immunität
Aufbau 81
gegen Ringröteln 81
gegen Röteln 67, 78

gegen Windpocken 80
gegen Zytomegalie 78

Immunsystem 9, 55, 79
    Dysfunktion 18
    Kolostrum 262
    stärken 81
        Akupunkturpunkte 81

Implantationsblutung 147

Infektion/en 28, 52, 54, 57, 139, 141, 203, 267, 269, 276
    Akupunktur zur Stärkung des Immumsystems 81
    diaplazentar übertragene 77
    Harnwegs- 40, 67
    intrauterine 154
    Nieren- 67, 152
    pränatale 77
    rezidivierende 18
    Salmonellen- 59
    TORCH 77
    und Infertilität 14
    Uterus- 176
    Wochenbett- 263, 276, 279
    -sgefahr 38
    -srisiko 58, 182

Infertilität (s. auch Unfruchtbarkeit) 12
    Ursachen 14

Ingwer 16, 51, 102, 103, 279

Inhalationsanalgesie 201, 245

Inkontinenz 176, 272

Inspektion 69

Intrauterinpessar 20, 139

Involution 261

Ischialgie 39, 115, 118

IV-Zugang 212

IVF (In Vitro Fertilisation) 3, 5, 12, 35, 90, 113, 117, 131, 147, 183, 206, 223, 271

J

Johannisbeeren, schwarze 10, 50

Juckreiz 41, 153

Junk Food 59, 102

K

Kadmium 19, 20

Kaiserschnitt 62, 69, 80, **204**, **249**, 273, 276, 278
    Fallbeispiel 115
    Indikationen 79, 145, 180, 181, 204, 219
        Lageanomalie 159, 161, 166, 167, 171, 173
    Narbenruptur 172
    Wochenbett 262, 264
    -nähte 160, 268
    -Risiko, erhöhtes 57

Kälte 2, 6, 92,
    Abdominalschmerzen 133
    Rückenschmerzen 116, 117

Kälte-Leere 93

Karotten 10, 21, 49, 113

Karpaltunnelsyndrom 133, **135**

Käse 11, 46, 49, 51, 59, 79, 120

Käseschmiere/Vernix caseosa 31

Katecholamine 198

Keton 28
    -körper 28, 65, 67, 178, 237
    -urie 88

Ketose 236

Kichererbsen 103

Kind (s. auch Embryo, Fetus)
    mentale Entwicklung 17
    Wachstum des 10
    -sbewegungen (KB) 62

Knielage 157

Knöchel
    -ödeme 41
    -schwellungen 38, 69, 111, 133, 134

Knochenmark 10, 32, 126, 128

Koagulationsneigung 112

Kohlendioxid 28

Kohlenhydrate **46**, 47, 237, 262
    komplexe 46, 57, 58, 188
    Schwangerschaftserbrechen 101
    -Stoffwechsel 52

Koliken bei Babys 15

Kolostrum (Vormilch) 124, 262

Konservierungsstoffe 12, 18, 22, 44, 59, 102

Kontraktionen 152, 166, 170, 171, 172, **175**, 179, 181, 187, 188, 194, 196, 199, 214, 218, 219, 220, **239**, 244, 246
    Akupunktur 184, 185, 208, 222, 224, 225, 226, 227, 233
        Auslösen 184, 185, 189, 192
        Braxton-Hicks- 175
        falsche 176
        frühe 140
        Oxytocin 196
        schwache und seltene 225
        unterdrücken 139
        vorzeitige 141

Konzeption (Empfängnis) 4, 15, 17, 48, 284

Konzeptionsgefäß 2, 6, 8, 25, 27, 33, 89, 90, 94, 138, 148, 150, 206, 275

Kopfschmerzen 5, 50, 127, 134, 152, 203, 253, 275
    Stirn- 41

Kopfschwarten-Elektroden 199, 200

Krampfadern (Varizen) 10, 110, 112, 114

Krämpfe 128, **130**, 203, 228
    Muskel- 54, 130
    Wein- 264

Kraniosakral-Therapie 190

Krankengeschichte 38, 40, 65, 94

Krebs 18
    -risiko 17

Kribbeln
    der Gelenke 128
    in den Fingern 135
    in den Gliedmaßen 128

Kuhmilchallergie 15

Kürbis (-kerne/-samen) 16, 51, 103, 120

Kurzatmigkeit 55, 124, 127

L

Lachs 16, 53

Lage/n 62, **63**, **64**, 68, 126, 176, 178, **193**, 196, 219
    Hinterhaupts- 62, 192
        vordere (voHHL)- 192, **193**, 195, 233
        hintere (hiHHL) 124, **194**, 195, 204, 226, 248
    Längs- 62
    Palpation 69
    regelrechte 193
    regelwidrige 123, 157, 204
    Schädel- 62, 63, 123, 177
    Zwillinge 146
    -änderung 123, 165, 166

Lageanomalien 157, 170, 171, 202
    Akupunktur 157, 161, 168, 206
    Armvorfall 158, 167
    Beckenendlage (BEL)/Steißlage 39, 157, 158, 159, 160, 161, 163, 164, 249
    Deflexions- 192, 206, 207, 243
    Fußlage 157
    Gesichtslage 62, 166
    hintere Hinterhauptslage 124, **194**, 195, 204, 226, 248
    Knielage 157
    operative Maßnahmen 168
    der Plazenta 150
    Querlage 62, 123, 165, 167, 219
    Schräglage 62, 219
    Schultereinkeilung 167
    Schulterlage 123
    Steißlage 39, 157, 158, 159, 160, 161
    Steiß-Fuß-Lage 157, 159
    Stirnlage 62, 158, 167

Lanugo (Wollhaar) 31, 32

Largactil 88

Lebensmittel (s. auch Nahrungsmittel) 12, 16, 44, 46, 120, 134, 188
    Abneigung 85, 87
    aus chinesischer Sicht 47, 135
    für Essenz-Jing 35
    kalte 33
    konservierte 19
    zu meidende 59, 102

Lebensmittelallergien 9, 15, 45

Leber (Nahrungsmittel) 10, 35

Leber (-Gan) 3, 4, 10, 26, 32, 47, 89, 90, 92, 97, 99, 128, 131, 273
    -Blut-Mangel 3, 5, 35, 128, 273, 277
    -Feuer 5, 91, 98, 137, 148

-Hitze 5, 271
-Leitbahn 2
-Qi 91, 97
-Qi-Stase/-Stagnation 2, **5**, 6, 22, 35, 37, 42, 90, 92, 97, 99, 113, 133, 146, 206, 223
-Yang 5

Leere 91, 92, 94
-Hitze 92, 136, 137, 153, 273, 277
-Kälte 93, 94

Lenkergefäß („Tor des Lebens") 2, 3, 8, 116

Lernschwierigkeiten 19

Lethargie 18, 95, 264

Lichtempfindlichkeit 41

Linea fusca 27, 69, 107

Linol 47
-säure 47

Lippen-Kiefer-Gaumenspalte 89

Listeriose 77, 79, 147

Lochia
alba 262
fusca 262
rubra 262

Lochien s. Wochenfluss

Lunge-Fei 3, 32, 206, 256

Lungenreife 74

Lutealphase 7

M

Magen-Hitze 94, 99, 105, 109, 110, 271

Magen-Qi 90, 91, 97, 108
absteigen lassen 96
rebellierendes 94, 109
und Sodbrennen 109
-Mangel 5, 22, 93

Magen-Wei 4, 5, 32, 256
Abort und 148
Akupunktur 37
beruhigen 96
Disharmoniemuster 95, 97, 223
Akupunktur 96, 98
Ernährung und 47, 108, 113
Einfluss der Emotionen auf 90, 91

morgendliche Übelkeit und 89, 92
Akupunktur 93, 94
Sodbrennen und 109
Akupunktur 109
tonisieren 227
Wehenvorbereitung 183

Magenverstimmung 38

Malabsorption/s 57
-probleme 127
-Syndrome 45

Mandeln (s. auch Nüsse) 11, 16, 50, 51

Mangelerscheinungen 15, 18, 44, 45, 57

Mastitis 266

Mattigkeit 11, 88, 95

Maxolon 88

Meclozin 89

Meer aller Yin-Leitbahnen, 2
s. Konzeptionsgefäß

Meer des Blutes 2, 148
s. Durchdringungsgefäß

Meeresfrüchte 11, 54

Mehrlingsschwangerschaft 45, 72, 86, 127, 139, **145**, 159, 166, 167, 202, 223
Komplikationen 145

Mekonium 239
-abgang 254
-aspiration 169

Melanotropin 27

Melonen 10, 50, 103, 134

Mendelson-Syndrom 236

Meningitis 77

Menstruation/s (s. auch Regelblutung) 2, 33, 62
beeinflussende Faktoren 6
chinesische Sichtweise 2
Nieren-Qi 2
postmenstruelle Phase 8
Tätigkeit, anstrengende körperliche 2
und innere Organe 3
unregelmäßige 2, 4, 6, 40
-blut 5
Klumpen 5
-zyklus 5, 7
unregelmäßiger 6

zu kurzer 6
zu langer 6

Merkfähigkeit, schlechte 128, **131**

Nackenfalte, Messung der fetalen 71, **72**

Metall/e 18
-geschmack 85, **87**

Metoclopramid 88, 89

Migräne 9, 15

Milch (Mutter-) 15
Kolostrum 124, 262
-fluss anregen 280
-mangel 265, 271
-stau 266, 271

Milch(produkte) 10, 11, 15, 16, 46, 51, 52, 53, 54, 57, 188
Allergie 15

Milz-Leitbahn 2, 107

Milz-Pi 3, 4, 26, 32, 183, 206, 256, 272
Abdominalschmerz 133
Abort und 148
Akupunktur 94, 109, 111, 112, 257, 270
Anämie und 128
Disharmoniemuster 95, 97, 223
Akupunktur 96
Ernährung und 108, 113
Einfluss des Geschmacks auf die 47
Einfluss der Emotionen auf die 91
Leere von 111
morgendliche Übelkeit und 90
Akupunktur 94
Ödeme und 135
Retardierung des Kindes und 138
Schlaflosigkeit und 131
Wehen, vorzeitige, und 140
-Schwäche 38, 92, 95, 97
Akupunktur 37, 38, 119
Fallbeispiel 97

Milz-Qi 2, 97, 108
Akupunktur 112, 142
stärken 96
-Mangel 128
Akupunktur 128
-Schwäche 6

Mineralstoffe 11, 18
Chrom 11, **53**, 279
Eisen 11, 15, 17, 49, **50**, 53, 57, 58, 102, 279

-mangel 27, 50, 53
Kalium 11, 13, 103
Kalzium 11, 20, **53**, 56, **57**, 124, 130, 139
Kupfer **11**, 14, 20, 21, 54, 58, 127, 139, 190, 278
-konzentration 9, 14
Magnesium 11, 14, 21, **54**, 103, 130, 139, 148
Mangan 11, 13, 15, 19, 279

Mingmen 38

Minister-Feuer 3

Missed abortion (verhaltener Abort) 147

Missverhältnis zwischen kindlichem Kopf und mütterlichem Becken 123, 168, 171, 172

Mittlerer Erwärmer 94, 98, 109

Mortalität, perinatale 45, 126

Moxa/moxibustieren 36, **39**, **93**, 131, 138, 149, 166, 272, 275
bei Beckenendlage 36, 161, **163**
bei Blut-Mangel 270
bei Kälte 94, 133, 269
bei Leber-Blut-Mangel 128
bei morgendlicher Übelkeit 104
bei Milz-Qi-Mangel 128
bei Qi- und Blut-Mangel 140, 148, 183, 271
bei Milz- oder Magenschwäche 96
bei Nieren-Yang-Mangel 100, 135
bei Ödemen 135
bei Rückenschmerzen 118
-kegel 38, 128, 133, 149
-behandlung 94, 164
-zigarre 119

Multipara 63

Mund, trockener 89, 92, 136, 141

Muskel-/Muskeln 11, 26, 31, 32, 58, 124, 188, 189, 228, 237
und Eisen 279
und Kalzium 53
und Magnesium 54
und TENS 228
und Vitamin E 55
-dystrophie 73, 74
-krämpfe 54, 130, 228
-schwäche 90
-zucken 54

Muttermilch (s. auch Milch) 15, 262

Muttermund (s. auch Zervix) 124, 181, 192, 194, 196, 204, 213, 216, 225, 239, 244, 248
    Öffnung des 139, 176, 178, 179, **181**, 187, 214
        Akupunktur 185, 208, 227, 237
    Plazenta über dem 150
    Verletzung 146
    -lippe, vordere 237, 239

Mutterpass 68, 69, 178

N

Nabel
    -arterie 137
    -schnur 28
        Durchtrennen der 245, 252, 253
        Kompression der 159
        Vorliegen der 168, **169**, **170**
    -Punkt 225
    -vorfall 139, 141, 154, 166, 168, **169**, **170**, 176, 204, 243, 249

Nachgeburt 251

Nachgeburtsperiode 236, 251, 253
    Akupunktur 256, 269
    Blue Baby 251
    Flat Baby 251
    konservative 253
    Leitung der 253
    protrahierte 258
    Risswunden 251, 258
    Syntocinon®/Syntometrin® 251

Nachwasser 176

Nachwehen 263, 272

Nadeltechnik 37

Nägel, brüchige 128

Nährstoff/e 10, 12, 13, 15, 28, 43, 44, 102, 139
    -mangel 13, 14, 249
    -versorgung 14
    -vorräte 9
    Wirkung der 10

Nahrung/smittel 12, 44, 91, 92, 109, 110, 237, 252, 258, 278
    Abneigung 87
    aus chinesischer Sicht 47, 97, 108, 113, 128, 135, 256
    empfehlenswerte 46, 47, 49, 50, 51, 52, 53, 54, 56, 57, 58, 81, 134
    für Konzeption 48
    für Schwangerschaft 48
    innewohnende Qualität 109
    industrielle Verarbeitung 12, 19, 51, 59
    Nährstoffe 10
    Nährwert 12
    schädliche 18
    zu meidende 46, 51, **59**

Nahrungsergänzungen 12, 13, 15, 16, 44, 48, 58, **102**, 127

Nahrungsstagnation 90, 109
    Akupunktur 94, 99, 109

Naloxon 229

Narbenruptur 172

Nässe 2, 6, 91, 92, 99, 109
    Rückenschmerzen 116, 117

Nässe-Hitze 92, 114

Natrium muriaticum C6 79

Nausea (s. auch Erbrechen, Übelkeit) 96

Nervensystem 11, 17, 52, 54, 137, 230
    zentrales 31, 77

Neugeborenenasphyxie 169

Neuralrohrdefekt 16, 51, 72, 74

Neurotransmitter 52, 187

Niere-Shen 3, 5, 26, **33**, 35, 89, 90, 128, 131, 149, 161, 206, 256
    -Essenz 3, 33, 256
    -Leitbahn 2, 150
    -Qi 2, 33, 35, 116, 256
    -Schwäche 3, 33, 38, 41, 117, 118, 138, 150, **183**, 223
    -Yang-Mangel 5, 6, 38, 100, 118, 135
    -Yin-Mangel 5, 6, 113, 140, 146

Nieren 28, 31, 262
    -entzündung 152
    -erkrankung 18, 67, 139, **152**, 184
    -infektion 67, 116
    -probleme 20
    -schmerzen 152

Nitroglycerin-Pflaster 139

Notfälle (geburtshilfliche) 168, 248, 249

Notfallmedizin 177

Notfallsalbe (Rescue Remedy) 266

Notsectio 172, 249, 277, 278

Nullipara 63

Nullpunkt 137, 225

Nüsse 10, 11, 15, 16, 46, 47, 50, 51, 53, 54, 57, 103, 120, 142, 188, 279

O

Oberer Erwärmer 94

Obst 10, 46, 51, 54, 101, 109, 120, 134, 142, 188
    Trocken- 11, 102

Obstipation 38, 55, 102, 112, 123, 128, 150
    Akupunktur 110, 113, 122, 150

Obstruktion 90
    Akupunktur 98, 99, 271

Ödeme 67, 69, 133
    Blutdruckerkrankungen 151
    Knöchel-, Fuß- 41
    Schwangerschaftsödeme 5

Ohrakupunktur 137, 221, **224**, 225
    Blasenpunkt 185, 207, **225**, 246
    Endokrinum 224, **225**, 233
    Nadeln für die 177
    Nullpunkt 137, **225**
    Uteruspunkt 223, 224, **225**
    Shenmen 137, 184, 187, 207, 224, **225**, 232, 233

Ohrfeigen-Gesicht 81

Opiate 197, 230

Organe-Fu 3

Organe-Zang 2, 3

Östrogen 26, 27, 28, 108, 124, 163, 222

Oszillationsamplitude 212, 221

Ovarien 62

Ovulation 7, 8, 14

Oxytocin 28, 196, 247, 252, 253
    -ausschüttung 216, 247
    -Gabe 172

    -Infusionen 179, 182, 203
    -spiegel 198

P

Palpation 69

Palpitationen 128, 131

Paprika 10, 49, 50

Paranüsse 11, 53, 54, 57

Partogramm 179, 213

Parvovirus 81

pathogene Faktoren 6, 116

Pektin 21

Periduralanästhesie (PDA) 181, 186, 197, 198, **201**, 202

Perineum (s. auch Damm) 2, 107, 241, 273, 281

Periode (s. auch Menstruation) 2
    letzte (LP) 63
    Schmerzen vor, während oder nach der 6
    Sex während der 2

Pestizide 12, 18, 19, 21, 44

Petersilie 11, 50, 134

Pethidin **200**, 202, 212

Phenergan 88

Phenothiazin 89

Pikazismus (Pica-Syndrom) 87

Pinard-(Hör-)Rohr 69, 200

Plazenta 28, 29, 76, 77, 85, 124, 253, 279
    Akupunktur Blutversorgung 138
    Blasenmole 86
    empirischer Punkt für die 257
    hcG 62
    Lochien 262
    Placenta praevia 76, 146, 150, 151
    -Ablation 41
    -Anomalie 16, 258
    -geburt 216, 236, 251
    -insuffizienz 65, 123, 154
    -lösung 41, 141, 150, 152, 154, 160, 179
        vorzeitige 86, 249
    -reste 267, 276

-retention 257, 258
  Akupunkturpunkte 259

Pneumonie 80, 147

Postmenstruelle Phase 8

Präeklampsie/Schwangerschafts-induzierte Hypertension (SIH) 69

prämenstruelle
  Spannungen 4
  Phase 8

Pränataldiagnostik 71, 77

Pressdrang 245

Primigravida 63

Progesteron 26, 27, 28, 85, 108, 124, 191, 222
  -bildung 62
  -spiegel 66, 110

Programmierung 43

Prolaktin 262

Proliferation 7

Promazin 88, 89

Promethazin-Hydrochlorid/-Theoclat 88

Prostaglandin 52, 163, 179, **181**, 182, 183, 188, 189
  -gel 181, 182

Protein/e 28, **46**, 57, 127, 262
  im Urin 28, 63, 65, 67
  -urie 63, 69, 134

Prothrombin/-spiegel 56, 252

Ptyalismus (vermehrter Speichelfluss) 87, **88**

Pudendusanästhesie 248

Puerperium 261

Puls 95, 96, 141, 148, 219, 255, 267
  schneller 171, 172
  -frequenz 219
    erhöhte 152
    steigende 86

Purpura 77

Pyelonephritis 152

Pyridoxin 88

Q

Qi 2, 3, 4, 6, 33, 274, 275
  Sinken des 2, 6, 90, 272
  in der Nachgeburtsperiode 256
  in der Schwangerschaft 25, 33, 41
  nachgeburtliches 89, 96, 256
  rebellierendes 92, 95
  vorgeburtliches 96
  und Abort 148
  und Anämie 128
  und Angst 90, 136, 141
  und Blut-Xue 6, 8, 95, 146, 148, 183, 196, 273
  und Emotionen 90, 206
  und Hämorrhoiden 114
  und Krampfadern 111
  und Morgendliche Übelkeit 89, 92, 96, 97, 98, 99
  und Rückenschmerzen 116, 117
  und Überarbeitung 135
  und Verdauungsbeschwerden 112
  und vorzeitige Wehen 140
  und Wehen 183, 206, 223
  Ursprungs- 256
  -Fluss 2, 5, 6, 8, 89, 113, 133, 196
  -Mangel 6, 91, 146, 183, 225, 270, 271, 274
  -Stase/-Stagnation 6, 33, 90, 92, 94, 111, 112, 114, 116, 133, 135, 223

Quecksilber 19, 21

Querlage (QL) 62, 123

R

Rauchen 16, 19, 45, 136, 137

Reanimation 254

Reflux 108, 130

Regelblutung (s. auch Menstruation) 5
  schwache 6
  starke 5, 91, 223

Reizbarkeit 5, 99, 264

Rektalblutungen 114

Relaxin 124, 191

renmai s. Konzeptionsgefäß

Reproduktion 33, 256

Rescue Remedy (Notfallsalbe) 266

Retardierung
    geistige 78
    intrauterine Wachstums- 123
    des Kindes 137, 168

Rhesus
    -Erythroblastose 67
    -Faktor 65, 67
    -Inkompatibilität 66, 163, 179
    -Unverträglichkeit 139, 160

Ringelröteln (Erythema infectiosum acutum) 77, 81

Risikoschwangerschaften 145, 204
    Blutdruckerkrankungen 151
    Blutungen 146
        nach der 24. Woche 150
    Diabetes 153
    Gallenstau 153
    Nierenerkrankungen 152
    Totgeburt 154
    Zwillings- und Mehrlingsschwangerschaften 145

Riss (s. auch Dammriss) 205, 246, 247, 249, 255
    -verletzungen 276
    -wunden 169, 251, 258

Rizinusöl 189

Rosinen 11, 103

Röteln 67, 77, 78, 147
    -Impfung 78

Rückenschmerzen 5, 6, 38, 39, 55, 115, 123, 131, 145, 147, 148, 149, 175, 195, 202, 206, 214, 226, 232
    akute 115, 117
        Behandlung 117
    chinesische Sichtweise 116
    chronische 115, 117
        Behandlung 118
    und Ischialgie 115
    und TENS 232
    Ursachen 115

Rücken-Shu-Punkte 128, 227

Ruptur 171
    Narben- 172
    Spontan- 172
    traumatische 172
    unvollständige 172

S

Salzbäder 281

Samen s. Sperma

Samen (Nahrungsmittel) 10, 11, 16, 46, 47, 53, 57, 101, 103, 113, 120, 142, 188

Sauerstoffmangel 126, 137, 159

Säurehemmer (Antazida) 20, 108, 127

Schädellage/Hinterhauptslage (s. auch Lage) 62

Schafkotstuhl 113

Schellfisch 11, 16

Schieben 244
    Pressdrang 245

Schizophrenie 56

Schlaflosigkeit 54, 55, 58, 110, 123, 128, **130**, 145, 229, 273, 276

Schleim
    Akupunktur 94, 99, 137
    Phobien 137
    trüber 91
    -absonderungen 114
    -bildung, vermehrte 15
    -häute/haut 10, 51
        Gebärmutter- 62, 85, 262
        Genital- 14
    -pfropf 29, 175, 216

Schmerz/en
    abdomineller 6, 98, 132, 147, 226, 270
    akute 183
    am Perineum 241
    am Schambein 36, 119
    an der Beinrückseite 111
    Angst vor 136
    Bauch- 131, 133, 147, 172, 175
    Blähungs- 5
    bei Geburtseinleitung 181
    beim Stuhlgang 114
    brennender 91
    dumpfer 90, 91
    im Bein 112
    im Epigastrium 90
    im Hypochondrium 98, 99
    in den Fingern 135
    in den Lenden 152, 186
    in der Eröffnungsphase 215, 216

Kopf- 5, 41, 50, 127, 134, 152, 203, 253, 275
  lindern mit Kalzium 56
  lindern mit TENS 230
  nach unten ziehend 270
  Nieren- 152
  perioden-artig 149
  Rücken- s. Rückenschmerzen
  starke/r 91, 171, 172, 264, 272
  Symphysen- 119, 120, 221
  -toleranz 197, 214, 230
  und Hormone 196
  vor, während nach der Periode
    auf beiden Seiten des Abdomens 6
    im unteren Rücken 6
    in den Brüsten 6
    in der Mitte des Bauches und im Unterbauch 6
  während der Austreibungsphase 239
  Wehen- 197, 214
  -intesität 240, 241
  -lokalisation 226, 240, 241
  -skalen 215
Schmerzmittel 25, 79, 119
  bei einer Hausgeburt 177
  bei Geburtseinleitung 181, 186
  bei Kaiserschnitt 278
  im Wochenbett 267, 280
  unzureichende 264
  während der Wehen 136, **200**, 219
Schräglage 62, 69, 219
Schuhgröße 65
Schulterdystokie 168, 169, 172, 204
Schultereinkeilung mit Armvorfall 167
Schwäche 50, 89, 90, 95, 128, 148, 188, 275, 287, 288
Schwangeren-
  -betreuung 61, 65
  -kartei 69
  -vorsorge 61
Schwangerschaft
  Akupunktur
    allgemeine Empfehlungen 37
    Lagerung 36
    unangenehme Nebenwirkungen 39
    verbotene Punkte 35
    was man beachten muss 40
  ektope 40, 131
  Ernährung 33, 42
  Geburtstermin errechnen 64, 67
  physiologische Veränderungen 26
  Risiko- 143
Schwangerschafts-induzierte Hypertension (SIH)/Präeklampsie 69
Schwermetalle 18, 139
Schwitzen nach der Entbindung 274
Sedativa 88
Sehen, verschwommenes 89
Selen 13, 14, 19, 20, **54**
Serotonin 52, 229
Sex
  exzessiv 161
  und natürliche Familienplanung 8
  während der Periode 2
  zur Weheneinleitung 189
Sexualhormone 47, 52
Sexualität, Akzeptanz der 263
Shenmen (Ohrakupunktur) 137, 184, 187, 207, 224, **225**, 232, 233
Shu-Punkte 37, 128, 227
Sodbrennen 38, 55, **87**, **108**, 110, 123, 127, 130, 145
  Akupunktur 109
Sojabohnen 51, 56
SONICAID 200, 236
Sonnenblumen-
  -kerne/-samen 11, 16, 51, 53, 120
  -öl 47
Sonnenlicht 10, 16, 21, 27, 52
Sorge
  Abort und 148
  Einfluss auf Menstruation 6
  morgendliche Übelkeit und 90
  Einfluss auf Organe 91
  und Angstzustände 136
  und Ödeme 135
  und Schlaflosigkeit 131
  und Stillprobleme 271
  während der Wehen 206
Spannungsgefühl
  abdominelles 95
  in der Brust 5

Sparine 88

Speichelfluss, vermehrter (Ptyalismus) 87, **88**

Sperma/Spermien/Spermium 8, 9, 26, 284
- abnorme 13
- Abstoßreaktionen 14
- und Blei 19
- und Drogen 18
- und Fruchtbarkeit 13
- und Infertilität 13, 14
- und Weheneinleitung 189
- -zahl 13

Spinat 10, 49, 50, 109, 113, 134

Spina bifida 16, 72, 74, 76

Spirale (Empfängnisverhütung) 9, 14

Spontanabort 16, 18, **147**
- Chlamydieninfektion 80
- Chorionzottenbiopsie 75
- Listeriose 79
- Röteln 78
- Vitamin-C-Mangel 49
- Toxoplasmose 78

Spontanruptur 172

Sport und Bewegung 22

Stärke 46

Stehen (Geburtsposition) 243

Steißlage (s. auch Beckenendlage) 39, 41, 158
- reine 157, 159, 160

Steiß-Fuß-Lage
- unvollkommene 159, 160
- vollkommene 157, 159, 160

Stemitil 89

Stillen 6, 280
- Akupunktur bei Stillproblemen 271
- Stillzeit 52
  - Ernährung 58
  - und Vitamin B 52
  - und Vitamin C 280
  - und Vitamin F 280
  - Vegetarier 57
- und Nachwehen 263
- und Progesteron 28
- und Stillschwierigkeiten 265
  - Akupunktur 271
- Gespannte Brüste 265
- Milchmangel 265
- rissige, wunde Brustwarzen 266
- Milchstau 266
- Mastitis 266

Stirnkopfschmerz 41

Stress 16, 35, 52, 66, 147, 202
- Akupunktur 223, 225
- Auswirkungen 148
- emotionaler 196, 263, 278, 290
- kindlicher 137, 154, 183, 199, 209, 220, 238
- nach der Entbindung 264, 290
- psychischer 139
- und postpartale Ernährung 58
- und Abort 147
- und Angstzustände 136

Symphysenschmerzen 119, 221
- Akupunktur 120

Syntocinon 203, 245, 251, 252

Syntometrin® 251, 252, 253

Syphilis 77

systolischer Schlag 27

T

Tastuntersuchung 68

Taubheitsgefühl 128
- in den Fingern 135
- in den Gliedmaßen 128

Teebaumöl 79

TENS(-Gerät) 111, 112, 184, 187, 206, 226, **230**, 231, 232
- Abbildung 230
- Acu-TENS-Gerät 112, 230, 233, 272
- Akupunktur-ähnliches 228
- Alpha-Zustand 229
- Anwendung 231
- Beta-(β-) Endorphine 197, 229
- Elektroakupunktur 177, 229, 230
- Frequenzfenster 229
- konventionelles 228
- Naloxon 229
- TENS-Methoden im Vergleich 228
- und Ohrpunkte 184
- V-TENS-Gerät 187, 206, 224, 231,

232
  Verwendung von 230
Thromboembolien 126
Thrombose (Venen-) 112, 114, 130
Tomaten 10, 49, 50
„Tor des Lebens" s. Lenkergefäß
Tor der Vitalität 38, 116, 256
Totgeburt 15, 18, 19, 51, 66, 77, 78, 80, 81, 136, 138, 153, 154
  intrauteriner Fruchttod 154
Toxikämie 19
toxisch wirkende Chemikalien, Metalle, Mineralstoffe 18
Toxoplasmose 77, 147
  Toxoplasma gondii 77
Transducer 199
Transfettsäuren 44
Trauben (Wein-) 11, 134
Träume 128, 137, 273
Trimenon
  erstes 48, 85
  zweites 51, 107
  drittes 55, 123
Triple-Test 73, **74**
Trockenobst 11, 102
Tröpfcheninfektion 80
Tuberkulose 27, 204
Turner-Syndrom 72

U

Übelkeit 5, 86, 87, 88
  morgendliche 33, 35, 40, 45, 51, **85**, 86, **89**, 102, 112, 145
    Akupunktur 91, **95**
    Ernährungshinweise 102
    Ratschläge 104
    und Westliche Medizin 88
  und Nierenerkrankungen 152
  und Prostaglandin 182
Überarbeitung 22, 35, 131, 135, 138, 146, 206
Übergangsphase 196, 214, 218, 234
  Akupunktur 227
Überreife 180

Übertransfusion 253
Überwachung, fetale 137, 181, **199**, 219, 236, 245
Ultraschall 72, 76, 123, 160, 165, 170, 219, 280
  Doppler- 123, 137
  SONICAID 200
  -untersuchung 72, 73, 137
Umwelt-
  -faktoren 147
  -verschmutzung 12, 18, 21
Unfruchtbarkeit (Infertilität) 12, 80
  männliche 15
  ungeklärte der Frau 13
  Heilpflanzen VII
Unterer Erwärmer 113, 269, 272
Urin (s. auch Harn) 28, 31, 65, 69, 78, 262, 267
  Blut im 272
  Eiweiß/Proteine im 28, 63, 67, 151, 180
  Mittelstrahl- 63, 67
  Ketonkörper 28, 65, 67, 178, 237
  Ketonurie 88
  Proteinurie 63, 69, 134
  -probe 86, 152
  -untersuchung 67, 68, 69, 178
Uterus (s. auch Gebärmutter) 2, 4, 26, 224
  hypertoner 140
  in der Schwangerschaft 2
  Involution 261
  Kälte 2, 6, 33
  nach der Geburt 2
  Ohrakupunkturpunkt 223, 225
  und Herz-Xin 196
  und Moxa 93
  und Plazentaretention 257
  Versorgung 5, 89
  während der Menstruation 2
  -anomalien
  -fehlbildungen 147
  -Gefäß 3
  -höhle 29
  -kontraktionen s. Kontraktionen
  -muskulatur 29
  -Punkt 185
  -ruptur 168, 171
    Narbenruptur 172
    Spontanruptur 172

traumatische Ruptur 172
unvollständige Ruptur 172
-wand 29

Uteruspunkt am Ohr 223, 225

V

Vagina 26, 29, 189

Vaginitis 146

Vakuumextraktion 182, **204**, 248, 249

Valoid 89

Varizen (Krampfadern) 10, 110, 112, 114

Varizellen /-syndrom 77, 80

Vegetarier/innen 48, 57

Vena cava 36

Venenthrombose, tiefe 112, 130

Verdauung/s
fördernd 113
verlangsamte 198
-beschwerden 112
-probleme 96, 126
-trakt 55, 86, 108

Verhaltensauffälligkeiten, -probleme 18, 19

Vernix caseosa/Käseschmiere 31

Vierfüßlerstand (Geburtsposition) 243, **244**

Vitamine 18, 44, 47, 57, 58, 127, 188, 262
Vitamin A 10, 21, **49**
Vitamin B(-Komplex) 10, 21, **49**, 52, 280
B2 57
B6 9, 15, 17, 19, 57
B9 /Folsäure 9, 10, 16, 51, 55, 126
B12 9, 16, 57, 58
-Mangel 9, 102
Vitamin C 9, 10, 13, 19, 20, 21, 44, **49**, 81, 111, 280
-Mangel 33
Vitamin D 10, 19, 21, **52**, 57
Vitamin E 10, 13, 21, **50**, 111
Vitamin F 10, **52**, 188, 280
Vitamin K 11, **56**, 188, 254
-Mangel 252

Vitaminentzug 12

Vitaminmangel 12, 45, 102

Völlegefühl 88, 91, 94
im Brustkorb 97, 99

Vollkorn 46, 142
-getreide 10, 16, 120

Vorblase **176**, 196

Vormilch (Kolostrum) 124, 262

Vorsorgeuntersuchungen 28, 61, **64**, 65, 67, 68, 78, 126, 137
Mutterpaß 69

W

Wachstum/s (des Kindes) 10, 33, 43, 45, 49, 51, 54, 57, 58, 124, 256, 285
verlangsamt 17, 54, 125
-retardierung, intrauterine 123
-schübe 48
-verzögerung 38, 65, 76, 78, 137, 138, 139

Wärmebehandlungen 269, 281

Wassergeburt 177, 236

Wehen 6, 178, 197, 222
Adrenalin 198
Akupunktur während der 191, 206, 221, 223, 224, 226, 227, 245
zur Verstärkung der 246
Angst vor den 125, 136
das Becken während der 191
bei protrahiertem Geburtsverlauf 171
bei Querlage 166
CTG 200
Disharmoniemuster 223
Einleitung der 37, 154, 179
alternative Methoden 189
mit Akupunktur 183, 184, 187
Einsetzen der 64, 175, 197
emotionale Aspekte 196
Endorphine 197
Ernährung während der 58, 236
frühe 214
Nach- 263, 272
Ohrakupunktur 224
Postitionen während der 243
und Himbeerblättertee 188
und Oxytocin 28
und Prostaglandin 181, 182

und TENS-Gerät 230
vorzeitige 35, 126, 132, 138, 144, 152, 202
    Akupunktur 140
-arten 195
-beginn 191
    Einstellung des Kindes 192
-belastungstest 172
-bereitschaft 181
-dauer 195
-häufigkeit 178
-intensität 178
-schmerzen 197, 214
-stadium 178
-tropf 203
-vorbereitung 183

Weintrauben 11, 134

Weizenkeime 10, 11, 16, 49, 50, 53, 54, 103, 189

Wendung, äußere 160, 162, 165
    Risiken 160, 163

Windpocken 80

Wochenbett 261
    Akupunktur 269
    Baby blues 264, 265
    emotionale Probleme 263
    Empfehlungen 280
    Fundusstand 267
    Komplikationen 263
    mentale Probleme 263
    postpartale Erschöpfung 264
    -depression 263, 264, 267, 279, 283
        Akupunktur 283ff
    -infektion 263, 276, 279, 280
    -psychose 265

Wochenfluss/Lochien 262, 276
    anhaltender 270
    persistierender 262, 269

Wurzelgemüse 16

Z

Zahnfüllungen 19, 21

Zang-Organe 2, 3

Zange/n (Forceps) 167, 203, 204, 208, 248
    -extraktion 182
    -geburt 181, 202, 203, 248, 249, 274

Zeichnen **175**, 214, 219

Zellteilung 10, 14, 17, 51

zephalisch (Zeph.) 63

Zervix (s. auch Gebärmutterhals)
    und Geburtseinleitung 181
    und Nerven 215, 216, 230
    und Wehentropf 203
    Verstreichen der 212, 214
    -cerclage 139
    -insuffizienz 139, 141, 148
    -karzinom 9
    -reifung 175
    -sekret 8

Zink 13, 15, 17, 19, 20, 49, **50**, 52, 54, 57, 58, 103, 127, 278, 279
    Mangel 13
    -spiegel 9

Zitrusfrüchte 10, 21, 50

Zucker 46, 53, 59, 67, 102, 109, 142

Zunge
    Dehydration 86
    Hitze 150
    Qi- und Blut-Mangel 148
    Schwäche von Magen und Milz 95

Zusatzstoffe/Zusätze, chemische 12, 18, 20, 44, 59, 102

Zwiebeln 11, 21, 134

Zwillingsschwangerschaft 45, 134, 145, 161, 202
    Lagen 146

Zwischenblutung 40, 86

Zyklus (s. auch Menstruation, Regelblutung) 8
    -begleitende Akupunktur 7
    und 5 Elemente 285
    unregelmäßig 64
    Unregelmäßigkeiten durch Freude 6
    zu kurzer 6
    zu langer 6
    -mitte/Ovulation 8

Zystitis 67

Zytomegalie 77, **78**